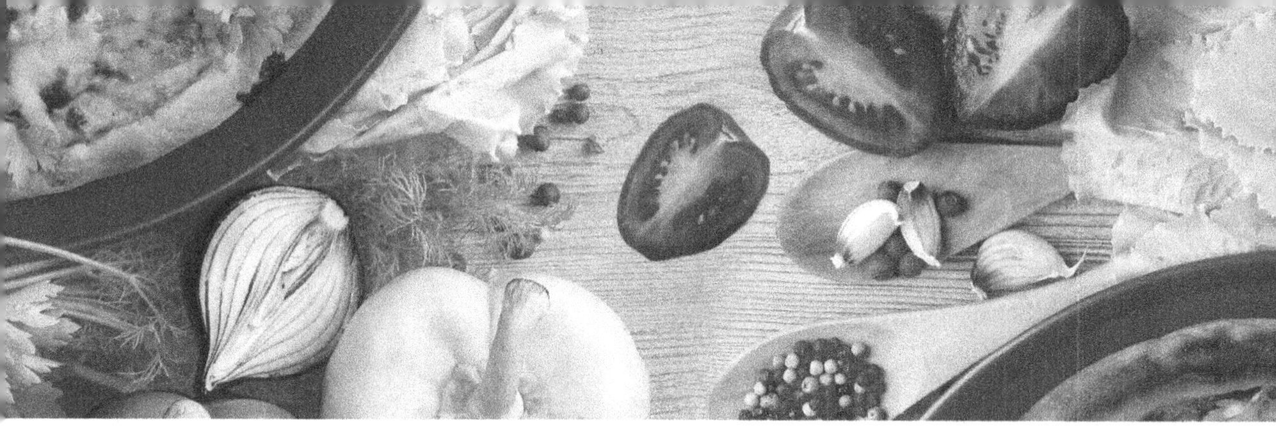

高职高专旅游大类十二五规划教材

饮食与健康

主　编 ◎ 郭朝霞

副主编 ◎ 王乃茹　王庆博

参编人员（以姓氏笔画排序）：

李进华　吴瑞珠

黄　辉　黄远鹏

厦门大学出版社 XIAMEN UNIVERSITY PRESS

国家一级出版社

全国百佳图书出版单位

 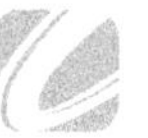

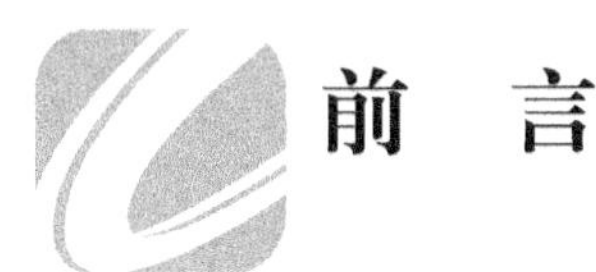

前　言

“民以食为天。”食物不仅是维持生命的物质基础，也是健康的物质保证。只有遵循营养学的基本原理进行合理膳食，才能有健康的体魄。近年来，随着营养科学、生命科学、食品科学的飞速发展，对有益健康的食物成分及饮食与疾病相互关系的研究不断深入。通过改善饮食结构，发挥食物本身的生理调节功能，培养和建立健康的生活方式以提高健康水平日益成为人们的共识。

本书系统地介绍了合理营养与平衡膳食、营养与健康、各类食物与健康、地域饮食、安全饮食、旅游饮食等。将现代营养理论与不同地域(闽台)长期的膳食习惯和特点相结合，以丰富翔实的资料，集科学性、趣味性、实用性为一体，详细阐述了饮食与健康的基础知识与实践方法。书中还穿插有健康贴士、案例等趣味内容，可使读者在轻松阅读中理解与应用。本书既可作为旅游、食品卫生专业高职学生用教材，也可作为其他相关专业本专科学生公共选修课的参考用书。通过学习可使大学生掌握基本的营养知识和科学饮食行为，养成健康的生活习惯，提高身体的健康水平。

本教材由福建体育职业技术学院教师郭朝霞、王乃茹、王庆博、黄辉、吴瑞珠、黄远鹏以及宁德师范学院李进华教师组成的编写团队编写，全书由郭朝霞副教授统稿。本教材的编写与出版是高职高专旅游类教材的探索与尝试，由于我们的知识和水平有限，不妥之处恭请各位读者批评指正。同时，本教材编写过程中引用了许多专家和学者的研究成果，在此表示诚挚的谢意。最后，衷心感谢厦门大学出版社的大力支持。

编　者

2012 年 11 月

目　录

目 录

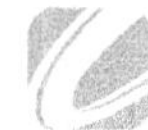

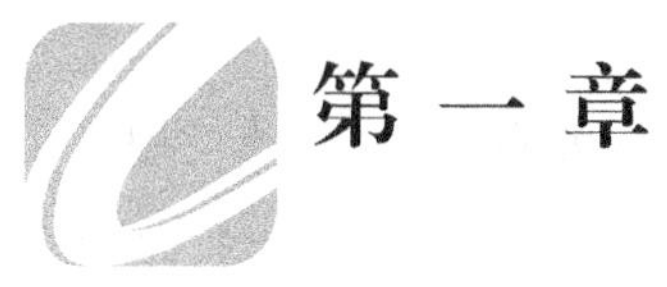

第一章

营养与健康

提 要

本章主要对人体健康和营养素进行介绍。从健康概念、影响因素、健康状态划分等方面介绍健康；详细介绍蛋白质、脂类、糖类、维生素、矿物质、膳食纤维、水、生物活性物质等人体所需营养素的分类与功能，为人们饮食健康提供相关基础知识。

健康小贴士

饮食营养与身体健康

著名营养问题专家于若木说:"吃什么和怎么吃，关系到一个人乃至一个民族、一个国家的健康。"任何一种食物都不能提供人体所需的所有营养素，所以强调必须杂食，力戒偏食。黄帝内经中记述:"五谷为养，五果为助，五畜为益，五菜为充 。"这是我国膳食结构方面的宝贵经验。

五谷宜为养，失豆则不良。
五畜适为益，过则害非浅。
五菜常为充，新鲜绿黄红。
五果当为助，力求少而数。

第一节　什么是健康

一、健康的概念

随着社会经济的发展，人们对健康的认识有一个不断发展、深化的过程。不同时期，人们赋予健康的内涵不尽相同。

1948 年世界卫生组织(WHO)成立后提出的健康不只是无病，而是生理—心理—社会的和谐状态,即健康的三要素概念。

20 世纪 90 年代,环境污染越来越严重,威胁着每一个人的健康,因此把环境因素也加进来,形成了健康的四要素概念,即健康是身体、心理、人际关系、环境四者的和谐统一与完善的状态。

21 世纪,随着人们对健康需求的日益增长,四要素健康仍不能满足人们对健康的全面要求,于是又提出了 21 世纪"健、寿、智、乐、美、德"综合的"大健康"概念。

从健康概念的发展可知人们对健康的愿望、要求在不断提高,不仅要有健康的完美状态,还希望长寿、智慧地活着,快乐地活着,活得洒脱等。

近年来,世界卫生组织提出了衡量是否健康的十项标准:

1. 精力充沛,能从容不迫地应付日常生活和工作;
2. 处事乐观,态度积极,乐于承担任务,不挑剔;
3. 善于休息,睡眠良好;
4. 应变能力强,能适应各种环境的变化;
5. 对一般感冒和传染病有一定抵抗力;
6. 体重适当,体态匀称,头、臂、臀比例协调;
7. 眼睛明亮,反应敏锐,眼睑不发炎;
8. 牙齿清洁,无缺损,无疼痛,牙龈颜色正常,无出血;
9. 头发光洁,无头屑;
10. 肌肉、皮肤富弹性,走路轻松。

二、影响健康的因素

人类的健康取决于多种因素的影响和制约。目前认为影响健康的主要因素有三种,即:环境因素、生物遗传因素和生活方式因素。

(一)环境因素

环境因素是指围绕着人类空间及其直接或间接地影响人类生活的各种自然因素和社会因素之总和。

其中自然环境又称物质环境,是指围绕人类周围的客观物质世界,如水、空气、土壤及其他生物等。自然环境是人类生存的必要条件。社会环境又称非物质环境,是指人类在生产、生活和社会交往活动中相互间形成的生产关系、阶级关系和社会关系等。在社会环境中,有诸多的因素与人类健康有关,如社会制度、经济状况、人口状况、文化教育水平等。

(二)生物遗传因素

生物遗传因素是指人类在长期生物进化过程中所形成的遗传、成熟、老化及机体内部的复合因素。生物遗传因素直接影响人类健康,它对人类诸多疾病的发生、发展及分布具有决定性影响,包括机体的生物学和心理学因素。

（三）生活方式因素

随着物质生产的发展，人们生活水平的提高，影响人们健康的因素也在发生着变化。过去主要是像苍蝇、蚊子、病菌、病毒等生物因素危害人类健康；现在除了生物因素之外，心理因素、行为因素、环境因素、社会因素等，都成了影响人们健康的重要因素。从医学模式来讲，已经和正在由原来的单纯生物医学模式，向生物、心理、社会医学模式转变。特别是生活方式已成为影响现代人健康最直接、最密切的因素。

三、健康的四大基石

世界卫生组织指出：健康长寿的影响指数中，遗传占15%，社会占10%，医疗占8%，气候占7%，自我保健占60%。由此可见人们自己的生活思想和保健行为对自身的健康是很重要的。世界卫生组织针对严重影响人们健康的不良行为与生活方式，提出了健康四大基石：合理膳食、适量运动、戒烟限酒、心理平衡。并指出做到这四点，便可解决70%的健康行为问题，使平均寿命延长10年以上。健康就是人与自然的一种平衡关系，想得到健康的身体必须具备以下四个条件：

（一）平衡的饮食

根据自己生活运动的需要，参考中国居民膳食指南及平衡宝塔的指导来合理摄取各种营养素。

（二）良好的心态

乐观情绪是身心健康的灵丹妙药，保持平衡良好的心态可以提高生活质量。

（三）充足的睡眠

人保持充足的睡眠能使身体细胞得到充分修复和更新，这是身体健康的保证。每天保证8～9小时的睡眠为宜。

（四）适量的运动

适量的运动能调节身体各器官间的协调功能，激活全身细胞的活力，使身体排除毒素获得新的营养并消耗多余的能量，使生命具有活力。

四、健康状态的划分

从生命的起始到生命终点，人类的健康可分为健康、亚健康、疾病三种状态。

（一）健康

健康是指一个人在身体、精神和社会等方面都处于良好的状态。传统的健康观是“无病即健康”,现代人的健康观是整体健康,世界卫生组织提出“健康不仅是身体没有疾病,还要具备心理健康、社会适应良好和有道德”。因此,现代人的健康内容包括:身体健康、心理健康、心灵健康、社会健康、智力健康、道德健康、环境健康等。

(二)亚健康

20 世纪 80 年代有学者发现在人的一生中,身体除健康状态和疾病状态外,还存在一种介于两者之间的非健康非疾病的第三种状态,即亚健康状态。由于是介于健康与疾病之间的状态,故又有“次健康”、“第三状态”、“中间状态”、“游移状态”、“灰色状态”等称谓。人体出现“亚健康状态”时,常常有以下表现:

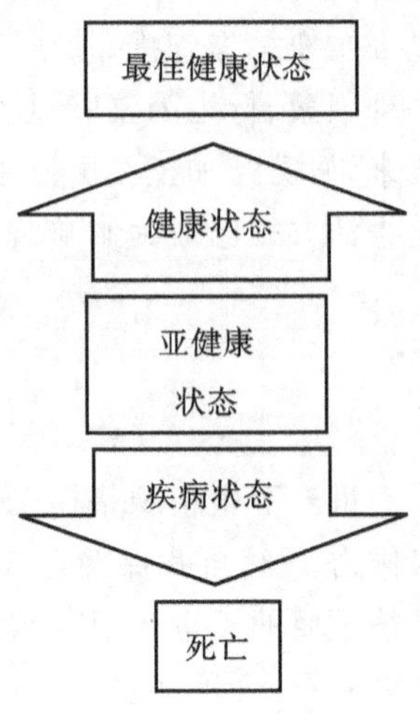

图 1-1-1　亚健康状态向两端发展

1. 疲劳

常常有人在完成了一天的工作之后,回到家里疲惫不堪,经过一夜的睡眠调整后仍不能解除疲劳状态,于是第二天又带着疲惫的身体,开始了新一天的工作。长期处于这种疲劳的状态就是亚健康状态的表现之一。这种疲劳不是由于工作负荷的突然增加而使机体在短时间内无法适应,而是机体的代谢和储备能力处于一种低下状态,不能满足机体日常生活所需。

2. 身体不适感

包括失眠、身体局部的不适、食欲差等。随着工作节奏的加快、生活压力的加大,人们容易紧张、苦闷。加之种种现实问题的困扰,许多人逐渐感到身体的不适感如头痛、胃胀等,但在医院检查的结果,却没有任何问题。造成身体障碍的原因是长期紧张的工作和生活,使大脑的高级神经中枢和植物神经功能紊乱,除了头痛、胃胀外,还可出现呼吸、循环、内分泌、消化等多个系统的不适症状。

3. 心理压力

身体处于亚健康状态的人经常处在恶劣心理情绪之中,表现为紧张、焦虑、抑郁、失意、愤怒、沮丧等。心理上的巨大压力和身体不适症状往往互为因果。身体上的不适影响了内分泌系统的正常功能,造成心理压力;而心理压力反过来又可影响机体的应激及免疫能力等,加重身体的不适。因此,不管何种原因引起的亚健康状态,最主要的是人体免疫功能低下,提高免疫功能,就能远离亚健康状态。

亚健康不会永远停留在原有状态中,可向两端发展,或向疾病状态转化(这是自动的),或向健康状态转化(这需要付出努力的)。积极健康的生活方式和经常参加运动锻炼,可以使机体摆脱亚健康状态进入最佳健康状态。

(三)疾病

疾病相对健康而言,是指机体在一定条件下,受到病因损害作用后,因其自稳调节紊乱而发生一系列异常的生命活动过程。疾病过程中,机体对病因及其损伤产生抗损伤反

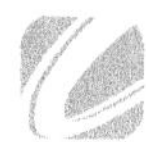

应，体内出现包括生理功能、代谢和形态结构的改变，临床上表现出相应的症状、体征，包括心理障碍和社会行为异常，以及对环境的适应能力下降，劳动力减弱甚至丧失。

第二节 人体营养素的分类和功能

食物中经过消化、吸收和代谢能够维持生命活动的物质称为营养素。目前，已知人体必需的营养素有 42 种，大致可以分成 6 大类，即蛋白质、脂肪、糖类、矿物质、维生素和水，也有人将膳食纤维和生物活性物质列为 6 大类以外的营养素。上述 6 类营养素根据需要量和体内含量的多少又可以分为含能量的宏量营养素（蛋白质、脂肪和糖类）和微量营养素（矿物质和维生素）。在矿物质中包含常量元素和微量元素。水则属于特定的一类营养素。

一、蛋白质——食物中生命的物质基础

蛋白质是化学结构复杂的一类有机化合物，是人体的必需营养素。蛋白质一词最早来源于德国，德语的意思是卵白或蛋清。其实，蛋白质并不只来源于蛋，所有动、植物性的食物及生物体都含有蛋白质；蛋白质也不都是白色的，如血液中的血红蛋白是红色的，绿色植物中的叶绿蛋白是绿色的。蛋白质(protein)的英文源于希腊文“第一”的意思，表明蛋白质是生命活动中第一重要的物质。现代科学已证明，生命的生产、存在和消亡与蛋白质有关，蛋白质是生命的必需物质，没有蛋白质就没有生命。

(一)组成蛋白质的基本单位——氨基酸

蛋白质是由碳、氢、氧、氮四种主要元素组成的，有的蛋白质还含有硫和磷或其他元素，如血红蛋白含有铁元素，甲状腺球蛋白含有碘元素等。组成蛋白质的元素先按一定的结构组成氨基酸，再以肽链相连组成蛋白质。

有些在人体内不能合成或合成速度不能满足身体需要，而必须从食物中获得的氨基酸，称为“必需氨基酸”；另有一些氨基酸在体内可以合成，称为“非必需氨基酸”。非必需氨基酸切不可误解为不必需，只是它们可以在人体内合成，食物中缺少了也无关紧要。

成人体内必需氨基酸有 8 种，包括异亮氨酸、亮氨酸、赖氨酸、蛋氨酸、苯丙氨酸、苏氨酸、色氨酸、缬氨酸；婴儿必需氨基酸有 9 种，在成人的基础上加组氨酸；新生儿必需氨基酸有 10 种，在成人的基础上加精氨酸和组氨酸。

非必需氨基酸主要有：丙氨酸、胱氨酸、甘氨酸、天门冬氨酸、脯氨酸、丝氨酸和酪氨酸等。

(二)人体为什么需要蛋白质

没有蛋白质就没有生命。蛋白质之所以如此重要，主要是在体内有以下几个方面的功用。

1. 蛋白质是人体的"建筑材料"

蛋白质在人体内最重要的生理功用是构成和修补人体组织，如神经、肌肉、内脏、血液、骨骼等，甚至指甲和头发都含有蛋白质。蛋白质约占成年人体重的16.3%，例如，一名体重60千克的成年人，蛋白质要占9.8千克，这相当于人体体重去掉水分后的42%～45%。身体的生长发育、衰老组织细胞的更新、损伤后组织的修复，乃至疾病的康复，都需要蛋白质。所以每日都必须摄入一定量的蛋白质，作为构成和修补组织细胞的"建筑材料"。

2. 蛋白质是构成酶和激素的重要成分

人体的新陈代谢是通过成千上万的化学反应来实现的，这些反应都需要酶来催化。酶能在正常体温情况下，参加各种各样的生命活动，如肌肉收缩、血液循环、呼吸、神经传导、感觉功能、能量转化、信息加工、生长发育、繁殖以及思维活动等。如果没有酶，生命活动就无法进行，而酶的化学本质就是蛋白质。调节生理功能的多种激素，如生长激素、促甲状腺激素、肾上腺素、胰岛素和促十二指肠液素等激素，也是由蛋白质或其衍生物构成的。所以，蛋白质具有调节生理功能的作用。

3. 构成抗体

抗体主要分布在人体的血液中，具有保护机体免受细菌和病毒的侵害，提高机体免疫的作用。抗体也是由蛋白质构成的。近年研制成功的干扰素(有抑制病毒和抗癌作用)就是一种蛋白质和糖的复合物。

4. 调节作用

机体生命活动过程有赖于多种生理活性物质的调节，而蛋白质在体内是构成生理活性物质的成分。例如，血浆中的白蛋白具有调节渗透压、维持体液平衡的功能。若膳食中长期缺乏蛋白质，血浆蛋白质的含量降低，血液内的水分便会过多地渗入周围组织，造成营养性水肿。

5. 供给能量

虽然蛋白质在体内的主要功能不是供给能量，但陈旧的或已经破损的组织细胞中的蛋白质也会分解释放能量。另外，从食物中摄入的蛋白质有些不是人体需要的，或者数量过多的，也将被氧化分解而释放能量。所以，蛋白质具有供给能量的功能。

(三)蛋白质与人体抗病能力

人类历史反复证明瘟疫的流行与天灾人祸所造成的饥饿有密切关系。贫困儿童中肺结核的发病率比小康或富裕儿童中的发病率高。历史上，天花、痢疾、伤寒和霍乱等传染病的流行经常发生在城市贫困区，这些地方居住过分拥挤、卫生条件差，有利于病原微生物传播，反复感染和严重感染者常伴有营养不良。营养不良使机体的免疫力降低，会增加

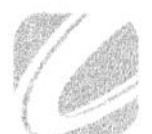

对感染的敏感性。感染反过来又可造成营养不良，使感染加重。蛋白质营养不良对免疫器官的发育、细胞免疫和体液免疫功能都有重要影响。蛋白质营养不良可使胸腺萎缩，淋巴细胞不能分化成熟，细胞免疫功能低下，脾和淋巴结中的淋巴细胞也减少。

体液免疫是由另一组淋巴细胞——B细胞完成的，B细胞受微生物等抗原刺激后转化为可分泌抗体的浆细胞，而抗体就是一种蛋白质——免疫球蛋白(Ig)，因结构不同可将免疫球蛋白分为IgG,IgM,IgA,IgE和IgD。严重的营养不良时，蛋白质来源不足，血清总蛋白、清蛋白(又称白蛋白)减少，免疫球蛋白的合成亦减少，机体抵抗能力严重下降。可见，蛋白质营养与人体抗病能力的关系十分密切。

(四)食物中蛋白质的质量差别

人们所需要的蛋白质来源于多种食物，各种食物蛋白质的含量和质量是不一样的，也就是说营养价值不同。凡是蛋白质含量高、质量好的食物蛋白质，营养价值就高。反之，蛋白质含量低、质量差的食物蛋白质，营养价值就低。

食物蛋白质的质量，取决于消化率和利用率。

1. 消化率

消化率指食物蛋白质摄入后，经消化，被吸收的数量或程度。例如，蛋类蛋白质的消化率为98%，即指摄入100克蛋类蛋白质有98克经消化被吸收到体内，有2克未被消化吸收，由粪中排出。食物蛋白质的消化率受人体和食物两方面因素的影响。人体因素有全身状态、消化功能、精神情绪、饮食习惯和感官状态以及对该事物是否适应等；食物因素除食物属性之外，还有诸如食物纤维、烹饪加工方式，同时食用其他食物等影响。例如，大豆整粒进食时，蛋白质消化率仅为60%；加工成豆腐可提高到90%以上。在一般烹饪加工情况下，乳类蛋白质的消化率为97%～98%，肉类蛋白质为92%～94%，蛋类蛋白质为98%，米饭及面制品蛋白质为80%左右。动物性蛋白质的消化率一般较植物性蛋白质高。这也是通常所说动物性食物比植物性食物营养好的原因之一。

表1-2-1 几种食物蛋白质的生物价

蛋白质	利用率(生物价)	蛋白质	利用率(生物价)
鸡蛋蛋白质	94	熟大豆	64
鸡蛋白	83	扁豆	72
鸡蛋黄	96	蚕豆	58
脱脂牛奶	85	白面粉	52
鱼	83	小米	57
牛肉	76	玉米	60
猪肉	74	白菜	76
大米	77	红薯	72
小麦	67	马铃薯	67
生大豆	57	花生	59

引自：国家职业资格培训教程《公共营养师》

2. 利用率

利用率指吸收后的蛋白质被机体利用的数量或程度，通常用生物价（或生物价值）来表示。例如，吸收100克鸡蛋的蛋白质，在体内被利用94克，鸡蛋的蛋白质生物价就是94，也就是鸡蛋蛋白质的利用率。某种食物蛋白质的生物价愈大，则其蛋白质的利用率愈高。一般说来，动物性食物蛋白质的利用率高于植物性食物蛋白质，见表1-2-1。

（五）人体所需要的蛋白质从哪里来

人体所需要的蛋白质的来源，一是动物性食物，二是植物性食物。一般说来，动物性食物蛋白质含量高，如猪肉（肥肉）含蛋白质约13%，禽肉约20%，禽肉高于猪肉；鱼含蛋白质也在20%左右；禽蛋含蛋白质约13%；牛奶（鲜）含蛋白质一般为3.5%左右。植物性食物蛋白质，除少数食物（如大豆）含蛋白质很高外，粮食、蔬菜、水果等蛋白质含量都比较低，如谷类一般含蛋白质6%～10%，蔬菜（叶菜）含2%左右。谷类蛋白质含量尽管不如动物蛋白质含量高，但谷类是人们的主食，摄入量多，所以仍是蛋白质的主要来源。

（六）氨基酸木桶学说

食物蛋白质的营养价值主要取决于其在体内的消化吸收率和利用率，利用率又取决于必需氨基酸组成（所含必需氨基酸的种类、数量和比例）。必需氨基酸组成接近人体需要的，利用率和营养价值均高；反之则低。有人将食物蛋白质的氨基酸比喻为木桶。

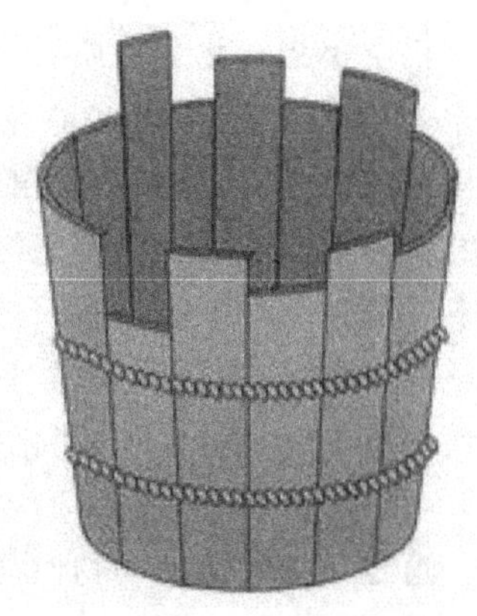
图1-2-1　木桶学说

木桶由多块板条组成，每块板条代表一种氨基酸。如其中一块板条高出桶口平面也无助于多装水；但其中一块板条若低于桶口平面，水将从这块低于桶口平面的板条流出。意思是说，食物蛋白质的某一种氨基酸过多无助于在体内装配成蛋白质，而某一种氨基酸过低则影响其他氨基酸在体内的利用，这里就有一个比例适当的问题。人们常常讲平衡膳食，从氨基酸木桶学说也可以看出食物多样的好处。

1. 完全蛋白和不完全蛋白

如前所述，食物蛋白质的营养价值取决于组成蛋白质的氨基酸种类、数量和相互间的比例。凡是蛋白质的氨基酸种类齐全、数量充足、相互间比例适当的，生物价就高。例如，蛋类中的卵白蛋白、卵磷蛋白；肉类中的清蛋白、肌蛋白和大豆中的大豆蛋白等就属于生物价高的完全蛋白。而小麦和玉米中的胶蛋白，由于所含氨基酸种类不全或数量不足，生物价较低，属于半完全及不完全蛋白。

2. 蛋白质的互补作用

若将生物价较低的食物蛋白质与生物价较高的食物蛋白质混合食用，就可以提高蛋白质的生物价，这在营养学上称为蛋白质的互补作用。即两种或两种以上的食物蛋白质混合食用时，通过其所含氨基酸之间的取长补短，相互补充，从而提高食物蛋白质的生物

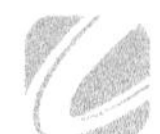

价，也就是提高食物营养价值的作用。例如，玉米、小米、大豆单独食用时，其蛋白质生物价分别为60、57、64，如按23%、25%、52%的比例混合食用，蛋白质生物价可提高到73。

在玉米、小麦、小米、大米所含蛋白质中赖氨酸含量都较低，而蛋氨酸含量相对较高，在大豆中的蛋白质则恰恰相反，如果混合食用时两种氨基酸就可以取长补短，相互补充。

日常生活中还有许多类似例子，如杂合面、糯米绿豆粥、金银卷子、豆沙包、芝麻酱拌豆腐等。至于用面筋、腐竹、香干、豌豆、笋片、木耳、香菇等共同烹饪而成的素什锦，以及“八宝粥”更是集植物蛋白质之大成。

若在植物性食物的基础上再添加少量动物性食物，蛋白质的生物价还会提高。如小米、小麦、大豆、牛肉单独食用时，其蛋白质的生物价分别为67、57、64、76；若按39%、13%、22%、26%的比例混合食用，其蛋白质的生物价可提高到89。

可见，动物性食物和植物性食物混合食用比单纯植物性食物混合食用还要好。有些厨师常采用“外素内荤”、“荤素合一”的烹制方法，如锅塌豆腐、菜肉包子、饺子等，尽管所加蛋或肉不一定很多，但较之纯素菜味道鲜美，也体现了动物、植物蛋白质的互补作用。至于在代乳粉中加入少量蛋黄和奶粉，在婴儿食品中加些鱼粉或肉茸，不仅可提高蛋白质的生物价，还可补充一些铁和维生素。

食物混合食用时，为使蛋白质的互补作用得以发挥，一般需遵循以下原则：

1. 食物的生物学属性愈远愈好，如动物性与植物性食物混食时蛋白质的生物价超过单纯植物性食物之间的混合。

2. 搭配的食物种类愈多愈好。

3. 各种食物要同时食用，因为单种氨基酸吸收到体内之后，一般要在血液中停留约4小时，然后到达各组织器官，再合成组织器官的蛋白质；而合成组织器官的蛋白质所需的氨基酸必须同时到达，才能发挥氨基酸的互补作用，装配成组织器官的蛋白质。

（七）日需蛋白质量因人而异

每日需要的蛋白质的量，根据人的年龄、性别、生理状况、劳动强度以及自然环境的不同而有所区别。一般认为，在生长发育期的儿童，蛋白质需要量高一些，孕妇、乳母也因生理需要要高一些，还有某些慢性病和某些疾病的恢复期蛋白质供给量也应当多些。一般认为老年人的蛋白质需要量与中年人没有什么不同。中国营养学会提出的蛋白质推荐摄入量见表1-2-2。

表1-2-2　中国居民膳食蛋白质推荐摄入量

年龄（岁）	RNI（克/日）	
	男	女
0～	1.5克～3克/（千克＊日）	
0.5～	1.5克～3克/（千克＊日）	
1～	35	35
2～	40	40
3～	45	45
4～	50	50
5～	55	55

续表

年龄(岁)	RNI(克/日)	
	男	女
6～	55	55
7～	60	60
8～	65	65
9～	65	65
10～	70	65
11～	75	75
14～	85	80
18～		
轻劳动	75	65
中劳动	80	70
重劳动	90	80
孕妇		＋5～20
乳母		＋20
60～	75	65
70～	75	65
80～	75	65

引自:国家职业资格培训教程《公共营养师》

二、脂类——食物中的高能量物质

脂类包括脂肪和类脂。通常所说的脂肪是指中性脂肪,即甘油三酯,由 1 分子甘油和 3 分子脂肪酸组成,占脂类的 95%,所以人们常用脂肪代指脂类。脂类占正常人体重的 14%～19%,肥胖者可达 30%以上。人体脂肪含量常受营养状况和体力活动等因素的影响变动较大。多吃碳水化合物和脂肪其含量增加,饥饿则减少。当机体能量消耗较多而食物供应不足时,体内脂肪就大量动员,经血液循环运送到身体各部位,氧化消耗供能。因其含量很不恒定故有“可变脂”或“动脂”之称。

类脂在体内的含量较恒定,即使肥胖患者体内含量也未见增多;反之,在饥饿状态也不减少,故有“固定脂”或“不动脂”之称。类脂主要包括磷脂、胆固醇、鞘磷脂等。类脂主要功能是构成身体组织和一些重要的生理活性物质。例如,磷脂与蛋白质结合形成的脂蛋白是细胞膜的重要成分;鞘磷脂是神经鞘的重要成分,可保持神经鞘的绝缘性;胆固醇是所有体内细胞的构成成分,并大量存在于神经组织,也是许多生理活性物质和激素的前体物,是机体不可缺少的营养物质。

(一)脂肪酸

脂肪酸是构成甘油三酯的基本单位。

1. 脂肪酸的常见分类

(1)按脂肪酸碳链长度分为长链脂肪酸(含 14 碳以上)、中链脂肪酸(含 8～12 碳)、短

链脂肪酸(含 2～6 碳)。

(2)按脂肪酸饱和程度分为不含双键碳链的“饱和脂肪酸”和含双键碳链的“不饱和脂肪酸”。目前在不饱和脂肪酸中又根据双键出现的位置又可分为 n-3,n-6 系列。

(3)按脂肪酸空间结构分为顺式脂肪酸、反式脂肪酸。

天然食物中的油脂,其脂肪结构多为顺式脂肪酸。人造黄油是植物油经氢化处理后制成的,在此过程中,植物油的双键与氧结合变成饱和键,并使形态由液态变为固态,变化的同时结构也由顺式脂肪酸变为反式脂肪酸。研究表明,反式脂肪酸可以使血清低密度脂蛋白胆固醇升高,而使高密度脂蛋白胆固醇降低。因此有增加心血管疾病的危险性,所以目前不主张多食用人造黄油。

2. 必需脂肪酸和非必需脂肪酸

在脂肪酸当中,因体内不能合成而需从食物中摄取的脂肪酸,称为“必需脂肪酸”;体内可以合成,食物中缺少也无关紧要的脂肪酸叫作“非必需脂肪酸”。必须脂肪酸都是不饱和脂肪酸。目前已经肯定的必须脂肪酸有亚油酸和 α-亚麻酸。前者属于 n-6 系脂肪酸,后者属于 n-3 系脂肪酸。

(1)必需脂肪酸在人体内作用

必需脂肪酸在人体内有多种生理功用。就目前所知,必需脂肪酸是构成细胞膜的重要成分,缺乏时可影响细胞膜的结构和功能;必需脂肪酸与精子细胞生成、前列腺素合成等有关;必需脂肪酸还参与胆固醇的代谢。胆固醇需要和亚油酸结合才能在体内转运,进行正常代谢。如果必需脂肪酸缺乏,胆固醇则与一些饱和脂肪酸结合,不能进行正常运转代谢,并可能在动脉壁上沉积,形成动脉粥样硬化。

(2)EPA、DHA 及其主要来源

EPA、DHA 是两种“长链多不饱和脂肪酸”的简称。在海鱼(特别是深海鱼)中含量比较丰富,EPA 具有降血脂、预防动脉粥样硬化和防止心肌缺血的作用;DHA 对维护脑功能和视敏度有重要作用。

人体大脑中,DHA 占总脂肪量的 24%～37%,对脑细胞的发育有重要作用。如果老年人脑组织中的 DHA 水平较高,神经细胞“网络”的功能联系仍会趋好,即使脑细胞老化或死亡,也不会过早发生记忆力减退或出现老年痴呆的症状。另外,在视网膜神经细胞中,充足的 DHA 可以提高视敏度,对幼儿弱视和青少年的近视也有预防作用。在日常膳食中多食用海产品,有助于补充人体所需的长链多不饱和脂肪酸(EPA、DHA)。

(二)脂肪(脂类)在人体中的作用

脂肪(脂类)是人体必需的三大营养物质之一,除以上必需脂肪酸的特殊作用外,在人体内还有如下几个作用:

1. 供给能量

脂肪是人体长时间能量供应的重要来源,也是体内重要的能源物质。产生的能量高于另外两种能源物质,1 克脂肪在体内完全氧化可以产生 37.7 千焦(9 千卡)能量,比糖类和蛋白质所产生的能量高 1 倍。

2. 维持体温，保护脏器

脂肪是热量的不良导体，在皮肤下脂肪可阻止机体热量散失达到保温作用，有助于御寒；又可使吸收的外界能量不致传导到机体内部，起隔热作用。脂肪在器官周围像软垫，有缓冲机械冲击的作用，可保护和固定器官。

3. 促进脂溶性维生素吸收

维生素 A、维生素 D、维生素 E、维生素 K 不溶于水，而溶于脂肪或脂溶剂中，称脂溶性维生素。膳食中的脂肪可作为溶剂，促进其吸收。例如在膳食中脂肪含量低的情况下，将影响蔬菜中胡萝卜素(在体内可转化成维生素 A)的吸收。

4. 增加饱腹感

脂肪在胃内停留时间较长，吃脂肪含量高的膳食，不容易饿。另外，脂肪可提高食物的感官性状。油较多的菜肴香味扑鼻，油炸的食物又脆又香，可增加食欲。

所以，脂肪在日常膳食中是不可缺少的，但是过多的摄入对机体又是不利的。

(三)素油和荤油

根据来源，脂肪分动物性脂肪和植物性脂肪两大类。一般称动物性脂肪为荤油，植物性脂肪为素油。有人错误地认为动物性脂肪就是饱和脂肪，而植物性脂肪就是不饱和脂肪，并据此来断定其好坏。其实这并不能确定，例如，鱼肝油是动物脂肪，但含不饱和脂肪酸很多，而椰子油是植物脂肪，却含饱和脂肪酸很多。

可见油脂的营养价值并不在它的来源如何，关键在于它本身含脂肪酸的种类及其饱和程度、维生素的含量、消化率的高低、储存性能等。几种常用油脂的营养特点如下：

1. 猪油

猪油属荤油。烹饪时比等量素油香，做糕点也酥软可口，成品猪油通常呈固态。这和它所含饱和脂肪酸较多有关系。猪油含胆固醇，但不含维生素 A 和维生素 D。消化率也比植物油略低。

2. 牛油和羊脂

牛油和羊脂是牛羊的体脂，也属于荤油。熔点比猪油高，消化率和吸收率差。不过用牛骨髓油炒面，吃法简便，风味独特，一直被认为是冬令补品，但所含胆固醇太高，高脂血症和冠心病患者不宜食用。

3. 黄油和奶油

黄油和奶油，都是从牛奶中提炼出来的，也是荤油。黄油和奶油含维生素 A 和维生素 D，它们本身呈乳融状小颗粒，因而容易被人体吸收和利用。吃西餐时常涂在面包片上食用，也常用于制作糕点或加到煮好的菜肴中调味。但易氧化(颜色变深有一种怪味)变质。黄油和奶油含饱和脂肪酸和胆固醇都较高，对高脂血症和冠心病患者不利，在市面上往往被用植物油制成的“人造黄油”所代替。

4. 植物油

芝麻油、豆油、花生油、菜籽油、玉米油、葵花籽油、茶油等植物油中含有较多的必需脂肪酸，可降低血液中胆固醇含量，减少动脉硬化发生的危险性。

总的说来，素油与荤油相比，素油似乎对健康有益，但也并非多多益善，还是应当有个适宜的量。

(四)胆固醇

1.胆固醇在人体内的作用

人体是由无数个细胞构成的，每个细胞都含有胆固醇。胆固醇存在于细胞的各种膜性结构中，嵌在磷脂双分子层之间，使这种膜性结构富有流动性，这样才能发挥细胞膜性结构的各种生理功能。如果没有胆固醇，细胞的生长、分裂、更新等一系列生理功能将无法正常进行，细胞很快就会死亡。

在神经系统中，神经纤维的外面有一层髓鞘，它是神经得以正常传导的结构基础，而神经髓鞘则是由胆固醇、鞘磷脂和神经糖苷脂等组成的。动物的脑和脊髓之所以含胆固醇特别多，显然与其生理功能有关。

胆固醇在体内肝细胞酶作用下转变成胆汁酸盐，经胆道排入肠腔，对脂肪、脂肪酸、胆固醇、脂溶性维生素等有乳化作用，便于消化吸收。

胆固醇还是维生素D的前体物质。胆固醇的氧化产物7-脱氧胆固醇，受到阳光中的紫外线照射后，可变成维生素D3。这是人体获得维生素D的一个重要途径，是预防佝偻病的有效措施。

此外，胆固醇能转变成类固醇激素。如在肾上腺内合成肾上腺皮质激素，在睾丸、卵巢内转变为睾酮、孕酮等性激素，而性激素则是维持生殖和性功能的重要激素。

因此，胆固醇也是人体不可缺少的一种营养物质。人体内所需要的胆固醇在没有外界供给的情况下可以由肝脏合成，合成量大约为1克/日。如果食物中提供一部分胆固醇，则体内合成量可相应地减少一些，适量地摄入对机体是有利的。

尽管胆固醇也是人体需要的，但长期大量的摄入是不利于身体健康的，过多摄入胆固醇会使血清胆固醇升高，造成高胆固醇血症。高胆固醇血症是引发冠心病的重要危险因素，其原因是胆固醇能增加血管内膜的通透性，破坏血管的内皮细胞，促使中、内膜平滑肌细胞增生，进而诱发主动脉和冠状动脉的粥样硬化，造成血管狭窄。所以，对于先天性胆固醇代谢障碍以及已经有高胆固醇血症的人来说，应当限制胆固醇的摄入。对健康的人来说，胆固醇也应限量。一般成年人胆固醇摄入量不宜超过300毫克/日。

2.食物中胆固醇含量

胆固醇存在于动物性食物中，植物性食物不含胆固醇。

含胆固醇低的食物有：所有植物性食物，禽蛋的蛋清、禽肉、乳品、鱼等。按照中国人的膳食结构，胆固醇的进食量多在300毫克/日左右或更低，按国外的标准属于低胆固醇膳食。由于食物中的胆固醇进入机体后大约只有1/3能被吸收，故每日吸收的外源性胆固醇只有100毫克左右，这对血清胆固醇水平的影响是不明显的。

(1)胆固醇含量高的食物(300～500毫克/100克)有：猪肺、羊肝、鸡肝、鸭肝、猪肾、牛肉、羊肉、凤尾鱼、鲫鱼子、蟹黄等。

(2)胆固醇含量特别高的食物(500毫克/100克以上)有：猪脑、牛脑、羊脑，如100克猪脑含胆固醇高达3100毫克。蛋类含量也特别高，鸡蛋黄含胆固醇1705毫克/100克、

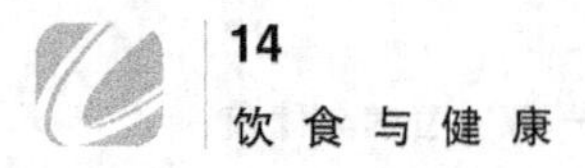

鸭蛋黄含胆固醇 1522 毫克/100 克。需要控制胆固醇的病人应少吃这些食物。

(五)脂肪适宜摄入量

脂肪的适宜摄入量,根据年龄不同有一定差别。婴幼儿适当高一些,随着年龄的增长,适度下降。14 岁以后饱和脂肪酸要控制在 10%以下,单不饱和脂肪酸为 8%,多不饱和脂肪酸为 10%,其中 n-6 系脂肪酸与 n-3 系脂肪酸之比控制为 4∶1～6∶1;胆固醇控制在 300 毫克/日以下。中国营养学会提出的脂肪适宜摄入量,见表 1-2-3。

表 1-2-3 中国居民膳食脂肪适宜摄入量(脂肪能量占总能量的百分比)

年龄(岁)	脂肪(%)	饱和脂肪酸(%)	单不饱和脂肪酸(%)	多不饱和脂肪酸(%)	n-6/n-3 系脂肪酸	胆固醇(毫克/日)
0～0.5	45～50				4∶1	
0.5～	35～40				4∶1	
2～	30～35				4∶1～6∶1	
7～	25～30				4∶1～6∶1	
14～	25～30	<10	8	10	4∶1～6∶1	
成年	20～30	<10	10	10	4∶1～6∶1	<300
老年	20～30	6～8	10	8～10	4∶1	<300

引自:国家职业资格培训教程《公共营养师》

三、糖类——食物中最经济的能源物质

糖类是由碳、氢、氧三种元素组成的一大类化合物,因其中氢和氧的比例和水一样,故又名碳水化合物。

(一)糖类的分类

糖类按化学结构可分为单糖、双糖和多糖。

1. 单糖

最简单的糖类。通常根据单糖所含碳原子的数量分为 3 碳糖、4 碳糖、5 碳糖和 6 碳糖。其中 6 碳糖在自然界中分布最广。单糖具有甜味,易溶于水,可不经消化直接被机体吸收和利用。常见的有:

(1)葡萄糖。人体最重要的一种单糖。血液中的糖就是葡萄糖。主要存在于植物性食物中,动物性食物中也有。

(2)果糖。最甜的一种糖,其甜度为蔗糖的 1.75 倍。果糖多存在于水果中,蜂蜜中含量最多。在体内吸收后可转变为葡萄糖。

(3)半乳糖。乳糖的分解产物。甜度低于葡萄糖,更低于果糖,在体内吸收后也转变为葡萄糖。

2. 双糖

由2分子单糖脱水缩合而成。易溶于水，但需分解为单糖后才能被吸收利用。常食用的有：

(1)蔗糖。由1分子葡萄糖和1分子果糖脱水缩合而成。在甘蔗、甜菜中含量很高。白糖、红糖和砂糖都是蔗糖。

(2)麦芽糖。由2分子葡萄糖脱水缩合而成。在谷类种子萌发的芽中含量较多，尤以麦芽中含量最高，故名为麦芽糖。含淀粉的食物在口腔中经唾液淀粉酶的作用，可部分地被分解为麦芽糖。人们吃米饭、馒头时，在慢慢咀嚼中感觉到甜味就是产生了麦芽糖的缘故。

(3)乳糖。由1分子葡萄糖和1分子半乳糖脱水缩合而成。只存在于动物乳汁中，甜味只及蔗糖的1/6，较难溶于水。

3. 多糖

由数百乃至数千个葡萄糖分子脱水缩合而成。无甜味，不易溶于水，经消化酶的作用可分解为单糖。

(1)淀粉。日常膳食的主要成分。在豆类、坚果类和薯类中含量丰富。淀粉无甜味，也不易溶于冷水，加热即膨胀为糊状物，易被淀粉酶消化，分解为糊精、麦芽糖和葡萄糖，最后以葡萄糖的形式被吸收利用。

(2)糊精。淀粉分解的中间产物，糯米中含糊精较多。淀粉在消化酶、酸和高温作用下，可分解为糊精。例如烤面包或馒头时表面形成的一层焦黄或棕色硬皮，煮米粥时表面形成的黏性膜，都是淀粉变成的糊精，糊精在肠道中有利于乳酸杆菌的生长，能减少肠内细菌的腐化作用。小儿腹泻时常给烤焦馒头片吃，就是利于这种作用。

(3)糖原，也称动物淀粉。指存在于动物体内的“淀粉”，是动物在体内储存糖类的一种形式。存在于肝脏、肌肉和其他组织中。当摄入糖类或脂肪过多时，多余的就转变为糖原，储存于肝脏和肌肉中；当体内缺糖时，糖原就分解为葡萄糖，供机体需要。

(4)纤维素和果胶。纤维素是植物的骨干，分布于植物的根、茎、叶、花、果和种子及谷粒的外壳。纤维素不能被人体吸收，但可刺激胃肠蠕动，帮助排便。果胶原存在于未成熟的水果中，水果成熟后，果胶原变成果胶，吸水后可形成胶冻。果胶在消化道内虽然不能被消化，但能吸收水分使大便变软，有利于排便。

(二)糖类在人体内的作用

糖类是三大营养物质之一，是人体必需的一大类营养素，在体内的主要作用有以下几个方面：

1. 供给能量

这是糖类最主要的作用。肌肉中的肌糖原是肌肉活动最有效的能量来源。心脏的活动也主要靠磷酸葡萄糖和糖原氧化供给能量。神经系统除葡萄糖外，不能利用其他营养物质供给能量，葡萄糖是大脑的唯一能源，是脑力劳动的物质基础。脑是永远不会休息的，它的代谢率极高，所需要的氧量、血量比其他组织都高。成人脑重仅为体重的2%，但所需要的氧量和血量为全身氧量和血量的20%和14%～15%。葡萄糖有氧代谢是脑的唯一能源,脑细胞所储存的葡萄糖极少,时刻依赖血液供给的葡萄糖。血糖低于正常水平会影响脑功能,甚至造成昏迷。

2. 构成神经组织成分

所有神经组织和细胞都含有糖类。作为生物遗传物质基础的脱氧核糖核酸(DNA)就含有脱氧核糖,它是一种5碳糖。

3. 保肝、解毒

肝糖原储备较充足时,肝脏对由某些化学毒物(如四氯化碳、酒精、砷)以及由各种致病微生物感染引起的毒血症有较强的解毒能力。因此保证糖的供给,保持肝脏中含有充足的糖原,在一定程度上可保护肝脏免受有害因素的损害,并可保证肝脏的正常解毒功能。

4. 抗生酮作用

脂肪在体内氧化靠糖类提供能量。当糖类供给不足或身体因病(如糖尿病)不能利用糖类时,所需能量将大部分由脂肪供给;而当脂肪氧化不全时,即可产生酮体,这是一种酸性物质,在体内积存过多即可引起酸中毒。所以糖类有抗生酮、防止酸中毒的作用。

四、维生素——食物中维持生命的要素

维生素不产生能量,也不构成机体成分。但在机体物质代谢中发挥重要作用,人体内维生素缺乏会引发各种各样的疾病。维生素按溶解性分为脂溶性维生素和水溶性维生素两大类。

(一)脂溶性维生素

脂溶性维生素包括:维生素A、维生素D、维生素E和维生素K。

1. 维生素A

维生素A又名视黄醇。人们日常生活中的维生素A有两个来源,一个是来源于动物性食物中的视黄醇;另一个是来源于植物性食物中的胡萝卜素,其中最重要是β-胡萝卜素,能在体内分解转化成维生素A。但β-胡萝卜素在人体内的消化率和转化率都很低。一般从植物性食物中摄入的β-胡萝卜素仅有1/3被人体吸收,而吸收后的β-胡萝卜素只有1/2被转化为维生素A。也就是说,β-胡萝卜素进入人体后只有1/6被人体吸收利用转化成维生素A。

由于人体的维生素A有两个来源,所以,在计算膳食维生素A摄入总量时,通常将β-胡萝卜素折算成的维生素A(视黄醇),即膳食中的维生素A(视黄醇)的总量,用“视黄醇当量”表示,单位用微克,换算方法如下:

1微克视黄醇当量=1微克视黄醇=6微克β-胡萝卜素

1微克β-胡萝卜素=0.167(1/6)微克视黄醇

1国际单位维生素A=0.3微克视黄醇=1.8微克β-胡萝卜素

1微克视黄醇=3.3国际单位维生素A

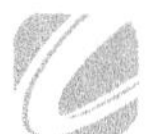

维生素A过量摄入，可引起中毒。一次性摄入超大量维生素A可引起急性中毒，中毒时出现恶心、呕吐、视力模糊、厌食少动等症状；长期过量摄入维生素A可引起慢性中毒，出现骨痛、四肢肿胀、脱发、皮肤瘙痒等体征。大量摄入类胡萝卜素可出现高胡萝卜素血症，易出现类似黄疸的皮肤，但停止使用类胡萝卜素，症状会逐渐消失。

维生素A在人体内的作用：

(1)维生素A是构成视网膜细胞内视紫红质的成分。视紫红质是人们从亮处进入暗处时，能看清物体的一种主要成分。如维生素A缺乏，视网膜细胞内视紫红质含量降低，从亮处进入暗处或黄昏时就看不清东西，这便是“夜盲症”，也称为“雀目眼”。

(2)维护皮肤和呼吸道、消化道、泌尿道黏膜等上皮细胞的完整。维生素A缺乏时上皮细胞退化，黏膜分泌减少，出现皮肤干燥、粗糙、毛囊角化，眼结膜干燥、发炎等病症。

(3)促进生长发育。这可能与维生素A促进蛋白质合成和骨骼细胞的增生有关，维生素A缺乏将导致儿童、青少年生长发育不良，特别是骨骼发育不好，将影响长高。

(4)增强免疫力。由于维生素A有增强免疫力的作用，因此，维生素A缺乏时机体免疫力下降，容易发生上呼吸道感染，特别是儿童表现更为明显。

维生素A含量高的食物：在动物肝脏中维生素A含量最高，鱼肝油常作为维生素A制剂。蛋黄、全奶中含量也很丰富。许多红、黄、绿色蔬菜和水果都含胡萝卜素，比如蔬菜类中胡萝卜、西红柿、南瓜、西葫芦、辣椒和菠菜，水果类中的杏、香蕉、柿子的胡萝卜素含量都较高。

2. 维生素D

维生素D具有抗佝偻病的作用，维生素D包括两种物质：麦角钙化固醇(维生素D_2)和胆钙化固醇(维生素D_3)，两者具有相同的生理功能。

自然界中有些植物体内含麦角固醇，而人体皮肤表皮和真皮内含7-脱氢胆固醇，这两种物质在日光紫外线照射下可分别生成维生素D_2和维生素D_3，这两种物质是维生素D的前体，也称它们为维生素D原。

维生素D的主要生理功能：促进钙和磷在小肠内的吸收和在肾小管内的吸收，维持血液中钙和磷的正常浓度，促进骨骼和牙齿的钙化。

儿童缺乏维生素D会引发佝偻病，表现为骨骼变软、变形，如方头、肋骨串珠、“O”型腿、“X”型腿、“D”型腿、“K”型腿等。在我国北方新生儿佝偻病发病率约为42.1%，南方为11.2%，这与南方儿童比北方儿童接触阳光较多有关。成年人缺乏维生素D会发生骨软化症和骨质疏松症。骨质疏松如今已成为一个严重的公共卫生问题，我国目前有8400万人患骨质疏松症，约占总人口的6.6%，其中年龄在60～75岁的老年妇女患此病率高达50%。

多数食物维生素D含量较少。奶油、鸡蛋、动物肝脏和海鱼等食物含量较多，但这些食物在日常膳食中只占很少一部分，所以，多接触日光对增加自身体内维生素D的生成有重要意义。

长期大量服用维生素D(尤其是鱼肝油)可能引起中毒。维生素D中毒症包括肾、心和其他脏器钙化、高钙血症、食欲减退以及视力下降等。中国营养学会建议每日可耐受最高摄入量为20微克(800LU)。维生素D的需要量或摄入量还常用国际单位(LU)表示，两者可按 1 微克=40 国际单位换算。

3. 维生素 E

维生素 E 因与生育功能有关,所以也叫生育酚。维生素 E 是生育酚和三烯生育酚的总称,在自然界中共有 8 种化合物。这 8 种化合物生理活性不相同,其中以 α-生育酚的活性为最高。人体内所有的细胞膜都含有维生素 E。

维生素 E 是一种很强的抗氧化剂,在体内的主要功用是作为抗氧化物预防体内多不饱和脂肪酸发生氧化反应生成自由基,防止自由基对人体的损害,对延缓衰老,预防心脑血管疾病和癌症有重要作用。

维生素 E 广泛存在于各类食物中,人体维生素 E 缺乏极为少见。维生素 E 主要存在于各种油料种子中;在谷类、坚果类、绿叶蔬菜和动物性食物中,如鱼肝油、蛋黄、奶油中也含有一定数量的维生素 E。

4. 维生素 K

维生素 K 参与肝脏合成凝血蛋白,还能调控其他凝血因子的合成。缺乏维生素 K 会导致机体的凝血时间延长。

维生素 K 存在于绿叶蔬菜和动物的肝脏中。人体所需维生素 K 量的一半可由肠道中的正常菌群合成,另一半则从食物中获得。鉴于此种原因,临床上尚未见到严重的维生素 K 缺乏症。

表 1-2-4　中国居民膳食脂溶性维生素参考摄入量表

年龄(岁)	维生素 A RNI(微克)视黄醇当量	维生素 A UL(微克)视黄醇当量	维生素 D RNI(微克)	维生素 D UL(微克)	维生素 E AI(毫克)
0～	400(AI)	—	10	—	3
0.5～	400(AI)	—	10	—	3
1～	500	—	10	—	4
4～	600	2000	10	20	5
7～	700	2000	10	20	7
11～	700	2000	5	20	10
	男　女				
14～	800　700	2000	5	20	14
18～	800　700	3000	10	20	14
50～	800　700	3000	10	20	14
孕妇					
早期	800	2400	5	20	14
中期	900	2400	10	20	14
晚期	900	2400	10	20	14
乳母	1200	—	20	20	14

引自:国家职业资格培训教程《公共营养师》

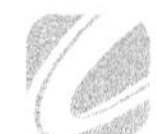

(二)水溶性维生素

水溶性维生素包括:B族维生素和维生素C,B族维生素包括:维生素B_1、维生素B_2、维生素B_6、维生素B_{12}、烟酸、泛酸、叶酸、生物素和胆碱。

1. 维生素B_1

维生素B_1是B族维生素中最早分离出来的一种维生素,因为在它的分子结构中含有氨基和硫,所以又叫硫胺素。它在人体内的主要生理功能是作为一种酶的成分参加糖类的分解代谢。糖类在体内氧化分解可以产生能量,但糖类在体内氧化分解必须有维生素B_1参加,如果膳食维生素B_1供给不足,糖类就不能顺利氧化分解,也就不能顺利产生能量。因为糖类是神经系统和心脏唯一的能源物质,因此,当膳食维生素B_1摄入不足时,轻者表现为肌肉乏力、精神淡漠、食欲减退、工作能力下降;重者会发生"脚气病"。"脚气病"并非我国北方人所说的"脚气"或者香港人所说的"香港脚"。"脚气"和"香港脚"实际上是脚癣;而"脚气病"是由于维生素B_1缺乏引起的神经系统代谢紊乱。表现为下肢多发性神经炎,出现下肢疼痛、麻木、水肿及肌肉麻痹,所以,早年称之为脚气病,并沿用至今。实际上,脚气病不仅限于下肢,有的重症病人会出现心脏扩大、心力衰竭。

维生素B_1主要来源于粮食,特别是粗粮。动物内脏、瘦肉以及禽蛋等含量也较丰富。茶叶中有一种称为鞣酸的化合物具有抗维生素B_1的作用,可影响对维生素B_1的吸收。因此,如果老年人的膳食中维生素B_1含量低,又大量饮茶,则很容易发生维生素B_1缺乏。

机体几乎不储存维生素B_1,因此需要每天从食物中获得。摄入过量会随尿液排出体外,无任何毒性作用。

2. 维生素B_2

维生素B_2又称核黄素。作为一种酶的成分,参与蛋白质、脂肪和糖类的代谢。通常,维生素B_2缺乏症与其他B族维生素缺乏症同时发生。虽然维生素B_2缺乏症并不引起特定的疾病,但是机体缺乏此种维生素会引起一系列代谢紊乱的临床表现,常见口角炎、角膜炎及脂溢性皮炎等。

维生素B_2含量丰富的食物主要是动物性食物,如畜肉、禽肉、鱼、蛋、奶及奶制品,其中畜禽肝中含量较高。绿叶蔬菜含维生素B_2并不高,但对以植物性食物为主的人群来说仍是重要来源。

3. 烟酸

烟酸又名尼克酸,是细胞呼吸辅酶烟酰胺腺嘌呤二核苷酸和烟酰胺二核苷酸磷酸的组成成分。这两种辅酶作为载体参与细胞呼吸及糖类、脂肪和蛋白质的代谢。缺乏烟酸会发生癞皮病,其典型症状表现为皮炎、腹泻和痴呆。

人体可以将一种叫色氨酸的氨基酸转变为烟酸。从膳食中摄取的60毫克色氨酸可以转变为1毫克的烟酸。因此,在计算膳食中烟酸含量时均以烟酸当量(NE)作单位,即膳食中的烟酸(毫克)加上膳食中色氨酸(毫克)除以60之和＝烟酸(毫克)＋色氨酸(毫克)/60。

至今尚未发现摄入过量烟酸引起中毒的报道,烟酸毒性反应主要见于临床用大剂量烟酸治疗高脂血症病人出现的副反应。主要表现为血管扩张、胃肠道反应、肝功能异常等。中国营养学会建议每日膳食对烟酸的可耐受最高摄入量为35当量。

烟酸广泛存在于动物性和植物性食物中，多数含量不高，但全谷、豆类、花生及肉类，特别是动物肝脏中含量很高。

4. 维生素B_6

维生素B_6在化学上有三种形式：吡哆醇、吡哆醛和吡哆胺。这三种形式在体内都能转变为维生素B_6的活性形式磷酸吡哆醛，主要参与氨基酸代谢。现已证明脂肪肝、高胆固醇血症、总脂质蓄积与缺乏维生素B_6有关。因此维生素B_6在降低慢性病方面的作用已引起人们的关注。

缺乏维生素B_6会出现脂溢性皮炎、失眠、步行困难及神经精神症状等。蛋白质摄入量高会加速维生素B_6缺乏症的发生。

血清中转氨酶正常功能的发挥需要维生素B_6。老年人体内该酶的水平要比年轻人低，表明老年人血清中磷酸吡哆醛水平较低。老年人小肠黏膜的分泌功能比较低，小肠中的酸度也降低，因此，对维生素B_6的吸收较差。此外，老年人肠道中正常菌群所产生的维生素B_6和维生素B_{12}及叶酸也较少。

5. 叶酸

叶酸是在20世纪40年代发现的，从菠菜中分离提取而得名。由于叶酸在膳食中的重要性逐步被认识，特别是对叶酸与出生缺陷、心血管疾病及肿瘤关系研究的逐步深入，叶酸已成为很重要的维生素。叶酸在体内参与多种生物活性物质，如脱氧核糖核酸(DNA)、核糖核酸(RNA)、肾上腺素、胆碱等的合成，参与氨基酸代谢等多种重要生化过程。

叶酸缺乏会发生巨幼红细胞贫血，红细胞出现异常与缺乏维生素B_{12}所引起的恶性贫血类似。怀孕早期缺乏叶酸是引起胎儿神经畸形的主要原因。叶酸缺乏还会引起高同型半胱氨酸血症，而高同型半胱氨酸血症是心血管疾病的重要危险因素。老年人对叶酸吸收较差，应注意额外补充。

6. 维生素B_{12}

维生素B_{12}是抗恶性贫血的维生素，它含有微量元素钴，故也称钴胺素。在体内以辅酶的形式参与生化反应。缺乏时可引起胎儿巨幼红细胞贫血，引起神经系统损害，表现为精神抑郁、记忆力下降、四肢震颤等精神症状；还可引起高同型半胱氨酸血症，而高同型半胱氨酸血症不仅是心血管疾病的重要危险素，而且可对脑细胞产生毒性而造成神经系统损害。有10%～30%的老年人对食物中的维生素B_{12}吸收较差，最好通过含维生素B_{12}的营养补充剂加以补充。

动物性食物，如海产品、肉、鸡蛋和牛奶等是维生素B_{12}的良好来源。植物性食物几乎不含有维生素B_{12}。因此，严格吃素的人，容易发生维生素B_{12}缺乏症。

7. 维生素C

维生素C缺乏会引起坏血病，所以也叫抗坏血酸。维生素C在体内有多种生理功能，对维持牙齿、骨骼、血管的正常功能有重要作用。维生素C参与新陈代谢，增强机体对疾病的抵抗能力，并有解毒作用。此外，维生素C还具有促进铁吸收的作用。维生素C

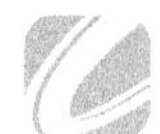

也是一种抗氧化物，与维生素 E 有协同作用，组成机体强大的自由基防御体系，对自由基氧化损伤有防御作用，有助于延缓衰老、预防癌症和心血管疾病等慢性疾病。维生素 C 缺乏常表现为虚弱、关节肿胀、皮下出血、牙齿松动、牙龈出血及伤口愈合不良等。

维生素 C 主要来源于蔬菜和水果。青菜、韭菜、菠菜、柿子等深色蔬菜中维生素 C 含量较多。水果类中柑橘、苹果、柚子和枣等维生素 C 含量特别丰富。野生的刺梨、沙棘、猕猴桃、酸枣等中含量尤为丰富。维生素 C 溶于水，接触空气中的氧和烹饪加热时被破坏较多。因此，在烹饪加工时应注意减少损失。

(三)日需水溶性维生素

每日每人摄入多少水溶性维生素为好，中国营养学会提出的膳食水溶性维生素参考摄入量，见表 1-2-5。

表 1-2-5　中国居民膳食水溶性维生素参考摄入量

	维生素 B_1 RNI mg	维生素 B_2 RNI mg	维生素 B_6 AI mg	维生素 B_{12} AI mg	维生素 C RNI mg	泛酸 AI mg	叶酸 RNI mg	烟酸 RNI mg	胆碱 AI mg	生物素 AI mg
0～	0.2	0.4	0.1	0.4	40	1.7	65	2	100	5
0.5～	0.3	0.5	0.3	0.5	50	1.8	80	3	150	6
1～	0.6	0.6	0.5	0.9	60	2.0	150	6	200	8
4～	0.7	0.7	0.6	1.2	70	3.0	200	7	250	12
7～	0.9	1.0	0.7	1.2	80	4.0	200	9	300	16
11～	1.2	1.2	0.9	1.8	90	5.0	300	12	350	20
14	1.5 男 1.2 女	1.5 男 1.2 女	1.1	2.4	100		400	15 男 12 女	450	25
18～	1.4 男 1.3 女	1.4 男 1.2 女	1.2	2.4	100	5.0	400	14 男 13 女	500	30
50～	1.3	1.4	1.5	2.4	100	5.0	400	13	500	30
孕妇 早期	1.5	1.7	1.9	2.6	100	6.0	600	15	500	30
孕妇 中期	1.5	1.7	1.9	2.6	130	6.0	600	15	500	30
孕妇 晚期	1.5	1.7	1.9	2.6	130	6.0	600	15	500	30
乳母	1.8	1.7	1.9	2.8	130	7.0	500	18	500	35

引自：国家职业资格培训教程《公共营养师》

水溶性维生素在体内不太会蓄积，一般过量中毒的可能性很小，但也不是多多益善，有些水溶性维生素过量也会对身体产生不利影响。例如，大剂量维生素 C 可以造成渗透性腹泻，所以也还是规定了可耐受最高摄入量，如规定维生素 B_1 为 50 毫克；维生素 B_6 儿童为50毫克、成人为100毫克；维生素C成人为1000毫克；叶酸成人为1000毫克。

五、矿物质——生命不可缺少的元素

食物中大约有22种矿物质是人体维持健康所必需的。根据人体的需要量将这些矿物质分为宏量元素和微量元素两类。人类对宏量元素的需要量为100毫克/日以上，而对微量元素的需要量为100毫克/日以下。

(一)钙——骨骼和牙齿的重要成分

人体内钙的总含量为1000～2000克，占体重的2%左右。大约99%的钙分布于骨骼和牙齿中，仅1%存在于肌肉和细胞中。血液中的钙不及人体总钙量的0.1%。甲状腺、甲状旁腺和肾脏分泌的激素能将血钙浓度维持在恒定的范围内，不受膳食钙摄入量的影响。钙的主要功能是构成骨骼和牙齿。此外，血液的凝固、很多酶的激活以及维持神经、肌肉的正常功能都需要钙。

人体对钙的吸收率为10%～40%。影响钙吸收的因素较多，如随年龄的增长，钙吸收率逐渐降低；机体中缺乏维生素D会降低钙的吸收率；小肠中脂肪酸浓度太高，会与钙结合为不溶性的化合物，也影响钙的吸收；植物性食物中如粮食类中的植酸和蔬菜中的草酸能和钙形成化合物，降低钙的吸收。但乳糖、氨基酸等又能促进钙的吸收。

中国营养学会建议成年人应摄入钙为800毫克/日。但是，在大多数营养调查中发现，我国大多数成年人每日对钙的摄入量仅仅是中国营养学会建议量的一半。钙的摄入量长期不足是发生骨质疏松症的主要原因之一。

中国营养学会建议我国成年人钙的可耐受最高摄入量为2000毫克/日，钙过多会增加肾脏负担，并会干扰其他营养素的吸收。

牛奶是钙的良好来源，牛奶约含钙120毫克/100克，且易于吸收。虾皮、虾米、海带等食物中钙含量也很高，此外，绿叶蔬菜、豆类、坚果类以及各类食物中也含有一定量的钙。

(二)镁与心脏病

人体内大部分的镁存在于骨骼中，大约占体内总镁量的71%，其余的镁分布于全身的每个细胞。镁是多种酶的激活剂，参与体内许多重要代谢过程，对于维持细胞的正常功能具有重要的作用。人如果长期摄入镁不足会出现动脉阻塞、心律失常、心脏病、高血压及能导致糖尿病的胰岛素缺乏。

镁广泛存在于食物中。在正常情况下人体不会缺少镁。导致人体缺乏镁的主要原因是膳食中的钙、磷和蛋白质的含量过高，致使对镁的吸收减少。

中国营养学会建议18岁以上成年人(含老年人)镁的摄入量以350毫克/日为宜。可耐受最高摄入量为700毫克/日。镁含量丰富的食物有豆类、坚果类、土豆和蘑菇等。

(三)铁缺乏和缺铁性贫血

成年人体内大约含有5克铁。虽然量较少，但是在细胞吸收以及血红蛋白运输氧气

的过程中发挥很重要的作用。铁缺乏可导致缺铁性贫血。

一般来说，膳食中的铁只有5%～10%被吸收。如果机体处于铁缺乏状态，则对铁的吸收率会升高到10%～20%。大部分铁在小肠上段的酸性环境中被吸收。维生素与铁结合形成可溶性的复合物，有利于对铁的吸收。磷酸、草酸和植酸能与铁结合成为难溶解的化合物而影响对铁的吸收。钙能与这些物质结合，因而钙具有促进铁吸收的作用。

人体所需的铁来源于动物食物中的血红素铁和植物性食物中的非血红素铁。前者吸收率较高，人对畜肉和内脏中的铁的吸收率达22%，而人对植物性食物中铁的吸收率则在5%以下。

肉类食物还可以促进其他食物中铁的吸收，因此应该将动物性食物和植物性食物混合食用以提高对铁的吸收率。含铁丰富的食物有动物的肝脏和血、瘦肉、鱼和虾等；植物性食物中以豆类含铁较多。

(四)碘缺乏与缺碘性甲状腺肿

人体内含有10～20毫克碘，主要存在于甲状腺中。碘是甲状腺激素的组成成分。甲状腺激素对人体的能量代谢、生长发育及智力发育起着极为重要的作用。机体缺乏碘使甲状腺激素水平下降，甲状腺肿大以便于从血液中吸收更多的碘，最终导致甲状腺肿大。摄入碘50～75微克/日可以预防碘缺乏症。为预防缺碘性甲状腺肿，我国普遍使用加碘盐。中国营养学会建议18岁以上成年人应摄入碘150微克/日。可耐受最高摄入量为1000微克/日。海产品中含碘量颇高，如海带、紫菜、鲜海鱼、干贝、海参、海蜇等。

(五)锌与生长发育

锌至少参与200多种酶的结构和功能，参与人体内多种生化代谢活动，是胰岛素的组成成分。锌缺乏症主要表现为生长发育受阻、性成熟延迟、伤口愈合缓慢、味觉和嗅觉敏锐度减低以及智力发育差。

人体从食物中摄入锌为10～20毫克/日，其中只有2～3毫克被吸收。干扰锌吸收的膳食因素主要是植物性食物中的植酸和纤维。植酸可以与锌结合成难以溶解的复合物而降低对锌的吸收率，如不发酵的面食中植酸含量很高，长期食用可能引起锌缺乏症，此外，经常吃精致加工的食品很容易发生临界锌缺乏症。

中国营养学会建议18岁以上成年男子(含老年人)应摄入锌15.5毫克/日，成年女子(含老年人)为11.5毫克/日。对锌可耐受的最高摄入量，成年男子为45毫克/日，成年女子为37毫克/日。畜肉、动物肝脏、海产品，尤其是核桃、黄豆和鸡蛋是锌的良好食物来源。以植物性食物为主的膳食一般不能提供足够的锌。

(六)氟与骨骼和牙齿

氟能降低骨骼中骨盐的溶解度，摄入适量的氟有助于机体对于钙和磷的利用及其在骨骼中的沉积，促进骨骼的骨化，故对骨质疏松症的预防有一点作用。氟还能够预防牙齿发生龋齿。中国营养学会建议18岁以上成年人(含老年人)摄入氟以1.5毫克/日为宜，可耐受最高摄入量为3毫克/日。过量摄入氟会使牙釉质产生斑釉，牙质变脆及牙面出现斑块。所有食物都含有微量的氟，海产品和茶叶中的氟含量很丰富。一杯茶中有0.1～

0.2毫克的氟,因此,常常饮茶可以获得很可观的氟。

(七)铜与贫血

铜与铁一起参与血红蛋白合成。铜还是多种酶的组成成分,参与体内许多代谢反应,对神经系统的代谢和骨骼的构造都有重要的作用。人体内有70～150毫克的铜,所有组织都含有铜,以肝脏、肾脏及心肌中浓度最高。

人体缺乏铜可使机体对铁的吸收率降低,血红蛋白合成也随之减少,从而导致小细胞低色素性贫血。铜具有维持心血管系统完整性的作用。缺铜还可以使骨骼失去钙和磷,使骨质变脆,容易发生骨折。

中国营养学会建议18岁以上成年人摄入铜以2.0微克/日为宜,可耐受最高摄入量为8.0微克/日。铜广泛分布于食物中。铜含量高的食物有干酵母、牡蛎、龙虾和动物肝脏等。谷类、家禽、鱼、坚果类中铜的含量中等。

(八)铬与糖尿病

铬在葡萄糖和脂肪代谢中有十分重要的作用。人体缺乏铬会引起脂质代谢异常,促使动脉硬化,也会引起糖尿病。

中国营养学会建议18岁以上成年人铬的适宜摄入量为50微克/日,可耐受最高摄入量为500微克/日。含铬丰富的食物有动物肝脏、牛肉、小麦、大米、玉米、蛋类、萝卜及豆类等。

(九)硒与克山病

人体所有的细胞都含有硒,肾脏中硒含量最高。硒的主要功能是与维生素E一起参与谷胱甘肽过氧化物酶的保护。该酶具有抗氧化作用,能预防自由基攻击细胞膜上的脂肪,防止发生脂质过氧化反应,对延缓衰老、预防癌症和心血管疾病等慢性病有好处。

中国营养学会建议18岁以上成年人应摄入硒50微克/日,可耐受最高摄入量为500微克/日。动物性食物是硒的良好来源,其中鱼、肉、鸡蛋等含硒量很高。

中国营养学会推荐的宏量元素和微量元素参考摄入量见表1-2-6、表1-2-7。

表1-2-6　中国居民膳食宏量元素参考摄入量

(毫克/日)

年龄(岁)	钙	磷	钾	钠	镁
0～	300	150	500	200	30
0.5～	400	300	700	500	70
1～	600	450	1000	650	100
4～	800	500	1500	900	150
7～	800	700	1500	1000	250
11～	1000	1000	2000	1200	350
14～	1000	700	2000	1800	350

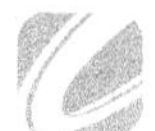

续表

年龄(岁)	钙	磷	钾	钠	镁
18～	1000	700	2000	2200	350
50～	1000	700	2000	2200	350
孕妇中期	1000	700	2500	2200	400
孕妇晚期	1200	700	2500	2200	400
乳母	1200	700	2500	2200	400

引自:国家职业资格培训教程《公共营养师》

表 1-2-7　中国居民膳食微量元素参考摄入量

(/日)

年龄(岁)		铁(毫克)	碘(微克)	锌(毫克)	硒(微克)	铜(毫克)	铬(微克)	钼(微克)	氟(毫克)
0～		0.3	50	1.5	15	0.4	10		0.1
0.5～		10	50	8.0	20	0.6	15		0.4
1～		12	50	9.0	25	0.8	20	15	0.6
4～		12	90	12.0	25	1.0	30	20	0.8
7～		12	90	13.5	35	1.2	30	30	1.0
11～	男	16	120	18.5	45	1.8	40	40	1.2
	女	18		15.0					
14～	男	20	150	19.0	50	2.0	40	40	1.4
	女	25		15.5					
18～	男	15	150	15.0	50	2.0	50	50	1.5
	女	20		11.5					
50～		15	200	11.5	50	2.0	50	50	1.5
孕妇早期		15	200	11.5	50				
孕妇中期		25	200	16.5	50				
孕妇晚期		35	200	16.5	50				
乳母		25	200	21.5	65				

引自:国家职业资格培训教程《公共营养师》

六、膳食纤维——人体消化系统不可缺少的清洁工

(一)什么是膳食纤维

膳食纤维又称食物纤维，本来它可以视为一种多糖，鉴于它在营养学上的重要意义，在这里再做一些解释。

膳食纤维至今还没有一个权威的定义，可以这样理解：各种食物的可食部分，除糖类、脂肪、蛋白质、维生素、矿物质等营养成分外，还有许多非营养成分，其中包括一定量的纤维成分，主要有纤维素、半纤维素、木质素、果胶等，统称为“膳食纤维”。实际上“膳食纤维”也是一种糖类，但不能被吸收利用。据研究，缺乏膳食纤维的膳食是许多疾病(结肠癌、高胆固醇血症、糖尿病、便秘及痔疮等)的直接或间接病因。

(二)膳食纤维的功能

1. 预防结肠癌

高脂肪食物如肉类(特别是牛肉)会使肠内厌氧菌大量繁殖，使中性或酸性类固醇，特别是胆酸、胆固醇及其代谢产物降解。粪便中增多的胆酸等代谢产物可能是致癌物质。膳食纤维可抑制厌氧细菌的活动，促进嗜氧细菌的生长，使大肠中胆酸的生成量减少。膳食纤维还可稀释肠内的有毒物质，使粪便变软，缩短通过肠道的时间，从而防止致癌物质与易感的肠黏膜之间的长时间接触，减少产生癌变的可能性。

2. 改善憩室病症状

憩室病常见于乙状结肠，老年人多见。主要表现为左下腹胀，反复发作。膳食纤维少者，肠内容物通过肠道时间延长，肠内压力增高，易患憩室病。补充膳食纤维可降低肠内压力，从而改善憩室病症状。

3. 预防胆石形成，降低血脂水平

大部分胆石是由于胆汁内的胆固醇过度饱和所致。当胆汁酸与胆固醇失去平衡时，就会析出小的胆固醇结晶而形成胆石。膳食纤维可降低胆汁和血清中胆固醇的浓度，从而使胆汁胆固醇饱和度降低，胆石的患病率也随之减少。膳食纤维还可降低血脂，但只有某些可溶性膳食纤维，如果胶、豆胶的降脂作用较为明显，而非溶性膳食纤维，如麦麸、蔗糖渣、合成纤维素等则无此作用。

4. 影响血糖水平，减少糖尿病患者对胰岛素的依赖作用

经常食用多纤维膳食者，空腹血糖水平或口服葡萄糖耐量曲线都低于少食用者。糖尿病患者服用果胶或豆胶，可观察到餐后血糖上升幅度有所降低。当采用杂粮、麦麸、豆类及蔬菜等含纤维和糖类多的膳食时，糖尿病患者的尿糖量及需要胰岛素的剂量均可减少。

5. 防止能量过剩和肥胖

多纤维膳食可增加胃内容积而有饱腹感，从而可减少摄入的食物量和能量，有利于控

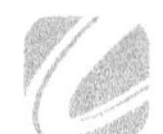

制体重，防止肥胖。

膳食纤维尽管有多种有益于健康的作用，但也不是越多越好，而应当有一个适宜的量，不能过多，否则会出现腹部胀气、大便次数过多等不适现象，并且可造成一些必需微量元素的吸收率下降，造成这些元素的不足或缺乏。这对于我国这种以植物性食物为主的膳食尤应注意。已发现我国儿童缺锌、缺铁与植物性食物摄入过多、动物性食物摄入量不足有一定关系。另外，由于不同人群饮食习惯差别很大，不同的年龄、不同生理特点对增加膳食纤维的反应也不一样，因此难以提出膳食纤维的适宜摄入量。如果知道自己膳食纤维摄入不足，一般也不需要专门补充纤维来增加其摄入量，因为各种纤维的功用不一样，而且专门增加某一类纤维是否有效也很难确定。因此补充膳食纤维的方法以增加谷类食品尤其以全谷类食品为宜，如全麦面包、粗糙的大米、全玉米等。同时多吃各种蔬菜水果，从而预防疾病，维持健康。

七、水——生命的载体

生命的诞生，或许只是为了储存水分，其实水的质量就是生命的质量，人体约 70%是由水组成的。事实上水参与了人的整个生命过程，几乎体内各种生命活动如消化、吸收、循环、排泄等都需要水的参与。水也是把养分传送到全身各部分的主要运输载体，水有助于维持正常体温，携带废物排出体外。因此，每天补充经由汗及尿液损失掉的水分是很重要的。要使身体功能正常，每天必须喝 8 杯水。切记我们的身体可以大约 5 周不进食，但不能 5 天以上不喝水。人体缺乏 5%的水会口渴，而缺乏 15%的水就会威胁生命。

现代人的食物中常是极度缺水的，而一般的自来水又缺乏活性而导致利用率大大下降，这也是人类疾病增加的一个重要原因。

人体内的营养代谢是在体液中进行的，而体液是由水、电解质、低分子有机化合物和蛋白质组成的，广泛分布于组织细胞内外，构成人体内的环境。体内不存在纯水，而是溶解了多种有机物和无机物的溶液，也就是体液。在一般情况下，一个人每天的需水量在 2500 mL 左右。主要从饮水、进食的各种食物所含的水分及体内物质代谢产生的水中获取，大约分别为 1300 mL、900 mL 和 300 mL。

(一)水的分子结构

水有许多特殊性质，如水在结冰时体积增大，毛细血管的水或生物体内的水在 0℃ 也不会结冰。液体状态下的水分子呈现缔合状态，水分子团越小，活性越大，水的味道也越好。

(二)水的生理功能

事实上水参与了人的整个生命过程，几乎体内各种生命活动如消化、吸收、循环、排泄等都需要水的参与。《现代营养学》一书指出："水是一种宏量营养素，没有任何一种物质像水一样广泛参与人体细胞的许多不同的功能，特别是在维护人体内环境稳定以保持细胞的最佳功能方面，水起着关键作用。"

(三)水的供给量及来源

人体每日从外界摄入水,又不断地排出水。在正常情况下,每日的摄入与排出量保持动态平衡,使机体保持正常的含水量,即水平衡。

表 1-2-8　成人每天水分出入量

水的入量(mL/24 h)		水的出量(mL/24 h)	
固体和半固体食物	1200	肾脏排出	1500
饮料(水、茶、汤及流食)	1000	皮肤蒸发	500
物质代谢产生的水	300	肺呼吸	350
		粪便排出	150
总计　2500		总计　2500	

机体所需的水主要来源于:

1. 饮用水

以自然水形式存在,人可以直接饮用的天然水。

2. 食物中含的水

许多固体食物中含大量的水分。水果、蔬菜含水 90%以上,即使是“干”的食品中也含有水,如挂面的含水量为 12.7%。

3. 代谢水

指糖类、脂类、蛋白质在人体内氧化时所产生的水。每 100 克糖氧化可产生 55 mL 水,100 克脂肪氧化可产生 107 mL 水,100 克蛋白质氧化可产生 44 mL 水。一般混合性食物每 100 克约产生 12 mL 的水。

(四)水的种类

1. 硬水和软水

天然水基本上都含有从地层中溶出的矿物质,其中主要是钙和镁。水中含有钙、镁离子的总浓度,可以用“硬度”这个概念来描述。规定每升水中含有相当于 100 mg 的氧化钙为 1 度。硬度小于 8 的称为软水,而硬度大于 8 的称为硬水。

2. 矿泉水

矿泉水一般是按泉水的矿化度高低来鉴别,矿化度高的泉水叫矿泉水。

3. 活性水

水中的含气体量随温度的变化而不同,在开口容器中把水加热到 90 ℃~95 ℃,水中气体就会逸出,此时封闭容器让水冷却到室温,这时水中气体含量会减少为普通水的一半,这种水叫脱气水。它极易穿过细胞膜进入细胞,其参透能力是普通水的几倍,具有超常的生物活性,所以又称为活性水。

4. 磁化水

水中的一些微量金属成分和氧都可以被磁场磁化，并具有很强的剩磁，因此天然水有着非常强的磁记忆能力。这种被磁场磁化处理过的水叫磁化水。

5. 纯净水

去除天然水中的悬浮物质、细菌等杂质的工艺称作“水质净化”。去除净化水中的矿物质的工艺称作“水质纯化”。去除净化水中的有机物的工艺称作“水质深度净化”。在去除悬浮物质、细菌等杂质的基础上再去除矿物质和有机物，并且不含添加物的水叫纯净水，也称为太空水。

(五)水的质量与人体健康

水在人体及细胞中有不可替代的地位，饮用水的质量对人体的健康产生决定性的影响。世界卫生组织指出：“人类中 80%的疾病是由于水污染和缺少起码的卫生条件造成的。”饮水还需要注意以下几点：

1. 应该保持体内的水的“收支平衡”，成年人每日水的进出量在 2500 mL 左右。

2. 饥渴时不能暴饮水，因为暴饮水会增加心脏负担，使血液浓度下降，甚至出现心慌、气短、出虚汗等现象。

3. 不要边吃饭边喝大量的水，否则会导致胃酸浓度下降，不利于食物的消化吸收。

4. 清晨起来空腹喝一杯凉开水有益健康。

八、生物活性物质

近年来国内外制定的膳食指南均提出要多食用粗粮、新鲜蔬菜、水果、豆类、坚果等，因为在这些食物中，除必需营养素以外，还含有许多生物活性物质，它们在预防心血管疾病和癌症中发挥着重要的作用，如黄酮类、多酚类、花青素类、番茄红素等，统称为生物活性物质。由于食物中这类生物活性物质的准确含量无法确定，人体需要量也难以确定，因此这类生物活性物质的摄入量也无法确定。但是研究发现生物活性物质大多存在于新鲜的蔬菜、水果、豆类中，因此应提倡多食用新鲜的蔬菜、水果等植物性食物。

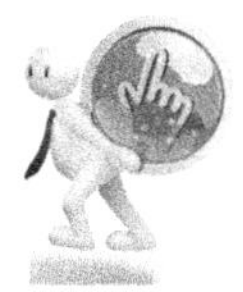

案例交流与讨论

案例一：阜阳奶粉事件

2004 年 5 月，安徽阜阳市对当地 2003 年 3 月 1 日以后出生、以奶粉喂养为主的婴儿进行的营养状况普查和免费体检显示，因食用劣质奶粉造成营养不良的婴儿 229 人，其中轻、中度营养不良的 189 人。经国务院调查组核实，阜阳市因食用劣质奶粉造成营养不良而死亡的婴儿共计 12 人。

“大头娃娃”宏宏出生在湖北省老河口市一农家，因喂养劣质奶粉，3个月大时极度营养不良导致全身脏器衰竭。经医生检查发现，宏宏的右眼还有光感，等身体恢复健康后会有微弱视力，但左眼病情却发生恶化，已经发展为轻度青光眼，必须接受左眼眼角膜手术，否则会引起眼球感染，从而导致眼球缩小，最后整个眼球下陷，不仅眼睛彻底失明，还会造成脸部变形。北京一家医院，为10个月大的宏宏进行左眼眼角膜移植手术。手术后只能保证眼球不会萎缩塌陷，但左眼已经彻底失明。

国务院调查组通过卫生学调查证实，不法分子用淀粉、蔗糖等价格低廉的食品原料全部或部分替代乳粉，再用奶香精等添加剂进行调香调味，制造出劣质奶粉，婴儿生长发育所必需的蛋白质、脂肪以及维生素和矿物质含量远低于国家相关标准 。

问题：

1. 营养不良与日常饮食不当有关吗？
2. 不良饮食是否影响身体健康？甚至造成死亡？
3. 你知道人体需要哪几种类营养素？

案例二：“初老症”

《福建日报》2012年4月12日东南网事版文章：“初老症”袭击80后？专家称是亚健康。

“初老症”一词源自一部台湾偶像剧，它特指在生活和工作的双重重压下，一些年轻人心理年龄往往比实际年龄大，对新鲜事物缺乏兴趣，心态消极，并且身体开始出现衰退迹象。如：时时感到烦心，对新鲜事失去兴趣，总忘事，坐下来肚子一堆肉，不爱凑热闹，总觉得自已落伍等等。

亚健康是一种临界状态，处于亚健康状态的人，虽然没有明确的疾病，但却出现精神活力和适应能力的下降，如果这种状态不能得到及时的纠正，非常容易引起身心疾病。包括：心理障碍、胃肠道疾病、高血压、冠心病、癌症、性功能下降、倦怠、注意力不集中、心情烦躁、失眠、消化功能不好、食欲缺乏、腹胀、心慌、胸闷、便秘、腹泻、感觉很疲惫，甚至有欲死的感觉。然而，体格检查却无器官上的问题，所以主要是功能性的问题。处于亚健康状态的人，除了疲劳和不适，不会有生命危险。但如果碰到高度刺激，如在熬夜、发脾气等应激状态下，很容易出现身体意外，甚至猝死。这是因为在非生理状态下的劳动过程中，人的正常工作规律和生活规律遭到破坏，体内疲劳淤积并向过劳状态转移，使血压升高、动脉硬化加剧，进而出现致命的状态。

问题：

1. 你了解什么是“初老症”和亚健康吗？
2. 亚健康状态有哪些症状？
3. 当身体出现亚健康状态如何应对？

【热点知识链接】

1. http://www.nfqs.com.cn/
2. http://www.69jk.cn/

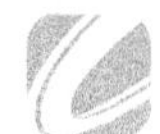

3. http://www.cfqn.com.cn/

【参考资料】

1. 中国就业培训技术指导中心:《公共营养师》,中国劳动社会保障出版社 2007 年版。

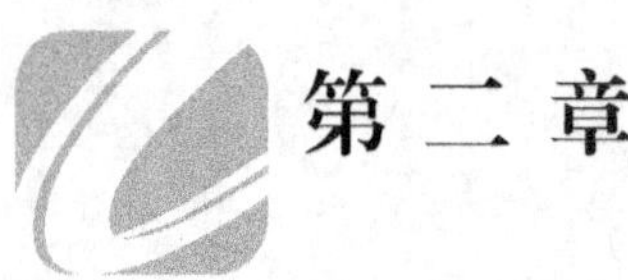

第二章

科学饮食

提 要

本章通过合理营养、膳食指南平衡宝塔、饮食常识等三个方面来说明科学饮食的重要性，主要通过对合理营养基本要求、膳食结构类型及我国膳食结构存在的问题、我国居民的营养改善等方面来阐述。对一般人群、儿童少年、老年人膳食介绍以及对中国居民平衡膳食的分析。通过多个饮食常识的介绍来了解科学饮食的重要。为人们日常生活科学饮食提供相关知识。

健康小贴士

早餐吃什么最好最有营养

清晨人体的脾脏困顿呆滞，常使人胃口不开、食欲不佳。因此早餐不宜吃过于油腻的食物。煎炸类，干硬的食物都会刺激胃肠，引起消化不良。早餐最好吃容易消化的温热、柔软食物，如牛奶、豆浆、面条、馄饨等，最好能吃点粥。如能在粥中加些莲子、红枣、山药、桂圆、薏米等保健食品，效果更佳。另外还要多摄入一些蛋白质含量丰富的食物。

清晨早餐的禁忌：

忌喝大量冰凉的饮料。温度相差太大会强烈刺激胃肠道引起挛缩，导致突发性腹痛。

忌空腹吃香蕉。香蕉中除了含有助眠的钾，还含有大量的镁元素，若空腹食用，会使血液中的含镁量骤然升高，而镁是影响心脏功能的敏感元素之一。

忌空腹吃菠萝。菠萝里含有强酵素，空腹吃会伤胃，其营养成分必须在吃完饭后才能更好地被吸收。

第一节　合理营养

合理营养的基础是平衡膳食。“民以食为天”，食物是维持人体生命与生活活动的基本条件，摄取食物是人及一切动物的本能，而正确合理地摄取和利用食物则是一门科学。

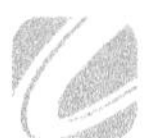

自然界中没有一种食物含有人体所需要的一切营养素，为了满足机体需要，人们总是将许多食物搭配食用。

当人们的膳食结构合理、营养平衡时，必能满足机体对热能和各种营养素的需要，增强机体的抗病能力，提高工作与劳动效率，而且还能预防和治疗某些疾病；当膳食结构不合理，摄入的热能及营养素不平衡，即营养失调时，因某个或某些营养素摄入不足，不能满足机体的需要，久之，体内的营养储备严重消耗，则出现相应的病理性改变，继而发生临床上可见的营养缺乏病。反之，过量摄入热能和某些营养素，则可导致肥胖、心血管疾病、肿瘤等，或因某些营养素过量而发生中毒，有碍于健康。因此，平衡膳食、合理营养是维持人体健康与生存的重要条件。

一、合理营养的基本要求

（一）保证用膳者获得必需的能量和各种营养素

这是从数量上要求用膳者在饮食上必须摄取足够量的能量和各种营养素。

（二）摄取的食物应保持各种营养素之间的平衡

从饮食与健康方面要求，在饮食质量上，每天膳食构成中所含各种营养素之间必须保持相对平衡，方能充分发挥各种营养素的各自作用。因此，强调杂食，力戒偏食，以保证各种营养素摄入的平衡，使人体处在良好的健康状态。例如：

1. 能量与维生素的平衡

人体能量的需要是营养的最根本问题。没有能量，机体营养过程不能完成，生命也就停止。在正常情况下，人体能量的摄入与消耗呈动态平衡。如出现不平衡，摄入能量过多或过少，会引起体重过重或减轻，从而影响人体的健康。

维生素在能量代谢过程中发挥着重要的作用，特别是B族维生素等一些水溶性维生素。当能量物质摄入较高时，对水溶性维生素的需求量也会增加。

2. 三大产能营养素间的供能比例

人的进食是周期性的，而能量消耗则是连续不断的。就是说生命存在的时时刻刻都在消耗着能量，因而储备的能源物质不断被利用，又不断补充。体内能量靠三大产能营养素即碳水化合物、脂类、蛋白质的供应。当机体处于饥饿状态时，碳水化合物的储存迅速减少，而脂肪和蛋白质则作为长期能量消耗时的能源。根据我国居民膳食的特点，普通成人三大产能营养素提供的能量占总能量合适的比例为：脂肪占20%～30%；蛋白质占10%～12%；碳水化合物占55%～65%。三大产能营养素供能比例反映了它们之间的平衡问题。如脂肪提供的能量如果超过总能量的20%～30%时，说明膳食结构中的脂肪含量过高，机体摄入的过多脂肪容易在皮下或各脏器的周围蓄积储存，从而使体重增加甚至肥胖。

3. 矿物质之间的平衡

铁可抑制锌的吸收，硒过多会影响铁的代谢。锌与铁、铜之间，钙与铁、镁之间，钠与钾之间均要保持平衡。在日常的饮食中不能片面地摄入或补充某一种矿物质，以避免造成矿物质之间的失衡。

此外，还需注意必需氨基酸之间的平衡、各种脂肪酸之间的平衡、维生素之间的平衡和矿物质与维生素间的平衡等等。要做到合理营养，食物多样化是非常重要的，因此建议每天膳食中最好有25～30种以上的食物进行合理搭配。

(三)合理加工烹饪

合理的加工烹饪可避免营养素损失，并使食物具有良好的色、香、味、形等感官性状，促进食欲，提高消化吸收率。

(四)合理的膳食制度和良好的饮食习惯

膳食制度是指把全天的食物定时、定质、定量地分配给食用者的一种制度。一日食物的分配应该与工作、休息时间相适应。三餐能量的合理分配是：早餐占25%～30%，午餐占40%，晚餐占30%～35%。

(五)食物本身应无毒害，不含有毒物质及致病微生物

营养价值再高的食物如果含有毒物质或致病微生物则会对人体产生危害或引起食物中毒，所以食物本身无毒害应是合理营养的基本条件。

二、膳食结构类型及我国膳食结构存在的问题

膳食结构是指各类食物在膳食中所占的比重，又称为食物消费结构、膳食模式、膳食构成或食物组成。不同的历史时期、不同的国家或地区、不同的社会阶层，膳食结构往往有很大的差异。膳食结构不仅可反映人们的饮食习惯和生活水平的高低，同时也反映一个民族的传统文化，一个国家的经济发展和一个地区的环境和资源等方面的情况。由于影响膳食结构的这些因素是在逐渐变化的，所以膳食结构也不是一成不变的。通过适当的干预可以促使其向更利于健康的方向发展。

(一)膳食结构类型

依据动物性食物和植物性食物在膳食中所占比例的不同，可将世界各国人群的膳食结构分为以下四种：

1. 以植物性食物为主的膳食结构

该膳食结构以植物性食物为主，动物性食物为辅，大多数发展中国家如印度、巴基斯坦、孟加拉国和非洲一些国家等属此类型。其特点是：谷物食物消耗量大，平均每天550 g以上，动物性食物消耗量小，平均每天25～50 g，植物性食物提供的能量占总能量的近90%，动物性蛋白质一般占蛋白质总量的10%～20%，甚至更低。平均能量摄入为2000～2400 kcal，蛋白质仅50 g左右，脂肪仅30～40 g，膳食纤维充足，来自动物性食物的营养素如铁、钙、维生素A的摄入量往往不足。这类膳食结构有利于糖尿病、冠心病等

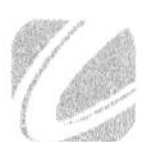

慢性病的预防，但容易出现蛋白质一能量营养不良，以致体质较弱，健康状况不佳，劳动能力降低。

2. 动植物食物较为平衡的膳食结构

该膳食模式以日本为代表，膳食中动物性食物与植物性食物的比例较适当。其特点是：谷类的消耗量平均每天 300～400 g，动物性食品的消耗量平均每天 100～150 g，其中海产品的比例达到 50%，奶和奶制品 100 g 左右，蛋类 40 g 左右，豆类 60 g。能量和脂肪的摄入量低于欧美发达国家，平均每天能量摄入为 2000 kcal 左右，蛋白质为 70～80 g，动物蛋白质占总蛋白的 50%左右，脂肪 50～60 g。该膳食结构既保留了东方膳食的特点，又吸取了西方膳食的长处，少油、少盐、多海产品，蛋白质、脂肪和碳水化合物的供能比合适，有利于避免营养缺乏病和营养过剩性疾病。

3. 以动物性食物为主的膳食结构

该膳食结构以动物性食物为主，是多数欧美发达国家如美国及西欧、北欧诸国的典型膳食结构，属于营养过剩型膳食。特点是：粮谷类食物消耗量小，人均每天 150～200 g，动物性食物及食糖的消耗量大，肉类 300 g 左右，食糖甚至高达 100 g，奶和奶制品 300 g，蛋类 50 g，蔬菜、水果摄入少。人均日摄入能量高达 3300～3500 kcal，蛋白质 100 g 以上，脂肪 130～150 g，以高能量、高脂肪、高蛋白质、低膳食纤维为主要特点，这种膳食结构容易造成肥胖、高血压、冠心病、糖尿病等慢性病。

4. 地中海膳食结构

该膳食结构以地中海命名是因为该膳食结构是居住在地中海地区的居民所特有的，意大利、希腊可作为该种膳食结构的代表。该膳食结构的主要特点为：富含植物性食物，包括谷类（每天 350 g 左右）、水果、蔬菜、土豆、豆类、果仁等；每天食用适量的鱼、禽，少量的蛋、奶酪和酸奶；红肉（猪、牛和羊肉及其产品）每月只食用几次，主要的食用油为橄榄油，大部分成年人有饮用葡萄酒的习惯。脂肪提供的能量占膳食总能量的 25%～35%，饱和脂肪酸所占的比例较低，占 7%～8%。此膳食结构的突出特点是饱和脂肪酸摄入量低，膳食含大量的复合碳水化合物，蔬菜、水果的摄入量较高。

地中海地区居民心脑血管疾病的发生率很低，这一现象已引起了西方国家的注意，并纷纷参照这种膳食结构改进自己国家的膳食结构。

（二）我国的膳食结构及存在的问题

1. 中国居民传统的膳食结构特点

中国居民的传统膳食以植物性食物为主，谷类、薯类和蔬菜的摄入量较高，肉类的摄入量较低，豆制品的总量不高且因地区而不同，奶类的消耗在大多数地区不多，是一种东方膳食结构，容易出现营养不良，但有利于糖尿病、心脑血管疾病等慢性病的预防。此膳食结构的特点是：

（1）高碳水化合物：南方人群多以大米为主食，北方人群以小麦为主食，谷类食物的供能比例占 70%以上。

（2）高膳食纤维：谷类食物和蔬菜中所含的膳食纤维丰富，因此我国居民膳食纤维的摄入量也较高。这是我国传统膳食结构最具备的优势之一。

(3)低动物脂肪：动物性食物的摄入量很少，动物脂肪的供能比例一般在10%以下。

2. 中国居民膳食结构现状和存在问题

近20年来，随着经济的发展和人民生活水平的提高，我国居民的膳食结构正逐渐向西方化转变，城市和经济发达地区的膳食结构不尽合理。畜、禽、蛋等动物性食物及油脂的消耗过多，谷类食物的消耗偏低。

表 2-1-1　1992年与2002年中国城乡居民膳食结构比较

三大产能营养素供能比	城乡合计		城市		农村	
	1992年	2002年	1992年	2002年	1992年	2002年
谷类食物(碳水化合物)供能比例(%)	66.8	57.9	57.4	48.5	71.7	61.5
动物性食物(蛋白质)供能比例(%)	9.3	12.6	15.2	17.6	6.2	10.7
脂肪供能比例(%)	22.0	29.6	28.4	35.0	18.6	27.5

摘自：中国发展门户网

从表2-1-1中可见三大产能营养素中：首先，2002年我国居民谷类食物提供的能量占总能量的57.9%，城市为48.5%，农村为61.5%，城市居民明显低于合理营养要求55%～65%的范围，且农村下降的速度比城市要快；其次，城市动物性食物的供能比为17.6%，大大超过合理营养对蛋白质供能比只能占10%～12%的要求。再次，城市居民脂肪占比例也超过20%～30%的合理要求。

三、我国居民的营养改善

(一)公众营养改善的规划

为加快食物发展，改善食物结构，提高全民营养水平，增进人民身体健康，指导我国食物与营养持续、协调发展，我国政府先后制定了一系列营养政策，如《中国营养改善行动计划》、《中国食物与营养发展纲要(2001—2010年)》等。

中国营养改善行动计划的总目标是：通过保障食物供给，落实适宜的干预措施，减少饥饿和食物不足，降低蛋白质营养不良的发生率，预防、控制和消除微量营养素缺乏症；通过正确引导食物消耗，优化膳食结构，促进健康的生活方式，全面改善居民的营养状况，预防与营养有关的慢性疾病。

(二)食品消耗质量提高，膳食营养改善

表 2-1-2　1978年与2007年我国城乡居民食品消耗支出比较

城乡居民食品支出	1978年	2007年	增长倍数	10年年均增长百分比
城镇居民	188元	3628元	19.3倍	10.9%
农村居民	88.5元	1389元	15.7倍	10.4%

近10年来，我国用于食品消耗支出逐年增长（见表2-1-2）。城乡居民的膳食状况明显改善。一方面膳食状况改善使儿童少年平均身高、体重增加，营养不良的患病率逐年下降。此外我国居民的人均预期寿命不断提高，2005年已达到73岁，标志人民的健康水平已明显提高。另一方面部分人群（特别是城镇居民）存在膳食结构不合理（见表2-1-3）及身体活动量不足的问题。此外，在一些贫困农村地区，仍然存在营养缺乏的现象。从目前的情况看我国居民因膳食不平衡或营养过剩导致的疾病迅速增多，我国居民疾病谱也发生着变化，其中恶性肿瘤、心脏病、心脑血管病、呼吸系统病、损伤及中毒、内分泌失调、营养和代谢疾病、消化系病居于死亡原因的前几位。居民慢性疾病患病率较高的前几种为高血压、胃肠炎、糖尿病、类风湿性关节炎、心脑血管病等，这些都与膳食不平衡、某些营养素摄取不足或过多有很大关系。

表2-1-3　2007年我国家庭人均主要食品消耗量城乡比较

食品名称	城镇居民家庭用量(kg)	农村居民家庭用量(kg)
粮食	77.60	199.48
蔬菜	117.80	98.99
水果	59.54	19.43
肉禽及其制品	31.80	20.54
水产品	14.20	5.36
蛋及制品	10.33	4.72
奶及制品	17.75	3.52
食用植物油	9.63	5.96

进入21世纪以后，我国城乡居民家庭恩格尔系数（食品支出总额占个人消耗支出总额的比重）趋于平稳，2007年城镇为36.3%，农村为43.1%。这标志着我国城镇居民的食物消耗已经逐步迈向富裕生活水平，农村居民也开始了从温饱向小康转型的消耗模式。随着居民生活水平的不断提高，人们对食物多样化、优质化需求明显增加，对食物的安全卫生要求不断提高。我们亟须加强在食物与营养方面的指导工作，以促进居民形成科学的饮食习惯。

（三）建立科学的饮食习惯

饮食习惯指进餐间隔时间，食物的种类、数量、质量在各餐中的分配情况以及吃水果和吃零食的习惯等。科学的饮食习惯应该使饮食与日常作息时间、生理状况相适应，与消化规律相协调，从而提高食物消化、吸收和利用的程度，使人体感觉舒服、精力充沛、身体健康。

1.培养科学的饮食习惯的重要性

人的工作性质和日常作息时间，决定一天内不同时间对热能和营养素的需求。所以根据自己的情况，建立适应生理需要的膳食习惯非常重要。一旦习惯养成，就会产生相应的生物条件反射，比如到了进餐的时间，就会感觉饥饿，消化道分泌消化液做好了进餐的准备，机体就会产生良好的食欲。如果没有良好的习惯，进餐时间不规律，或不吃饭、或暴饮暴食，违背饮食规律就会造成消化功能紊乱，甚至疾病。

2. 科学的饮食习惯

饮食习惯因人而异，但要符合自身的生理和健康需要。首先要注意两餐间隔的时间，正常成人一日三餐，两餐的间隔时间以4～5小时为宜。间隔时间太短没有良好的食欲，会造成进食后消化液分泌减少，肠胃工作量和负担加重，影响消化功能；间隔时间太长会造成明显饥饿感，组织器官的营养不能及时补充，会造成精神萎靡不振，工作热情和学习效率下降，长期空腹还可导致胃炎、胃溃疡。

有人因为早晨时间紧而不吃早餐，很不科学。特别是青年学生，脑组织活动旺盛，消耗能量很大，而脑中没有能量储备，需要不断消耗血液中葡萄糖来维持脑组织活动的能量需求。所以一定要吃早餐来保证血糖的供应，否则容易造成血液中葡萄糖含量过低而发生低血糖症状，严重时甚至晕倒。

其次是食物的营养分配。中国民间流传“早餐吃好、午餐吃饱、晚餐吃少”的说法；西方国家也流传“早餐吃得像国王，午餐吃得像平民，晚餐吃得像乞丐”的说法，都形象地比喻了一日三餐营养物质分配的情况和比重，有一定的科学道理，是多年生活经验的总结。营养师的建议如下：

(1)早餐

早餐应占全天摄入食物总热量的30%，以满足上午工作、学习的需要。我国农村和部分地区早餐以清淡的白粥加咸菜为主，热能分配偏低，有的仅占全天总热量的10%～15%左右，这与上午的工作消耗不相适应。而西式早餐以牛奶、面包为主，黄油、色拉酱或果酱佐餐，辅以煎鸡蛋、新鲜水果或果汁，含较高的热能营养素和维生素，值得我们借鉴。西餐我们可能不太适应，但我们的营养早餐也可以非常丰富。早餐主食如馒头、豆包、菜包、肉包、麻酱卷、花卷、面包等；蛋白质可由鸡蛋、牛奶、豆浆、黄豆、花生米补充；咸菜可改为绿色小菜，如拌胡萝卜、芹菜、花生米、拌黄瓜、拌茼蒿等，再配上适量的水果。这样，各类营养素如碳水化合物、脂肪、蛋白质、维生素、矿物质和食物纤维就可以有保证了。

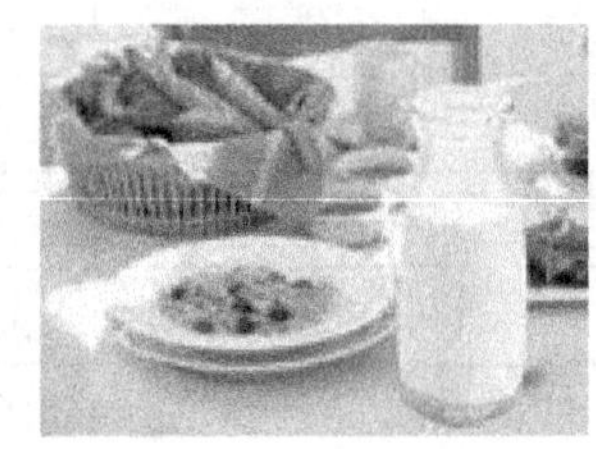
图 2-1-1　早餐吃得好

总之，早餐是一天中最重要的一餐，千万不能掉以轻心，必须吃好。人经一夜睡眠，晚上进食的营养已基本耗完，只有得到早餐的营养补充，才能满足机体的需要。经常不吃早餐会导致身体一系列疾病，如胆结石、低血糖等，所以医学专家告诫人们“吃早餐等于吃补药”。我们必须重视早餐，不但要吃，而且一定要吃好。

(2)午餐

午餐糖、蛋白质、脂肪及维生素的供给量应增加，占全天总能量摄入量的40%。午餐在一日三餐中有承上启下的作用，既要补偿饭前的能量消耗，又要储备饭后工作所需要的能量。因此，午餐在全天中的热量应最多，而且食

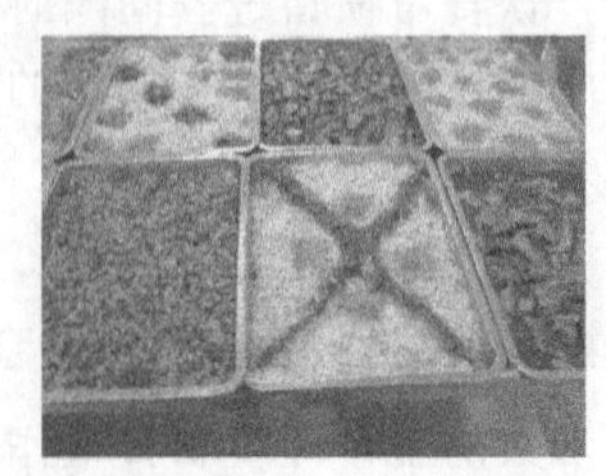
图 2-1-2　午餐吃得饱

物的品种和数量也要增加，除主食外，副食的品种要多，如肉类、蛋类、豆类、青菜类最好全有，还要有一碗营养丰富的汤。我国大部分地区对午餐还是比较重视的，南方比北方更注意多样性。

(3)晚餐

晚餐应多食用谷类、蔬菜等易消化的食物，最好是稀饭或面汤。应占全天总能量摄入量的30%。富含蛋白、脂肪的食物应少吃。因蛋白质、脂肪类食物较难消化，且含热量高，晚餐后活动量小，热能消耗大大降低，营养物质容易在体内储存造成肥胖。

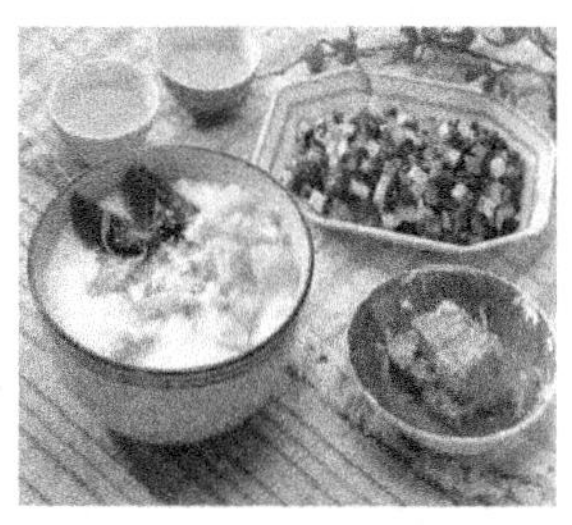

图 2-1-3　晚餐吃得少

现代城市的有些家庭，因成员白天各自忙工作、忙学习，所以早餐、午餐经常用快餐凑合，晚餐时间充裕，一家人又在一起，所以吃得比较充实。久而久之，大人变得大腹便便，血脂血压升高，少儿也成了小胖墩。有的工作单位因为晚上应酬多，造成相关人员肥胖、脂肪肝和心脑血管疾病等，正如古人所说"饱食即卧，乃生百病"。因此，必须引起高度重视。

(4)水果如何吃

水果富含糖、维生素、无机盐、纤维素、果胶、有机酸等物质，可调节酸碱平衡、胃肠蠕动等多种生理功能，在营养方面愈来愈受到人们的重视。每天吃多少水果，什么时间吃最好一直都有争论。实际上因为水果分温热、寒凉、甘平三类，人的体质也有阴阳寒热之分，所以不能一概而论。中医学根据阴阳学说从生理功能特点对体质进行分类，大致可分为阴阳平和质、偏阳质和偏阴质三种类型。阴阳调和有利于身体健康，因此可根据气候选择相宜食物，四季气候可划分为春温、夏热、秋凉、冬寒，而人体内的阴阳气血也会随四季阴阳消长而产生有规律的变化。通常肉类偏阳，植物偏阴，为此，中医提倡"春夏养阳，秋冬养阴"的饮食原则，还要根据体质来调节饮食的种类和数量。

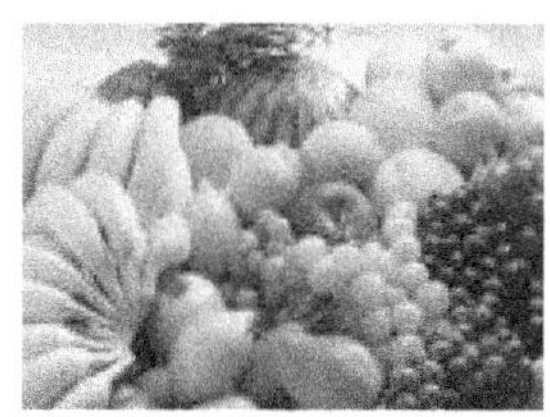

图 2-1-4　水果如何吃

有这样的民间传说："上午吃水果是金，中午吃水果是银，下午吃水果是铜，晚上吃水果是铅。"营养学家认为一般情况是上午在两餐之间吃水果好，既给机体提供了丰富的营养素，又适当补充上午旺盛新陈代谢的热量所需。正常人每日进食1～3次水果即可。减肥可以在餐前进食水果，这样可使正餐的进食量减小，从而影响蛋白质、淀粉、脂肪等的摄入，达到减肥的目的。

饱餐后马上吃水果不可取。因为食物还堆积在肠道和胃里，马上吃过多的水果会造成血糖升高，增加胰腺负担，影响消化过程。但也不能一概而论，如果吃缺乏蔬菜的早餐或快餐，可增加一些水果来满足体内维生素、矿物质和纤维的需要，有利于膳食平衡。

有些水果不能空腹吃。柿子甜软可口，营养丰富，但柿肉含大量单宁酸、柿胶粉，有收敛的作用，遇到胃酸就会形成柿石，既不能被消化，又不能排出。空腹大量进食后，轻者会出现恶心呕吐等症状，重者必须通过开刀才能将柿石取出。而山楂含的鞣酸比较多，空腹食用会对胃产生刺激。最后，心脏和肠胃功能不好的人不适合空腹吃香蕉，因为香蕉富含钾元素，含糖和淀粉较高。空腹时，胃肠几乎没有可供消化的食物，会加快肠胃运动，促进血液循环，使血钾增加，对心肌有一定的抑制作用，易导致心肌梗死。另外因糖分多增加胃酸分泌，导致胃肠不适。

吃水果也要因人而异，因水果而异，根据自己的实际情况来选择水果的种类。

属温热类水果的有：枣、栗、李、橘、杏、龙眼、荔枝、山楂、樱桃、杨梅、菠萝等，偏阳质的人吃这类水果应适量。

属寒凉类水果的有：菱、荠、梨、香蕉、柿子、白果、柚子、西瓜等，偏阳质的人进食时要加以控制。

属甘平类水果的有：枇杷、苹果、青梅、橄榄等，各类体质的人均可食用。

另外，咳喘病人宜吃些梨、杏、枇杷、柑、橘、苹果等水果，可起到消炎、平喘、止咳的作用。

消化不良、高血压和冠心病患者，可多食山楂、金橘、桃子、枣等水果，可帮助消化、降低血压、减缓血管硬化。

心肌梗死病人宜吃些香蕉、鲜桃、梨等水果，有利于通便。焦虑多梦、心慌神疲的人，宜选用益气补血、养心安神的水果如龙眼、荔枝、胡桃、枣等。

糖尿病人可适当选用菠萝、樱桃、杨梅、梨、猕猴桃等含糖量相对较少的水果。

肝炎病人可选用梨、苹果、香蕉、西瓜、柑橘和荔枝等富含维生素C和胡萝卜素的水果，这些水果具有保肝及促进肝细胞再生的功能。

3.克服不良饮食习惯

(1)克服挑食和偏食

科学和长期的生活实践使人们认识到，没有任何一种天然食品能包含人体所需的所有营养素。比如，谷类的糖含量丰富，但脂肪和蛋白质少；肉类、蛋类含优质蛋白，但某些维生素和粗纤维少；蔬菜、水果富含维生素、无机盐和膳食纤维，但蛋白质和脂肪少。所以，单一食物不管吃的量多大，都不能保证机体营养平衡的需要。如果长期挑食、偏食，势必造成营养不良，影响健康。

现在生活条件好了，但是偏食和挑食的情况更多了，特别是少年儿童。实际上儿童的膳食都是由父母安排的，家长应特别注意自幼让孩子多接触一些食物种类，扩大饮食范围，这样，对各式各样的食物才容易接受。每种食物都有各自的长处和不足，只有各种各样的食物都能吃，才有利于身体健康。从小养成良好的饮食习惯，家长以身作则很重要。如果家长本身就对某些食物有偏见，很容易影响孩子。在孩子面前随便说我不爱吃什么食物，孩子听了这话，即使从来没吃过这种食物，也会对这种食物产生反感。因为儿童正处于心理的发育阶段，对新事物的认识和接受过程中具有受暗示性和模仿性。合格的家长应了解和利用儿童的这些心理特点。

现在有些家庭病，实际和遗传因素关系不大，主要是生活方式特别是饮食习惯造成的。如心脑血管病、肠癌、食管癌等。

(2)克服进食不规律

进食不规律主要表现为暴饮暴食、忍饥挨饿、吃零食等。比如因为夜间活动，睡懒觉，错过了早餐时间，午餐势必吃得多；或者平时省吃俭用，逢年过节大吃大喝；或者聚餐聚会暴饮暴食；或者不停地吃零食，到进餐时没有食欲。这样饥一顿，饱一顿，日积月累必然使

肠胃功能失调，诸如胃炎、胃穿孔、胰腺炎、心肌梗死等疾病，都与进食不规律等陋习有关。

人们一日三餐吃的食物，要经胃的消化，变成与胃酸相混合的食糜，再经过小肠的胆汁、胰液、肠液中酶的化学作用把食物大分子分解成小分子才能够被吸收利用。人的消化功能是有一定限度的，每天消化液的分泌是一定的。如成年人每天分泌胃液 1500～2500 mL，胰液 700～2000 mL，胆汁 600～700 mL，小肠液 1000～3000 mL。如果超过消化限度，就可能破坏胃、肠、胰、胆等脏器的正常功能。如果胃胀得很大，一是胃自身蠕动困难，二是体积大抬高横膈膜影响心脏功能。由此诱发的疾病甚至是致命的。

按时进食使消化系统形成条件反射而有规律地工作，有利于保护消化器官的正常功能。除保证一日三餐外，还要注意每餐不要太饱，八分饱有利健康长寿。美国科学家做过这样的实验，200 只猴子分成两组，100 只猴子随它吃饱，另外 100 只定量供应七八分饱。结果 10 年以后，饱食的 100 只猴子肥胖、高血压、脂肪肝的多，死亡了 50 只，剩下的精神状态也不佳。另 100 只七八分饱的猴子死了 12 只，而且苗条、健康、很少生病，精神状态好。有一些生活谚语如“吃饭少一口，活到九十九”、“若要身体好，吃饭不过饱”、“若要身体安，三分饥和寒”等都是生活经验的总结，对健康确定有好处。

(3)避免过冷过热的食物

过冷过热的食物都会对身体造成伤害。食物过热，易烫伤消化道，引起食道发炎，久而久之会诱发癌变。过冷饮食使食管与胃肠血管收缩，造成胃肠平滑肌痉挛，分泌液减少，长期食用冰冷食物有可能引起胃肠功能紊乱，引发多种胃肠病。

(4)避免盲目节食减肥

爱美之心，人皆有之。希望自己有一张漂亮的面孔，有一个标准的身材也是人之常情。肥胖不仅难看，而且容易得心脑血管疾病，最好的方法是通过科学地控制饮食和运动来达到减肥的目的。有的人不“肥”也要减，为追求魔鬼身材而不惜代价。如滥用减肥药、不吃饭、不吃主食、不吃肉等，最终导致营养不良，甚至厌食症。

(5)慎用滋补药

盲目听信广告对滋补药的夸大宣传，食用滋补品，甚至以药代食，错误地认为补品可以补救一切营养缺乏。其实滋补药的作用，只是调节某些生理功能。需不需要补，补什么，要因人而异。比如维生素合剂的目的是补充维生素，如果是健康人，在膳食中注意多吃蔬菜和水果，就没必要额外补充维生素，除非有什么特异性疾病。补药不是人人皆宜的健身法宝。

(6)注意饮食卫生

不要购买食用无卫生保证的街头食品，如烤羊肉串、臭豆腐等。街头游动食品持有卫生许可证、健康证的从业人员不到一半。餐具不消毒、滥用食品添加剂和调料造成的食品污染严重，很容易引起食源性感染，危害身体健康。

要养成饭前便后洗手的习惯，以防止病菌侵入机体造成伤害。

有些人为图省事，用塑料袋当餐具，这种做法不可取。因为塑料袋中的酞酸酯是塑料制品加工过程中必不可少的增塑剂，是一种有毒物质。它与塑料制品的结合并不紧密，很容易从中分离，溶解在食物中，特别是热的油腻食物溶解得更多。有研究证明，酞酸酯是一种环境激素，可能导致男性生殖功能障碍。

以上平衡膳食的讨论，为便于记忆，总结如下：

杂食为优，偏食为忌。
粗食为好，淡食为利。
暴食为害，慢食为宜。
鲜食为妙，过食为弊。
平衡膳食，每日必须。
饮食卫生，更需牢记。

第二节　膳食指南及平衡膳食宝塔

膳食指南是帮助人们合理选择食物，以改善人们的营养和健康状况，减少或预防慢性疾病的发生，提高国民的健康素质。平衡膳食宝塔则是为了帮助人们在日常生活中实践膳食指南，以宝塔的形式表示，直观地告诉居民每日应摄入的食物种类、合理数量及适宜的身体活动量。

一、一般人群膳食指南

人类的食物是多种多样的，可分为五大类：

第一类为谷类及薯类，谷类包括米、面、杂粮，薯类包括马铃薯、甘薯、木薯等，主要提供碳水化合物、蛋白质、膳食纤维及B族维生素。

第二类为动物性食物，包括肉、禽、鱼、奶、蛋等，主要提供蛋白质，脂肪，矿物质，维生素A、B族维生素和维生素D。

第三类为豆类和坚果，包括大豆、其他干豆类及花生、核桃、杏仁等坚果类，主要提供蛋白质、脂肪、膳食纤维、矿物质、B族维生素和维生素E。

第四类为蔬菜、水果和菌藻类，主要提供膳食纤维、矿物质、维生素C、胡萝卜素、维生素K及有益健康的植物化学物质。

第五类为纯能量食物，包括动植物油、淀粉、食用糖和酒类，主要提供能量。动植物油还可提供维生素E和必需脂肪酸。

各种食物所含的营养成分不完全相同，每种食物都至少可提供一种营养物质。除母乳对0～6月龄婴儿外，任何一种天然食物都不能提供人体所需的全部营养素。平衡膳食必须由多种食物组成，才能满足人体各种营养需求，达到合理营养、促进健康的目的，因而提倡人们广泛食用多种食物。

（一）食物多样，谷类为主，粗细搭配

谷类食物是中国传统膳食的主体，是人体能量的主要来源，也是最经济的能源食物。

随着经济的发展和人们生活的改善，动物性食物和油脂在食物中所占比例会显著增加。根据近年中国居民营养与健康状况调查的结果，在一些比较富裕的家庭中动物性食物的消耗量已超过了谷类的消耗量，这类膳食提供的能量和脂肪过高，而膳食纤维过低，对一些慢性病的预防不利。坚持谷类为主，就是为了保持我国膳食的良好传统，避免高能量、高脂肪和低碳水化合物的膳食弊端。人们应保持每天适量的谷类食物摄入，一般成年人摄入 250～400 g/日为宜。

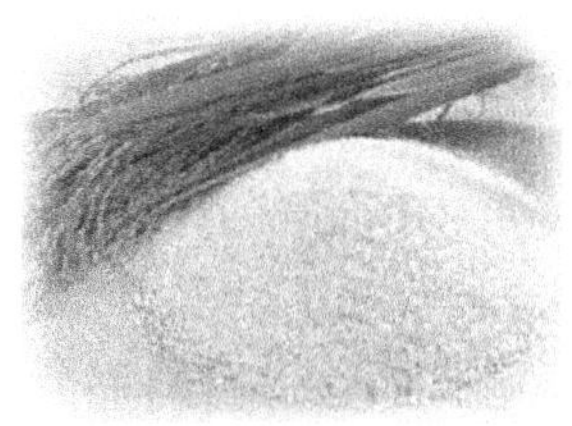

图 2-2-1　谷类食物

另外要注意食物的粗细搭配，经常吃一些粗粮、杂粮和全谷类。稻谷、小麦不要碾磨得太精细，否则谷类表层所含维生素、矿物质等营养素和膳食纤维大部分会流失到糠麸之中。

(二)多吃蔬菜水果和薯类

新鲜蔬菜水果是人类平衡膳食的重要组成部分，也是我国传统膳食的重要特点之一。蔬菜水果是维生素、矿物质、膳食纤维和植物化学物质的重要来源，水分多、能量低。薯类含有丰富的淀粉、膳食纤维以及多种维生素和矿物质。富含蔬菜、水果和薯类的膳食对保持身体健康，保持肠道正常功能，提高免疫力，降低患肥胖、糖尿病、高血压等慢性疾病风险具有重要作用，所以近年来各国膳食指南都强调增加蔬菜和水果的摄入种类和数量。推荐我国成年人每天吃蔬菜 300～500 g，最好深色蔬菜约占一半，水果 200～400 g，并注意增加薯类的摄入。

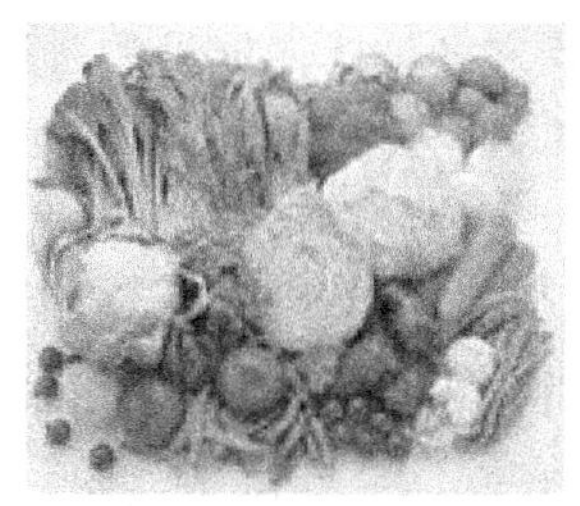

图 2-2-2　各类蔬菜

(三)每天吃奶类、大豆或其制品

奶类营养成分齐全，组成比例适宜，容易消化吸收。奶类除含丰富的优质蛋白质和维生素外，含钙量较高，且利用率也很高，是膳食钙质的极好来源。大量的研究表明，儿童青少年饮奶有利于其生长发育及增加骨密度，从而推迟其成年后发生骨质疏松的年龄；中老年人饮奶可以减少其骨质丢失，有利于骨健康。2002 年中国居民营养与健康状况调查结果显示，我国城乡居民钙摄入量仅为 389 mg/(标准人 · d)，不足推荐摄入量的一半；奶类制品摄入量为 27 g/(标准人 · d)，仅为发达国家的 5%左右。因此，应大大提高奶类的摄入量。建议每人每天饮奶 300 g 或相当量的奶制品，对于饮奶量更多或有高血脂和超重肥胖倾向者应选择减脂、低脂、脱脂奶及其制品。

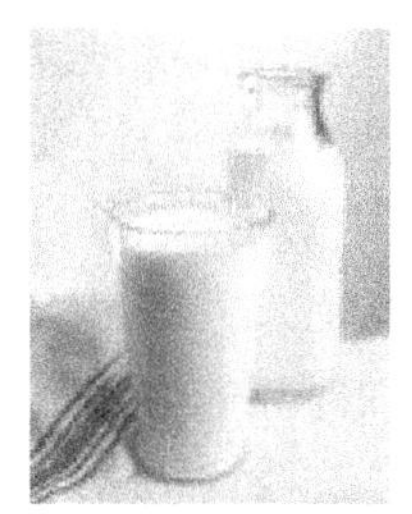

图 2-2-3　奶类及其制品

大豆含丰富的优质蛋白质、必需脂肪酸、B 族维生素、维生素 E 和膳食纤维等营养素，且含有磷脂、低聚糖，以及异黄酮、植物固醇等多种植物化学物质。大豆是重要的优质蛋白质来源。为提高农村居民的蛋白质摄入量及防止城市居民过多消耗肉类带来的不利影响，应适当多吃些豆制品。建议每人每天摄入 30～50 g 大豆或相当量的豆制品。

(四)常吃适量的鱼、禽、蛋和瘦肉

鱼、禽、蛋和瘦肉均属于动物性食物,是人类优质蛋白质、脂类、脂溶性维生素、B族维生素和矿物质的良好来源,是平衡膳食的重要组成部分。动物性食物中蛋白质不仅含量高,而且氨基酸组成更适合人体需要,尤其富含赖氨酸和蛋氨酸,如与谷类或豆类食物搭配食用,可明显发挥蛋白质互补作用;但动物性食物一般都含有一定量的饱和脂肪酸和胆固醇,摄入过多可能增加患心血管病的危险性。

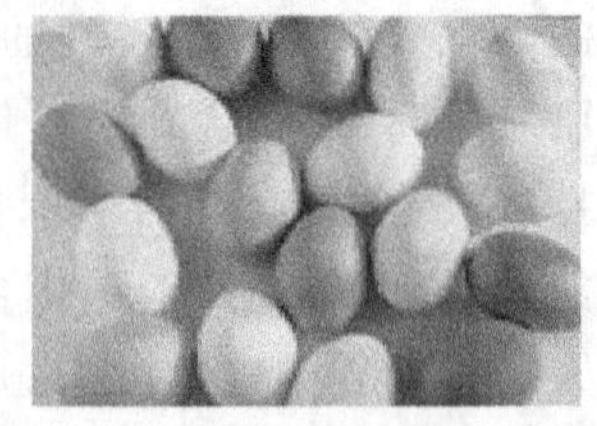

图 2-2-4 鸡蛋

鱼类脂肪含量一般较低,且含有较多的多不饱和脂肪酸,有些海产鱼类富含二十碳五烯酸(EPA)和二十二碳六烯酸(DHA),对预防血脂异常和心脑血管病等有一定作用。禽类脂肪含量也较低,且不饱和脂肪酸含量较高,其脂肪酸组成也优于畜类脂肪。蛋类富含优质蛋白质,各种营养成分比较齐全,是很经济的优质蛋白质来源。畜肉类一般含脂肪较多,能量高,但瘦肉脂肪含量较低,铁含量高且利用率好。肥肉和荤油为高能量和高脂肪食物,摄入过多往往会引起肥胖,并且是某些慢性病的危险因素,应当少吃。

目前我国部分城市居民食用动物性食物较多,尤其是猪肉食用量过多,应调整肉食结构,适当多吃鱼、禽肉,减少猪肉摄入;但相当一部分城市和多数农村居民平均吃动物性食物的量还不够,应适当增加。推荐成人每日摄入量:鱼虾类 50～100 g,畜禽肉类50～75 g,蛋类 25～50 g。

(五)减少烹饪油用量,吃清淡少盐膳食

脂肪是人体能量的重要来源之一,并可提供必需脂肪酸,有利于脂溶性维生素的消化吸收,但是脂肪摄入过多是引起肥胖、高血脂、动脉粥样硬化等多种慢性疾病的危险因素之一。膳食盐的摄入量过高与高血压的患病率密切相关。2002 年中国居民营养与健康状况调查结果显示,我国城乡居民平均每天摄入烹饪油 42 g,已远高于 1997 年《中国居民膳食指南》的推荐量 25 g。每天食盐平均摄入量为 12 g,是世界卫生组织建议值的 2.4 倍。同时相关慢性疾病患病率迅速增加。与 1992 年相比,成年人超重上升了 39%,肥胖上升了 97%,高血压患病率增加了 31%。食用油和食盐摄入过多是我国城乡居民共同存在的营养问题。

为此,建议我国居民应养成吃清淡少盐膳食的习惯,即膳食不要太油腻,不要太咸,不要摄食过多的动物性食物和油炸、烟熏、腌制食物。建议每人每天烹饪油用量不要超过 25 g 或 30 g;食盐摄入量不超过 6 g,包括酱油、酱菜、酱中的食盐量。

(六)食不过量,天天运动,保持健康体重

进食量和运动是保持健康体重的两个主要因素,食物提供人体能量,运动消耗能量。如果进食量过大而运动量不足,多余的能量就会在体内以脂肪的形式积存下来,增加体重,造成超重或肥胖;相反若食量不足,可由于能量不足引起体重过低或消瘦。体重过高或过低都是不健康的表现,易患多种疾病,缩短寿命。所以,应保持进食量和运动量的平

衡，使摄入的各种食物所提供的能量能满足机体需要，而又不造成体内能量过剩，使体重维持在适宜范围。成人的健康体重是指体质指数(BMI)在 18.5～23.9 kg/m^{2}之间。

正常生理状态下，食欲可以有效控制进食量，不过饱就可以保持健康体重。一些人食欲调节不敏感，满足食欲的进食量常常超过实际需要，食不过量对他们意味着少吃几口，不要每顿都吃到十成饱，过多的能量摄入会导致体重增加。

由于生活方式的改变，身体活动减少、进食量相对增加，我国超重和肥胖的发生率正在逐年增加，这是心血管疾病、糖尿病和某些肿瘤发病率增加的主要原因之一。运动不仅有助于保持健康体重，还能够降低患高血压、中风、冠心病、Ⅱ型糖尿病、结肠癌、乳腺癌和骨质疏松等慢性疾病的风险；同时还有助于调节心理平衡，有效消除压力，缓解抑郁和焦虑症状，改善睡眠。目前我国大多数成年人体力活动不足或缺乏体育锻炼，应改变久坐少动的不良生活方式，养成天天运动的习惯，坚持每天多做一些消耗能量的活动。建议成年人每天进行累计相当于步行 6000 步以上的身体活动。如果身体条件允许，最好进行 30 min中等强度的运动。

(七)三餐分配要合理，零食要适当

合理安排一日三餐的时间及食量，进餐定时定量。早餐提供的能量应占全天总能量的 25%～30%，午餐应占 30%～40%，晚餐应占 30%～40%，可根据职业、劳动强度和生活习惯进行适当调整。一般情况下，早餐安排在 6:30—8:30，午餐在 11:30—13:30，晚餐在 18:00—20:00 进行为宜。要天天吃早餐并保证其营养充足，午餐要吃好，晚餐要适量。不暴饮暴食，不经常在外就餐，尽可能与家人共同进餐，并营造轻松愉快的就餐氛围。零食作为一日三餐之外的营养补充，可以合理选用，但来自零食的能量应计入全天能量摄入之中。

(八)每天足量饮水，合理选择饮料

水是膳食的重要组成部分，是一切生命必需的物质，在生命活动中发挥着重要功能。体内水的来源有饮水、食物中含的水和体内代谢产生的水。水的排出主要通过肾脏，以尿液的形式排出，其次是经肺呼出、经皮肤和随粪便排出。进入体内的水和排出来的水基本相等，处于动态平衡。水的需要量主要受年龄、环境温度、身体活动等因素的影响。一般来说，健康成人每天需要水 2500 mL 左右。在温和气候条件下生活的轻体力活动的成年人每日最少饮水 1200 mL(约 6 杯)。在高温或强体力劳动的条件下，应适当增加。饮水不足或过多都会对人体健康带来危害。饮水应少量多次，要主动，不要感到口渴时再喝水。饮水最好选择白开水。

饮料多种多样，需要合理选择。如乳饮料和纯果汁饮料含有一定量的营养素和有益膳食成分，适量饮用可以作为膳食的补充。有些饮料添加了一定的矿物质和维生素，适合热天户外活动和运动后饮用。有些饮料只含糖和香精香料，营养价值不高。多数饮料都含有一定量的糖，大量饮用特别是含糖量高的饮料，会在不经意间摄入过多能量，造成体内能量过剩。另外，饮后如不及时漱口刷牙，残留在口腔内的糖会在细菌作用下产生酸性物质，损害牙齿健康。有些人尤其是儿童青少年，每天喝大量含糖的饮料代替喝水，是一种不健康的习惯，应当改正。

(九)饮酒应限量

在节假日、喜庆和交际的场合,人们饮酒是一种习俗。高度酒含能量高,白酒基本上是纯能量食物,不含其他营养素。无节制地饮酒,会使食欲下降,食物摄入量减少,以致发生多种营养素缺乏、急慢性酒精中毒、酒精性脂肪肝,严重时还会造成酒精性肝硬化。过量饮酒还会增加患高血压、中风等疾病的危险,并可导致事故及暴力的增加,对个人健康和社会安定都是有害的,应该严禁酗酒。另外饮酒还会增加患某些癌症的危险。若非要饮酒尽可能饮用低度酒,并控制在适当的限量以下,建议成年男性一天饮用酒的酒精量不得超过 25 g,成年女性一天饮用酒的酒精量不超过 15 g。孕妇和儿童青少年应忌酒。

(十)吃新鲜卫生的食物

一个健康人一生需要从自然界摄取大约 60 吨食物、水和饮料。人体一方面从这些饮食中吸收利用本身必需的各种营养素,以满足生长发育和生理功能的需要;另一方面又必须防止其中的有害因素诱发食源性疾病。

食物放置时间过长就会引起变质,可能产生对人体有毒有害的物质。另外,食物中还可能含有或混入各种有害因素,如致病微生物、寄生虫和有毒化学物质等。吃新鲜卫生的食物是防止食源性疾病、实现食品安全的根本措施。

正确采购食物是保证食物新鲜卫生的第一关。一般来说。正规商场和超市、有名的食品企业比较注重产品质量,也更多地主动接受政府和消费者的监督,在食品卫生方面具有较大的安全性。购买预包装食品还应当留心查看包装标志,特别应关注生产日期、保质期和生产单位;也要注意食品颜色是否正常,有无酸臭异味,形状是否异常,以便判断食物是否发生了腐败变质。烟熏食品及有些加色食品,可能含有苯丙芘或亚硝酸盐等有害成分,不宜多吃。

食物合理储藏可以保持新鲜,避免污染。高温加热能杀灭食物中大部分微生物,延长保存时间;冷藏温度常为 4～8 ℃,一般不能杀灭微生物,只适于短期储藏;而冻藏温度低至－23～－12 ℃,可抑止微生物生长,保持食物新鲜,适于长期储藏。

烹饪加工过程是保证食物卫生安全的一个重要环节。需要注意保持良好的个人卫生以及食物加工环境和用具的洁净,避免食物烹饪时的交叉污染。对动物性食物应当注意加热熟透;煎、炸、烧烤等烹饪方式如使用不当容易产生有害物质,应尽量少用;食物腌制要注意加足食盐,避免高温环境。

有一些动物或植物性食物含有天然毒素,例如河豚、毒蕈、含氰苷类的苦果仁和木薯、未成熟或发芽的马铃薯、鲜黄花菜和四季豆等。为了避免误食中毒,一方面需要学会鉴别这些食物,另一方面应了解对不同食物进行浸泡、清洗、加热等去除毒素的具体方法。

概括为增进人体健康的六十四字方针:

膳食多样　谷类为主　多吃蔬菜　果薯相辅
奶豆食品　经常食用　适量常食　鱼禽蛋肉
少吃肥腻　清淡低盐　食不过量　酒水限量
足量饮水　饮食卫生　经常运动　保持体重

二、儿童少年膳食指南

儿童青少年时期是一个人体格和智力发育的关键时期，也是一个人行为和生活方式形成的重要时期。儿童青少年在青春期生长速度加快，对各种营养素的需要量增加，应给予充分关注。充足的营养摄入可以保证其体格和智力的正常发育，为成人时期乃至一生的健康奠定良好基础。青春期女性的营养状况会影响下一代的健康，应特别予以关注。根据儿童青少年生长发育的特点及营养需求，在一般人群膳食指南 10 条基础上还应强调以下 4 条内容。

1. 三餐定时定量，保证吃好早餐，避免盲目节食。一日三餐不规律、不吃早餐，会影响儿童青少年的营养摄入和健康。三餐定时定量，保证吃好早餐对儿童青少年的生长发育、学习都非常重要。还应注意不要盲目节食。

2. 吃富含铁和维生素 C 的食物。贫血是世界上最常见的一种营养缺乏病，即使是轻度的缺铁性贫血，也会对儿童青少年的生长发育和健康产生不良影响，造成儿童青少年体力、身体抵抗力以及学习能力的下降。儿童青少年由于生长迅速，铁需要量增加，女孩在月经来潮后的生理性铁丢失，更易发生贫血。为了预防贫血的发生，儿童青少年应注意饮食多样化，注意调换食物品种，经常吃含铁丰富的食物，每天的膳食均应有富含维生素 C 的新鲜果蔬。

3. 每日进行充足的户外运动。儿童青少年每天进行充足的户外运动，能够增强体质和耐力，提高机体各部位的柔韧性和协调性，保持健康体重，预防和控制肥胖，对某些慢性病也有一定的预防作用。户外运动还能接受紫外线照射，有利于体内维生素 D 的合成，保证骨骼的健康发育。

健康中小学生体育课和课外体育活动每周不得少于 5 次，每日不得少于 1 h。每次锻炼运动时间应为 20～30 min。女生在月经期间要减少运动量，月经异常的女生，经期应停止体育活动。

4. 不抽烟、不饮酒。儿童青少年正处于迅速生长发育阶段，身体各系统、器官还未成熟，神经系统、内分泌功能、免疫机能等尚不十分稳定，对外界不利因素和刺激的抵抗能力都比较差，因而，抽烟和饮酒对他们的不利影响远大于成年人。

三、老年人膳食指南

老年人随着年龄的增加，器官功能逐渐衰退，容易发生代谢紊乱，患营养缺乏病和慢性非传染性疾病的危险性增加。合理饮食是身体健康的物质基础，对改善老年人的营养状况、增强抵抗力、预防疾病、延年益寿、提高生活质量具有重要作用。针对我国老年人生理特点和营养需求，在一般人群膳食指南 10 条的基础上补充以下 4 条内容。

1. 食物要粗细搭配、松软、易于消化吸收。老年人消化器官的生理功能有不同程度的减退，咀嚼功能和胃肠蠕动减弱，消化液分泌减少。粗粮含丰富的 B 族维生素、膳食纤维、钾、钙、植物化学物质等，可降低许多老年人发生便秘，患高血压、血脂异常、心脏病、糖尿病等慢性病的发病率。因此老年人选择食物要粗细搭配，食物的烹制宜松软易于消化吸收，以保证均衡营养，促进健康。

2. 合理安排饮食，提高生活质量。家庭和社会应从各方面保证老年人饮食质量、进餐环境和进食情绪，使其得到丰富的食物，保证其需要的各种营养素摄入充足，以促进老年人身心健康，减少疾病，延缓衰老，提高生活质量。

3. 重视预防营养不良和贫血。由于生理、心理和社会经济情况的改变，可能使老年人摄取食物量减少而导致营养不良。另外随着年龄的增长而体力活动减少，并因牙齿、口腔问题和情绪不佳，可能导致食欲减退，能量摄入降低，必需营养素摄入减少，而造成营养不良。调查表明，我国 60 岁以上老年人低体重发生率为 17.6%，是 45～59 岁的 2 倍；贫血患病率为 25.6%，也远高于中年人群。因此老年人更应重视预防营养不良与贫血。

4. 多做户外活动，维持健康体重。大量研究证实，身体活动不足、能量摄入过多引起的超重和肥胖是高血压、高血脂、糖尿病等慢性非传染性疾病的危险因素。适当多做户外活动，在增加身体活动量、维持健康体重的同时，还可接受充足紫外线照射，有利于体内维生素 D 合成，预防或推迟骨质疏松症的发生。

四、中国居民平衡膳食宝塔

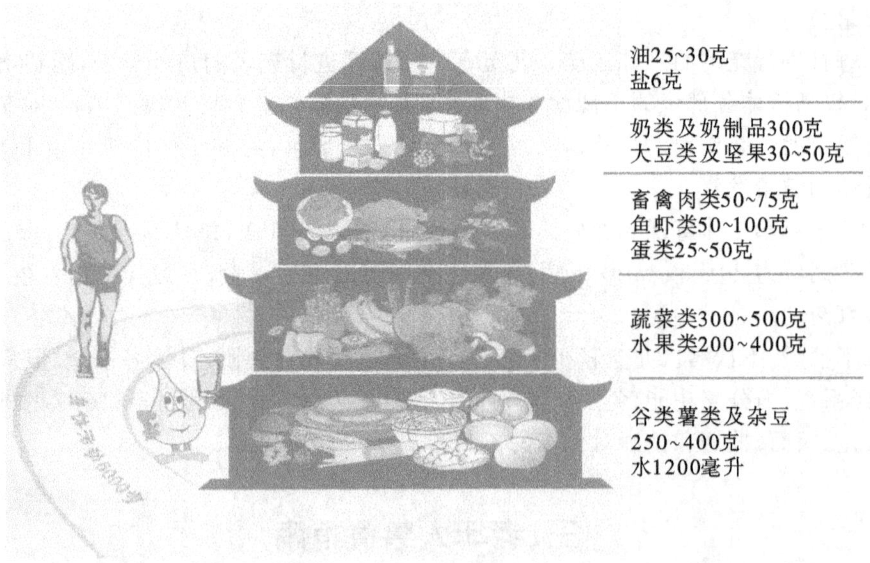

图 2-2-5　中国居民平衡膳食宝塔(中国营养学会 2007)

中国居民平衡膳食宝塔是根据中国居民膳食指南的核心内容，结合中国居民膳食的实际状况，把平衡膳食的原则转化成各类食物的质量，便于人们在日常生活中实行。

(一)膳食宝塔结构

膳食宝塔共分五层，包含我们每天应吃的主要食物种类。膳食宝塔各层位置和面积不同，这在一定程度上反映出各类食物在膳食中的地位和应占的比重。

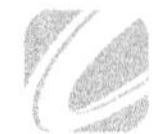

第一层(底层),谷类食物,每人每天应该吃 250～400 g;

第二层,蔬菜和水果,每天应吃 300～500 g 和 200～400 g;

第三层,鱼、禽、肉、蛋等动物性食物,每天应该吃 125～225 g(鱼虾类 50～100 g,畜、禽肉 50～75 g,蛋类 25～50 g);

第四层,奶类和豆类食物,每天应吃相当于鲜奶 300 g 的奶类及奶制品和相当于30～50 g 的大豆及制品;

第五层(塔顶),是烹饪油和食盐,每天烹饪油 25～30 g,食盐不超过 6 g。

水是膳食的重要组成部分,是一切生命必需的物质,一般情况下,成年人每日至少饮水 1200 mL。膳食宝塔没有建议食糖的摄入量,因为我国居民现在平均吃糖的量还不多,对健康的影响还不大。但多吃糖有增加龋齿的危险,尤其是儿童、青少年不应吃太多的糖和含糖高的食品及饮料。

(二)食物种类与建议

1. 谷类、薯类及杂豆

谷类包括小麦面粉、大米、玉米、高粱等及其制品,如米饭、馒头、烙饼、玉米面饼、面包、饼干、麦片等。薯类包括红薯、马铃薯等,可替代部分粮食。杂豆包括大豆以外的其他豆类,如红小豆、绿豆、芸豆等。谷类、薯类及杂豆是膳食中能量的主要来源。

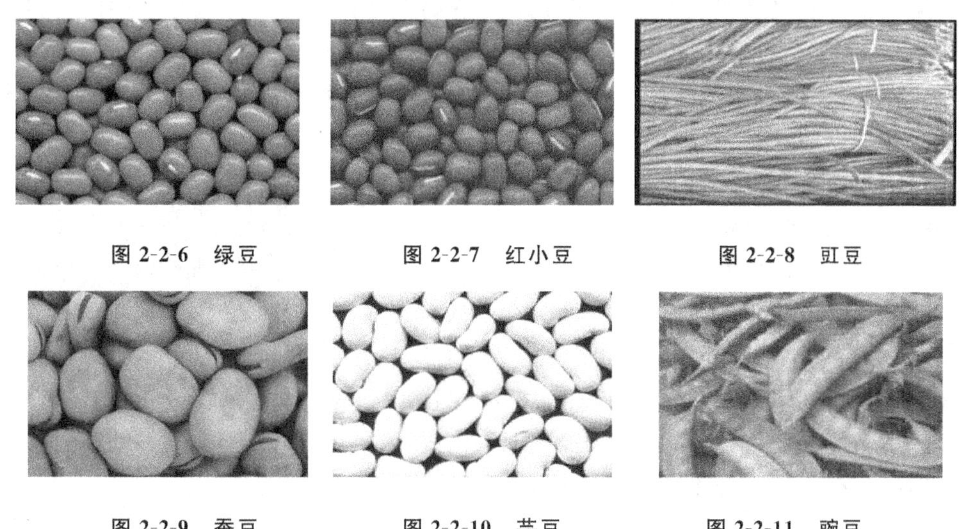

图 2-2-6　绿豆　　图 2-2-7　红小豆　　图 2-2-8　豇豆

图 2-2-9　蚕豆　　图 2-2-10　芸豆　　图 2-2-11　豌豆

谷类、薯类及杂豆食物的选择应重视多样化,粗细搭配,适量选择一些全谷类制品、其他谷类、杂豆及薯类,每 100 g 玉米粉和全麦粉所含的膳食纤维比精面粉分别多 10 g 和 6 g,因此建议每次摄入 50～100 g 粗粮或全谷类制品,每周 5～7 次。

2. 蔬菜

蔬菜包括嫩茎、叶、花菜类、根菜类、鲜豆类、茄果、瓜菜类、葱蒜类及菌藻类。深色蔬菜是指深绿色、深黄色、紫色、红色等颜色深的蔬菜,一般含维生素和植物化学物质比较丰富,因此在每日建议的 300～500 g 新鲜蔬菜中,深色蔬菜最好占一半以上。

3. 水果

建议每天吃新鲜水果200～400 g。在鲜果供应不足时可选择一些含糖量低的纯果汁或干果制品。蔬菜和水果各有优势，不能完全相互替代。

4. 肉类

肉类包括猪肉、牛肉、羊肉、禽肉及动物内脏类，建议每天摄入50～75 g。目前我国居民的肉类摄入以猪肉为主，但猪肉含脂肪较高，应尽量选择瘦畜肉或禽肉。动物内脏有一定的营养价值，但因胆固醇含量较高，不宜过多食用。

5. 水产品类

水产品包括鱼类、甲壳类和软件类动物性食物，其特点是脂肪含量低，蛋白质丰富且易于消化，是优质蛋白质的良好来源。建议每天摄入量为50～100 g，有条件的可以多吃一些。

6. 蛋类

蛋类包括鸡蛋、鸭蛋、鹅蛋、鹌鹑蛋、鸽蛋及其加工制成的咸蛋、松花蛋等，蛋类的营养价值较高，建议每日摄入量为25～50 g，相当于半个至1个鸡蛋。

7. 乳类

乳类有牛奶、羊奶和马奶等，最常见的为牛奶。乳制品包括奶粉、酸奶、奶酪等，不包括奶油、黄油。建议量相当于液态奶300 g、酸奶360 g、奶粉45 g，有条件的可以多吃一些。

婴幼儿要尽可能选用符合国家标准的配方奶制品。饮奶多者、中老年人、超重者和肥胖者建议选择脱脂或低脂奶。乳糖不耐受的人群可以食用酸奶或低乳糖奶及奶制品。

8. 大豆及坚果类

大豆包括黄豆、黑豆、青豆，其常见的制品包括豆腐、豆浆、豆腐干及千张等。推荐每日摄入30～50 g大豆，以提供蛋白质的量计算，40 g干豆相当于80 g豆腐干，120 g北豆腐，240 g南豆腐、800 g豆浆。坚果包括花生、瓜子、核桃、杏仁、榛子等，由于坚果的蛋白质与大豆相似，有条件的居民可吃5～10 g坚果替代相应量的大豆。

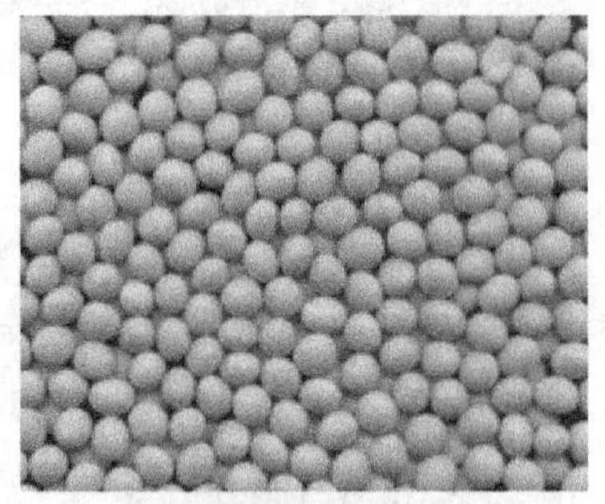

图 2-2-12　大豆

9. 烹饪油

烹饪油包括各种烹饪用的动物油和植物油，植物油包括花生油、豆油、菜籽油、芝麻油、调和油等，动物油包括猪油、牛油、黄油等。每天烹饪油的建议摄入量为25～30 g，尽量少食用动物油。烹饪油也应多样化，应经常更换种类，食用多种植物油。

10. 食盐

健康成年人一天食盐（包括酱油和其他食物中的食盐）的建议摄入量为不超过6 g。一般20 mL酱油中含3 g食盐，10 g黄酱中含盐1.5 g。如果菜肴需要用酱油和酱类，应按比例减少食盐用量。

第三节　饮食常识

如前所述，平衡膳食是通过合理搭配食物品种，利用不同食物的互补作用调整营养水平，以便更科学、更合理地摄取营养物质。此外，我们在日常生活中还要了解一些饮食常识，拓宽健康饮食知识，这样在选择食物品种时才能更加科学、更加理性，从而保证生活质量。

一、绿色食品知识

为了确保人们身体健康和食品消费安全，提高中国农副产品质量和出口竞争力，经国务院批准，农业部自1990年开始在全国倡导、推动“绿色食品”，并成立了“中国绿色食品发展中心”，把实施“中国绿色食品工程”作为实现农业现代化的战略措施之一。

(一)绿色食品标准

“绿色”象征生命和活力。为了突出某类食品出自良好的生态环境，并能给人们带来旺盛的生命活力，因此将其定义为“绿色食品”。严格地说，“绿色食品”是按照特定生产方式生产，经“中国绿色食品发展中心”认定，包装及广告许可使用绿色食品标志的无污染、安全、优质、营养类食品的总称。“绿色食品”的标准是：

1. 产品或产品原料产地的水质、大气、土壤质量均符合绿色食品的生态环境标准；
2. 农作物种植、禽畜饲料、水产养殖必须严格控制农药、化肥、杀虫剂、化学合成促生长素等，在食品加工中不准使用色素、防腐剂等化学添加剂；
3. 产品的农药残留、有害重金属、有害菌的检测必须符合绿色食品的质量和卫生标准；
4. 产品标签上使用“绿色食品”标志要符合国家规定。

(二)绿色食品的级别和标志

中国绿色食品发展中心确定我国绿色食品分为AA级和A级两类。

AA级绿色食品在环境质量上要达到国家大气环境质量一级标准；灌溉用水达到国家农田灌溉水质标准；养殖用水达到国家渔业水质标准；加工用水达到生活饮用水标准；禽畜饮用水达到国家地面水质三类标准；土壤达到该土壤背景值的算术平均值加2倍标准差。在生产加工中，不得使用任何有害的化学合成食品添加剂(可使用生物农药，不得使用任何化学农药)。产品质量及包装经检测、检查符合特定标准，并经专门机构认定，许可使用AA级绿色食品标志的产品。

A级绿色食品的环境质量评价标准与AA级相同，生产过程中允许限量使用限定的化学合成物质(如限制农药的品种、数量和使用时间以及农药残留含量),按特定的生产操作规程生产、加工,产品质量及包装经检测符合特定标准,并经专门机构认定,许可使用A级绿色食品标志的产品。

为了和一般的普通食品区别开,绿色食品有统一的标志。绿色食品标志由三部分构成,即上方的太阳、正文的叶片和中心的蓓蕾。标志为正圆形,义为保护。

A级和AA级绿色食品标志(见图2-2-14,图2-2-15),A级标志为绿底白字,AA级标志为白底绿字。该标志由中国绿色食品协会认定颁发。绿色食品标志作为一种特定的产品质量的证明商标,其商标专用权受《中华人民共和国商标法》保护。我们应该认识并能够识别标志。

图2-2-13　A级绿色食品标志

除了认识绿色食品的标志,为防假冒,我们还应有如下知识:

1.绿色食品的标志包括四个部分:一是图形标志,也就是人们熟悉的绿色圆形图案;二是“绿色食品”字样;三是一组12位数字的批号(也是标志编号),一般假冒绿色食品包装是没有批号的,这也是市场上常见的情况;四是防伪标签,绿色食品都有防伪标志,在荧光下能显现该产品的标准文号和绿色食品发展中心负责人的签名。

图2-2-14　AA级绿色食品标志

2.经销商还必须具有绿色食品证书,该证书的发证单位是中国绿色食品发展中心,并且证书有一个有效期限。经销商必须能够提供本年度产品检验报告单,该报告出具单位是农业部食品监督检验测试中心。绿色食品认定期一般为3年,超过年限要重新认定。

3.为了进一步完善绿色食品的产品编号制度,中国绿色食品发展中心对原有编号方式进行了修正。新绿色食品产品编号于2009年8月1日起开始实行,新编号制度继续实行“一品一号”原则。信息码的编码形式为GF××××××××××××。GF是绿色食品的英文“GREENFOOD”缩写,后面“×”是12位阿拉伯数字,其中1～6位为地区代码,7～8位为企业获证年份,9～12位为当年获证企业序号。

要注意认证年份,认定有效期为三年,警惕投机商家利用过期的绿色食品标志欺骗消费者。

4.相关政策法规和食品信息可查询中国绿色食品网(http://www.greenfood.org)。

专家提醒,A级和AA级同属绿色食品,除这两个级别的标志外,其他均为冒牌货。我国绿色食品事业发展很快,但其市场混乱的弊端也一直尾随。调查发现,与非绿色食品相比,绿色食品平均价格要高出15%,最高的甚至可以达到70%,而且名优绿色食品总是供不应求。所以,一些不法经营者违反绿色食品标志管理规定,在食品包装上滥用有关标志图案、字样或编号,假冒绿色食品欺骗消费者。对此,我们要有一定的警惕性和识别能力。

(三)绿色食品的特征

绿色食品与普通食品相比有三个显著特征。

1.强调产品出自最佳生态环境。绿色食品生产从原料产地的生态环境入手,对原料产地及其周围的生态环境因子严格监测,判定其是否具备生产绿色食品的基础条件。

2.对产品进行全程质量控制。绿色食品生产实施"从土地到餐桌"全程质量控制。通过产前环节的环境监测,产中环节具体生产、加工操作规程的落实,以及产后环节产品质量、卫生指标、包装、保鲜、运输、储藏、销售控制,确保绿色食品的整体产品质量。

3.对产品依法实行标志管理。绿色食品标志是一个质量证明商标,属知识产权范畴,受《中华人民共和国商标法》保护。

二、保持食物的还原性和碱性

(一)为什么要保持食物的还原性

保持食物的还原性的目的是抗氧化作用,不断消除体内产生的氧自由基。体内的生物氧化过程难免要产生氧自由基,许多外来因素如紫外线、X光、电磁波、抽烟、喝酒、药物、污染物及紧张情绪等也是产生自由基的要素。自由基的化学活性很高,毒性也很大,能够攻击细胞膜上的脂肪酸产生过氧化物,会损害细胞膜,侵蚀核酸、蛋白质等引起一系列的细胞破坏作用。人体内氧自由基积累越多衰老的程度就越快。我们常见老年人脸上的寿斑就是由于脂类受氧自由基氧化分解产生的丙二醛所致。氧自由基不仅与衰老有关,而且还与许多疾病如癌症、动脉硬化、高血压、糖尿病、骨关节炎、白内障以及帕金森氏症等有关。

人体自身有一套抗氧化机制可以消除自由基,如抗氧化酶体系包括超氧化物歧化酶(SOD)、谷胱甘肽(GSH)、过氧化氢酶等。多种强还原性的维生素也扮演着消除自由基的角色,如β-胡萝卜素、维生素E、维生素C、维生素B_2等;此外矿物质中的锌、硒、铜、锰等元素也为抗氧化酶提供核心元素。这些抗氧化剂在体内组成了一道防线,维持体内自由基产生和清除的平衡,防止并抵御自由基对机体的伤害,保证了机体的健康。

我们知道,上述还原性维生素和矿物质都是通过膳食摄入体内的营养素。为减少自由基的伤害,一方面应减少外来因素的影响,如不吸烟、不酗酒、减少农药污染、尽量少吃药、多饮水、避免各种辐射、保持乐观心态等。另一方面就是增加还原性食物的摄取,多吃富含β—胡萝卜素、维生素E、维生素C及维生素B_2和富含矿物质的食物,如日常吃的水果、蔬菜中含有丰富的维生素和矿物质,可以有效降低体内的氧化过程,为防止各类疾病的发生,延缓衰老起到积极作用。

(二)食物的酸碱性

食品的酸碱性与其本身的pH值无关(味道酸的食品不一定是酸性食物),主要根据食物的消化、吸收、代谢过程中在体内的酸碱度来界定,所以,称为成酸食物和成碱食物更确切。产热营养素(碳水化合物、脂肪、蛋白质)属于酸性食物,水果、蔬菜、乳类、大豆和蕈藻类食物属于碱性食物。

食物的酸碱性虽然与体液的酸碱性无关(正常人体液酸碱度通过缓冲系统、肺和肾脏的调节总是保持在 7.35～7.45),但是过多食用酸性食物会给身体带来不适感。如胃酸、疲劳、记忆力减退、龋齿、口腔溃疡、痛风、便秘、肥胖等。如果长期过量食用酸性食物还会产生严重的健康问题,如癌症、糖尿病、神经系统疾病和心脑血管疾病等。

我们平常的膳食,酸性食物容易超过需要量,但碱性食物往往不足,因此强调碱性食物的摄入,有利于酸碱平衡。如吃薯时搭配较多的蔬菜,可以避免胃酸;如果肉食过多,也会因消化速度慢、胃酸增加引起不适。食物的酸碱搭配,符合膳食平衡原则,可以增加饭后的舒适度,还能保证身体健康。

有人说“家庭主妇掌握着全家人的健康命运”,从饮食角度看,毫不夸张。“保证食物的还原性和碱性”是重要的健康理念,一定要牢记于心,积极落实。根据实际情况,有的放矢地选择健康食谱,才能有效提高健康水平。

三、地中海饮食特点

地中海区域指地中海沿岸的南欧各国,如希腊、西班牙、法国和意大利南部等地区。这些地区的居民罹患心脑血管疾病、糖尿病以及结肠癌、直肠癌等富贵病的几率远远低于其他欧美各国。即使在美国,那些采用“地中海饮食”方式的人,其健康状况也好于其他人。不言而喻,其饮食结构隐含着健康之道。所谓“地中海饮食”,是以蔬菜水果、鱼类、五谷杂粮、豆类、红葡萄酒和橄榄油为主的饮食风格。饮食特点为“高纤维素、高维生素、强还原性和低热量”。对其食物结构的分析如下:

(一)生吃

就像所有的长寿人口一样,蔬菜构成了“地中海饮食”的主体。他们使用橄榄油、柠檬、香料和大蒜作调料,将蔬菜色拉制成美食享用。他们进食蔬菜和水果的量,比抗癌机构推荐的至少多一倍。因此从中得到了大量的维生素、矿物质和纤维,以及重要的抗氧化成分,可降低血糖生成指数并减少自由基。生吃还对保存食物中的营养成分有利。

(二)橄榄油

通常吃油多,血脂就高。可是,地中海区域的居民,橄榄油的摄入量比美、日等国油脂摄入量都高,但心脑血管疾病的发病率却很低。橄榄油的最大优点是含高比例单不饱和脂肪酸,并且含有维生素 E 和多酚类天然抗氧化剂,可抑制自由基的产生,还能减少癌症的发生率。因为是橄榄油产地,吃初榨的橄榄油,因加工程序少含有更多的抗氧化成分。

(三)肉类

红肉吃得少是“地中海饮食”的特点。他们的蛋白质来源主要是鱼贝海鲜和豆类。深海鱼所含的“长链多不饱和脂肪酸”有助于降低血压,并防止血液凝结。豆类含有丰富的植物蛋白、卵磷脂和黄酮类物质,可以有效降低血黏度和胆固醇,保持心脑血管畅通,有效防止心脏猝死和脑卒中的风险。

(四)洋葱和大蒜

地中海人偏爱洋葱和大蒜。葱蒜有抗菌、消炎和抗病毒的功能;其辛辣成分可促进血液循环并可降低血压;抗氧化成分可有效提高肝脏的解毒能力,降低结肠癌和胃癌的发生率。

(五)红葡萄酒

地中海地区盛产葡萄,红酒是他们饮食中不可或缺的精髓之一。红酒对心脏有益,应该归功于红酒的白藜芦醇,白藜芦醇具有扩张和软化血管、降血脂和杀死病毒等作用。此外,红酒中还含有多种必需氨基酸、矿物质和多酚,不仅可以延缓衰老,而且还可以降低癌症的发生率。最新研究发现,红酒对男性前列腺还有保养和防病作用。

四、吃的新观念

随着国人生活水平的提高,一些“富贵病”也随之而来。在生活水平较高的地区,建议在食物方面做些调整,建立一些新的饮食观念。

(一)吃粗

指吃糙米粗粮和粗制作。糙米、粗粮、全麦有助于防止糖尿病、脚气病、便秘,并且还具有减肥作用。菜不要切得过细,可撕、可掰、可整食,这样有利于保持营养成分。芹菜叶营养价值很高,不要丢掉。

(二)吃生

有些蔬菜可以像水果一样生吃。生吃可更多地摄取其中的维生素、矿物质、挥发油、酶类等营养成分。避免一些营养素在烹制过程中挥发和分解。如青萝卜、莴苣、黄瓜、葱、蒜、柿子椒、苦瓜、白菜心等。还可以凉拌,加一些醋、蒜杀菌,既清口,又有营养。

(三)吃淡

淡指清淡,炒菜油不要太多,太油腻,也不要太咸。油、盐吃多了容易导致心脑血管疾病的发生,高血压发病率会明显增加,还会引起肾脏疾病和水肿。目前在较富裕的地区心脑血管疾病的发病率明显年轻化,而且已成为第一杀手。美国最新研究认为,如果将每天的食盐量减少 3 g,心脑血管疾病的发病率和死亡率会大大降低。所以美国健康机构建议,人体每天摄盐量最好不多于 5.8 g,如果年龄超过 40 岁,每天摄盐量最好少于 3.8g。另外,长期咸食的人易衰老,平均寿命比清淡饮食的人要短得多。

(四)吃黑

黑色食物大多是食疗、食养的佳品。如黑米、黑芝麻、黑豆、乌鸡、黑木耳、紫菜等比相较浅色食物营养价值要高。黑米的蛋白质、脂肪及必需氨基酸含量要比白米高。黑芝麻含有 17 种氨基酸、14 种微量元素及多种维生素,含铁量也属植物之首。乌鸡是很好的营养补品，有恢复体力，提高免疫力之功效。黑木耳含有丰富的蛋白质、脂肪、糖、铁、胡萝卜素、纤维素、维生素 B_1、维生素 B_2、烟酸、卵磷脂等，能够降低血液的黏稠度，补血通便，其中的多糖类物质还可以激活免疫系统，增强人体的抵抗力。

(五)吃苦

苦类食物中含有大量人体所需的氨基酸。日本专家曾测定 20 种氨基酸的味道，其中有 70％以上呈苦味。特别是多数苦类物质还含有维生素 B_{17}，有强大抑制癌细胞的能力。因此，茶叶、苦瓜、苦杏仁、蘑菇等都是天然抗癌食物。香菇含一种核酸，可降低血清胆固醇，可有效防止动脉硬化和血管变脆，并能降低血压，预防心血管疾病。苦瓜还有降血糖的功能，可防治糖尿病。中医认为，苦味食品大多有清热解毒、消渴利湿、清暑明目的作用。

(六)吃野

吃野指吃野菜、野果等食品。如野百合、野紫苏、野酸枣等野果；马齿苋、苦菜、荠菜、蕨菜等野菜都含有丰富的维生素、矿物质和纤维素。因为野生没有农药，所以是天然营养佳品。

(七)吃鲜

力求吃最新鲜的蔬菜、水果以及其他食品。蔬菜、水果一经储存营养成分会大大降低，维生素常常被氧化分解。最好不要吃剩饭剩菜，剩饭剩菜营养成分降低，而且容易沾染病菌，也属不新鲜食物。

(八)吃杂

吃杂的目的是从多种食品中获得各种营养素，使营养均衡。方法是食物种类多、种属远、粗细搭配、荤素搭配、有稀有干，从中获得丰富的营养物质。通过食物搭配可提高食物的营养价值。

膳食演绎的十大趋势

从吃多到吃少；　　从吃死到吃活；
从吃红(肉)到吃白(鱼)；　　从吃熟到吃生；
从吃细到吃粗；　　从吃肉到吃虫；
从吃陆到吃海；　　从吃瓤到吃皮；
从吃养到吃野；　　从吃精到吃杂。

五、饭前保健与饭后禁忌

(一)饭前喝汤

民间流传“饭前喝汤，胜似药方”、“饭前几口汤，老来不受伤”的说法，这的确有一定的

科学道理。汤既可以滋润消化道，也可以营养身体，还能增加饱腹感，减少对其他食物的摄入量，起到减肥作用。广东人非常讲究煲汤，各种营养靓汤非常养人。但是一顿饭汤不可太多，一小碗即可。

(二)饭前运动

运动是减肥的良方，饭后运动难以把体内的脂肪动员出来。而饭前运动所需的能量，主要通过消耗体内脂肪来供应，所以饭前运动有利于减肥。

(三)饭后不要放松裤带

饭后松裤带，会使腹腔内压下降，衬托消化器官的韧带负荷量增加，易引发肠扭转和胃下垂等消化系统疾病。

(四)饭后不要急于吸烟

因饭后胃肠蠕动加剧，血液循环加快，具有吸收功能的肠系膜毛细血管全部舒张，其吸收烟雾的能力是平常的10倍，有害物质更易进入人体。

(五)饭后不要立即喝茶

茶中的单宁酸进入肠道后易与食物中的蛋白质形成不易消化的凝块，影响蛋白质的消化吸收。另外，还会影响铁的吸收。

(六)饭后不要立即运动

因为吃饭后消化器官需要大量的血液供应，以进行紧张的工作。若在这时跑步或运动，势必使骨骼肌抢走许多血液，结果造成消化道缺血，不但胃肠的蠕动减弱，而且消化液的分泌也会显著减少，这将引起消化不良。因此，饭后休息一段时间，一般1～2小时以后再进行跑步或其他体育锻炼。

还有，饭后马上洗澡、伏案工作、吃冷饮等，都会影响肠胃功能，是不可取的。

六、细嚼慢咽益处多

(一)有益于肠胃

细嚼慢咽可以使唾液分泌量增加，唾液里的蛋白质进到胃里以后，可以在胃里反应，生成一种蛋白膜，对胃起到保护作用。

(二)有益于心脏

进食过快，易引起心律失常。细嚼慢咽心情舒畅，心动有节奏，心情平衡有益于心脏。

(三)有益于美容

细嚼慢咽可使面部肌肉得到充分运动和锻炼，使面部饱满有光泽。

(四)有益于口腔

细嚼慢咽可增强面部肌肉的力量,有利于口腔、牙齿功能的锻炼。粗嚼快咽易咬伤舌头、腮帮,有损口腔、牙齿和牙床,甚至引起口腔溃疡。

(五)有益于减肥

进食过快,当大脑发生停止进食的信号时,往往已经吃了过多的食物,因饱食信号滞后造成营养过剩引起肥胖。而细嚼慢咽,能较好调整食量,使之与体内需求相适应,有利于控制体重和减肥。

(六)有益于食道

食物嚼得细,通过食道时顺畅舒适,对保护食道大有益处。

(七)有益于防病

细嚼慢咽能够促进体内胰岛素和消化液的分泌,有助于消化并调节体内糖的代谢,可以预防糖尿病等多种消化系统疾病的发生。

(八)有益于营养吸收

食物嚼成浆液,机体充分吸收营养。有益于品味和享受美食、培养良好的进餐形象。所以,专家建议正餐时间一般在20～30分钟较合适。

七、轻微饥饿有利于健康长寿

民间常有"若要身体安,三分饥和寒"、"欲要长生,肠中常清"的说法是有科学道理的。美国洛杉矶大学的雷·沃尔福德教授首次从老鼠身上获得了"饥饿能使青春永驻"的科学证明。实验的老鼠分为三组:饥饿组、节食组和充足饮食组。通过观察发现,喂食很少的老鼠,比能吃多少就喂食多少的老鼠寿命长一倍。在实验中还发现,接受饥饿和节食实验的老鼠,体内血糖和胰岛素的浓度大大低于那些想吃就吃的老鼠。在实验即将结束时,科学家还对这三组老鼠同时注射了能够损害大脑细胞的海马毒素,通过大脑的解剖分析,那些接受饥饿实验的老鼠比那些节食和足量饮食的老鼠更能抵抗海马毒素对大脑细胞的侵袭,而海马毒素正是造成老年痴呆症的元凶之一。

过度饮食会造成消化器官的分泌物供不应求。如经常过量饮食造成胰腺长期受累导致胰岛素分泌不足,形成糖尿病。饱食后为了消化,血液过多集中在肠胃,使心脏、大脑相应缺血,造成疲劳、嗜睡。另外,吃得太多消耗不了变成脂肪储存造成肥胖。

如果膳食合理、适当运动,没有过剩热量转为脂肪,就不会有肥胖问题了。而且体重轻者心脏负担也轻,感觉舒适,精力旺盛。所以,每餐只需吃七八分饱即可。沃尔福德认为,消化道的负担越轻,身体就越健康,寿命也越长。他主张每周禁食两次,认为人类采取这种"永葆青春的饮食法"可以活到120岁。那么,"轻微饥饿"为何可导致人的健康长寿呢?一种解释认为,细胞死亡是衰老的重要因素,轻微饥饿会激发体内的潜能拯救细胞不死。

当然“轻微饥饿”不同于长期处于半饥饿状态，后者会导致营养不良。轻微饥饿不是简单、盲目地节食，而是要吃得少而精，如吃低热量、高纤维、高营养，特别是高维生素的食物，食量可以减少，但是食物的品种尽量多。每顿要吃蔬菜、水果、谷物和一点点肉。这样，既能保证营养，又可以防止大脑早衰，保持血压、血糖、胰岛素和胆固醇处于正常水平，还可以减肥、美容、提高睡眠质量，使人不会疲劳乏力，也不至于饥肠辘辘。

八、有助睡眠的几种食物

人们经常因工作紧张、学业负担重而睡眠不好，轻则影响工作，重则危及健康。不能轻易用安眠药来维持睡眠，药物不仅对身体有害，而且还会产生依赖性。为了不影响睡眠，睡前一定要缓解紧张情绪，放松精神。有些食物具有催眠的功效，经常食用可改善睡眠，不妨试一试。

(一)牛奶

牛奶中的色氨酸在脑细胞代谢中能转化为血清素，是诱发睡眠的物质。血清素是可以调节具有睡眠作用的“类鸦片肽”，发挥类似鸦片的麻醉作用，使全身产生舒适感，有利于入睡。通常一杯牛奶就有效果，睡眠不佳者睡前可喝一杯温牛奶。

(二)小米

小米中也含有丰富的色氨酸。色氨酸能促进大脑细胞分泌一种神经递质——5羟色氨，使大脑活动受到暂时的抑制，使人产生困倦。常失眠者可用小米30 g，半夏5 g，煮粥每晚食用。

(三)葵花子

葵花子含有亚油酸、多种氨基酸和维生素等营养物质，能调节人脑细胞的正常代谢，提高神经中枢的功能。

(四)蜂蜜

蜂蜜具有补中益气、安五脏、和百药之功效，对缓解失眠也有效果。可用蜂蜜3茶匙，加适量温开水，每晚喝一次。

(五)核桃

核桃可用于治疗神经衰弱、健忘、失眠、多梦等症状。用核桃仁、黑芝麻、桑叶各50 g，捣成泥状，每晚服15g，可改善睡眠。

(六)大枣

大枣含有蛋白质、糖、维生素C、钙、磷、铁等营养物质。具有补脾安神等作用。晚饭后用大枣加水煎服用，能加快入睡时间。

(七)龙眼

龙眼又名桂圆，富含葡萄糖、蔗糖、植物蛋白、多种维生素及钙、磷、铁等矿物质。有"益智宁心，养心安神"之功效，可于睡前吃几枚，泡酒或煎汤均可，有利眠功效。

另外，莲子、黄花菜、秫米、全麦、醋对失眠也有一定的食疗作用。这些食品交替食用，不仅利眠，还有补中、养血、强身等功效。

九、工作学习压力大、疲劳的饮食建议

工作学习压力大，造成身心疲惫，应该如何进行饮食调理？专家提供一些建议和方法，不妨试试看。

1.补充富含维生素C和B族维生素的食物。如鲜枣、柑橘、西红柿、杂粮、全麦面包、动物内脏、瘦肉等，因为这些食物营养素有助于尽快恢复体力和精力。

2.补充富含钙、镁的食物。比如含钙较高的奶制品、豆制品，含镁高的香蕉、荞麦、种子类食物。

3.补充一些富含多不饱和脂肪酸的食物。如深海鱼类。多不饱和脂肪酸对脑神经传导细胞及视网膜组织能发挥重要生理作用，具有补脑等作用。

4.多吃碱性食物。如新鲜蔬菜和水果，可以维持体内酸碱平衡，缓解疲劳、减轻压力。

5.食用含咖啡因的饮食。如茶、咖啡、巧克力、可乐等。咖啡因能增加呼吸的频率和浓度，促进肾上腺素的分泌，兴奋神经系统，可以缓解疲劳。

十、美国特别推荐的营养食品

(一)绿茶

富含维生素、矿物质(如氟)和茶多酚，可预防各类癌症和心脏病。用于咀嚼或漱口可清新口气，防治蛀牙。

(二)三文鱼

含有多种不饱和脂肪酸，可防治血管栓塞、降低胆固醇、预防心脑血管疾病及老年痴呆症。

(三)菠菜

含大量铁及叶酸、核黄素和胡萝卜素，可防治贫血及心脏病、保护视力。

(四)西兰花

含丰富胡萝卜素及维生素C，可营养上皮组织，减少罹患各类癌症的机会。

(五)西红柿

富含抗氧化功能的番茄红素和维生素C,可防治前列腺疾病和消化系统疾病。

(六)葱属植物

大蒜、葱和洋葱含有特殊辛辣成分,可杀菌。刺激人体产生谷胱甘肽,这种有效的抗氧化剂,可帮助肝脏提高解毒能力。另外大葱具有消炎作用,生吃可治疗咽炎和鼻炎。

(七)全麦

包括大麦、燕麦。含丰富的蛋白质、维生素 B_1 和纤维素。能降血压、降血糖、降胆固醇,防治便秘及心脑血管疾病和糖尿病。

(八)豆类

如大豆富含蛋白质、卵磷脂、黄酮类,可降血脂、抗衰老、缓解更年期综合征。绿豆性味甘凉,有清热解毒之功效。

(九)坚果类

含丰富维生素E,抗炎、抗氧化。可预防癌症和心脏病。

(十)藻类食品

海藻类能防辐射、润肠道、降血压和胆固醇,提高免疫力并预防癌症。

(十一)酸奶等发酵食物

酸奶等发酵食物中的有益菌可提高人体免疫力,抑制慢性炎症,调整肠道菌群,有排毒养颜功能。

(十二)红酒

含抗氧化成分,有效降低胆固醇在血管的沉积并促进血液循环,喝少量对心脏有益。

分析以上食品的优势,主要含有优质蛋白、维生素和矿物质,可调节生理机能;有很强的抗氧化性,可以保持机体的还原性,消除体内毒素和过氧化物的伤害;因此,能够使机体延缓衰老、增强免疫力。经常食用上述食品,可以起到强身健体的作用。

十一、关于食物搭配宜忌

吃是一门很大的学问,食物的搭配和适量非常重要,如不注意就可能影响食物中营养素的吸收,甚至有损身体健康。因此我们应该了解这方面的知识,做到心中有数。

(一)白酒忌啤酒或汽水

啤酒和汽水中含有大量的二氧化碳,容易挥发,如果与白酒同饮,导致渗透吸收速度加快，更容易醉酒。同时酒精对胃、肠、肝、肾、大脑等器官均能引起损害。如刺激胃黏膜而减少胃酸分泌，影响消化酶的产生，导致急性肠胃炎、胰腺炎等。

(二)酒精忌咖啡

酒精中含有乙醇，具有兴奋作用，而咖啡所含咖啡因，同样具有较强的兴奋作用，两者同饮，会对人体产生较大的刺激。若在心情紧张或是心情烦躁时这样饮用，会加重紧张和烦躁的情绪。如果患有神经性头痛的人，会立即引发头痛；患有失眠症的人，会使病情恶化；如果心脏有问题，如阵发性心动过速，后果更加严重。如果二者同时饮用出现不适，应饮用大量清水或是在水中加入少许葡萄糖和食盐，可以缓解不适症状。

(三)解酒忌浓茶

有人在醉酒后，饮用大量浓茶，试图解酒。其实茶叶中含有的咖啡因与酒精结合后，不但起不到解酒的作用，反而会加重醉酒的痛苦。解酒可用醋水(食醋中乙酸与酒中乙醇结合生成酯)、蔬菜或水果汁、糖水、蜂蜜、米汤等。

(四)大葱忌蜂蜜

《本草纲目》“生葱同蜜食作下痢”，蜂蜜中的有机酸、酶类遇上生葱的含硫氨基酸等会产生刺激肠道的物质，因而导致腹泻。

(五)牛奶煮沸时忌加蜂蜜

牛奶中所含的赖氨酸在高温下与果糖结合成果糖基赖氨酸，不易被人体消化。另外蜂蜜在高温下有一些营养成分被破坏，降低其营养价值。

(六)牛奶忌酸性果汁及饮料

牛奶的 pH 值在 4.6 以下时，蛋白质会变性凝聚，发生沉淀分层。故在喝牛奶或冲调奶粉时不宜添加酸性果汁等饮料。

(七)柿子忌红薯

红薯的主要成分是淀粉，食后有大量胃酸分泌，遇柿子中的单宁和果胶后，容易凝结成胃柿结石，影响消化，造成不适。

(八)吃忌八过

过多、过咸、过甜、过辣、过热、过黏、过硬、过寒。八过对身体有害，容易引起食管炎、胃病、糖尿病、结肠炎、痔疮等症，在饮食过程中要多加注意。食物相宜相忌并不是绝对的，要根据个人体质、年龄、季节等实际情况而区别对待。应因人而异、因食品而异，不能一概而论。

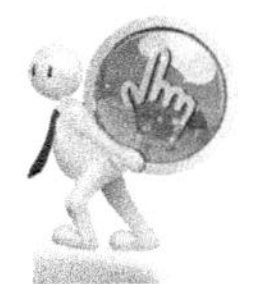

案例交流与讨论

案例：我国城市少年儿童饮食习惯

中国青少年研究中心"中国城市少年儿童生活习惯研究"课题组对我国城市少年儿童饮食习惯调查的结果显示，有95.0%的城市中小学生吃零食，每天都吃零食的占13.8%，常吃的零食大多是水果、糖果、巧克力、面包或饼干、膨化食品、方便面及羊肉串等，这些零食中很多都是"垃圾食品"；累计有85.2%的中小学生喜欢"洋快餐"；早餐最容易被忽视，每天都吃早餐的占77%，其余为23%，分别是多数时间吃(15%)、很少吃(7.3%)、从来不吃(0.7%)；随着年级的升高，很少吃和从来不吃早餐的比例逐渐升高，小学生中这一比例是7.4%，到中学时达到了9.1%，而每天都吃早餐的比例却在下降，由小学时的80.4%降到70.3%。

问题：

1. 上述调查结果中，哪些违背了营养科学道理？违背了哪些营养科学道理？
2. 合理营养的概念是什么？合理营养的基本要求有哪些？

【热点知识链接】

1. http://www.39.net/
2. http://www.gdfs.gov.cn/rdgz/

【参考文献】

1. 刘翠格：《营养与健康》，化学工业出版社2010年版。
2. 周思：《健康饮食保健百科》，中国纺织出版社2009年版。
3. 清华：《现代人饮食与健康》，延边大学出版社2007年版。

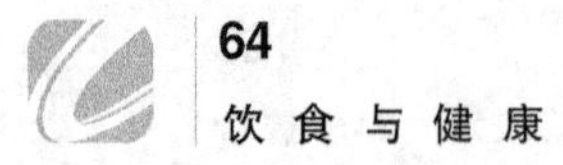

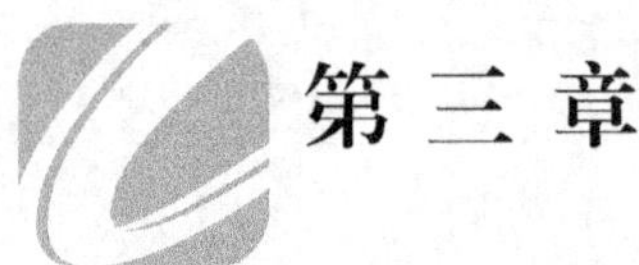
第三章

各类食物与健康

提 要

本章主要介绍各类食物与人体健康，包括各类饮品、谷类食物、蔬菜水果、鱼虾畜禽肉蛋、奶豆类、调味品及零食等食物。通过对各类食物的分类、主要营养成分和营养特点、科学食用与人体健康及各类食物中常见食品举例等方面的阐述，力求使人们在膳食中合理选购、巧妙搭配、科学食用，从膳食中获得的营养素种类齐全、数量充足、比例适当。帮助和引导人们在膳食过程中吃出一个健康的体魄来。

健康小贴士

洗草莓别摘小绿叶

由于草莓没有果壳或果皮，果肉上容易残留农药等污染物，在洗草莓前不要把上面的绿色叶子摘掉，以免在浸泡过程中让农药及污染物通过“创口”渗入果实内，反而造成污染。

正确清洗草莓的步骤是：首先用流动水连续冲洗，把草莓表面残留的农药、细菌及其他污染物去除大部分。然后分别用淘米水和淡盐水浸泡几分钟。碱性淘米水有分解农药的作用；淡盐水可以使附着在草莓表面的昆虫及虫卵浮起便于清洗，且具有一定的消毒作用。最后再用流动水冲洗干净，如此下来草莓才可以放心食用。

第一节　各类饮品与健康

饮品亦称饮料，是指以水为基本原料，采用不同的配方和制造方法生产出来，供人们直接饮用的液体食品。饮品的种类相当广泛，例如水、茶、咖啡、汽水、果汁、牛奶、酒等等，都是属于饮品的范畴。

一、饮品分类

饮品的分类方法很多，最通用的分类方法是：以是否含酒精成分分为硬饮料和软饮料。硬饮料又称酒精饮料或含酒精饮料，如啤酒、香槟、白酒等；软饮料也称非酒精饮料或无酒精饮料，如碳酸饮料、果汁饮料等。

（一）酒精性饮料

任何含有酒精0.5%以上的饮料即称酒精性饮料，如啤酒、葡萄酒、绍兴酒、威士忌、白兰地、伏特加、琴酒等均属于酒精性饮料。酒精性饮料的名称在世界各国都不尽相同，中国统称为“酒”，英文统称为“Liquor”，均以五谷杂粮及水果等原料酿制而成。由于酿酒的原料受地形、气候的影响，加上各国所处的纬度、气候不同，所种植的谷物类也不尽相同，所以制作酒的原料会因各国的主要产物发生变化。

（二）非酒精性饮料

非酒精性饮料即为软饮料，可含0.5%的酒精作为香料溶剂，另外发酵饮料可能产生微量酒精。软饮料是以补充人体水分为主要目的的流质食品，包括固体饮料。

按国家标准分为：碳酸饮料、果汁饮料、蔬菜汁饮料、乳饮料、植物蛋白饮料、瓶装饮用水饮料、茶饮料、固体饮料、特殊用途饮料和其他饮料（含自制饮料）。

二、几种饮品的营养价值

（一）茶饮料的营养价值

茶叶是大众化饮品之一，适合长期饮用。茶叶一般分为绿茶、红茶和乌龙茶三大类。茶叶中因含有茶单宁、茶多酚、茶碱、丰富的维生素和矿物质等多种营养成分，对人体具有很好的保健作用。例如，绿茶具有抗氧化、抗疲劳作用；红茶的抗氧化和抗疲劳效果则不明显，但红茶具有暖胃祛寒的作用；乌龙茶有一定的祛脂减肥功效等。因此，用茶叶泡制的茶汤是较好的一种饮料，除具有解渴、利尿及防暑降温功效外，常饮还有预防冠心病，减肥健美等作用。而那些与茶有关的茶饮料也因其口感清爽解渴，价格低廉，含糖分少，容易被人们接受。

（二）碳酸类饮料的营养价值

碳酸类饮料含有大量的糖分、防腐剂、色素、香精，并且含有碳酸、磷酸等化学成分，不含或仅有极少量的维生素和无机盐。有些碳酸类饮料虽然具有良好的口感和消暑效果，但饮料作用除了补充水分外，少有健康价值，而其成瘾性和刺激性对儿童和某些疾病患者不利，长期饮用将造成潜在和现实的健康危害，如容易造成儿童龋齿等。此外某些碳酸饮料中的化学成分对人的生殖功能不利，过多饮用可能会导致不孕、不育，并能致使男性精子质量下降。

(三)果汁类饮料的营养价值

果汁类饮料中营养价值好的是鲜榨果汁。鲜榨的果汁虽然能保留该水果的绝大部分营养和功效,但缺少人体必需的膳食纤维,因此专家建议最好还是食用水果。此外其他果汁类饮料中含有大量的糖分、防腐剂、色素、香精、多种维生素、无机盐和微量元素,能助消化、增强免疫力、减少生病、延缓衰老。但糖分含量很高,睡前饮用容易导致血液黏稠度增加,会增加发生心脑血管疾病的风险,而且对血糖控制十分不利,糖尿病人慎用。

(四)植物蛋白饮料的营养价值

植物蛋白饮料是健康价值较高的饮料,主要是提供能量和蛋白质,营养功用取决于所含的植物蛋白成分,如杏仁饮料具有润肺作用,核桃因含有磷脂而具有健脑的作用。

(五)功能饮料的营养价值

功能饮料是指通过调整饮料中天然营养素的成分和含量比例,以适应某些特殊人群营养需要的饮品,包括营养素饮料、运动饮料和其他特殊用途饮料三类,功能饮料不一定适合所有人群。例如,维生素饮料中含有各种人体所需的维生素,最大的功能是维持人体的正常生长发育。除此之外,其中的抗氧化成分能清除体内的垃圾,起到抗衰老的作用,适合所有人群,也得到普遍应用,如柠檬水等;而另一类功能饮料如矿物质饮料,该类饮料中因为含有铁、锌、钙等各种矿物质元素,能增强人的免疫功能和身体素质,改善骨质疏松,更能有效抵抗疲劳,属于特殊用途饮料,应慎用。尤其是含抗疲劳成分的矿物质饮料,只适合容易疲劳的成年人,儿童不宜饮用。有些功能饮料因为含有特殊的刺激物质,可能因饮用不当甚至造成损害健康的后果。

(六)咖啡的营养价值

咖啡含有烟碱,该成分在烘焙后的咖啡豆中含量更高,并且含有游离脂肪酸、咖啡因、单宁、糖分、蛋白质、脂肪、纤维素、钙、磷、铁、维生素 B_2 等。适当地饮用咖啡能振奋精神、消除疲劳、强筋消脂、开胃、除湿利尿、减少中风、醒酒、预防胆结石、防射线伤害等。

(七)葡萄酒的营养成分及营养价值

葡萄酒属于三低(低酒度、低糖、低热量)、三丰富(丰富的氨基酸、丰富的维生素、丰富的无机盐)的酒种,可供给人体一定热量,特别是红葡萄酒每日饮用量不超过 100 毫升,对人体健康有利。长期适量饮用对治疗贫血、软化血管、改善血液循环、美容、降低胆固醇和甘油三酯、降低血小板聚集和血浆黏度有一定好处。

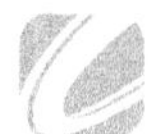

三、软饮料饮品的潜在危害

(一)防腐剂的危害

软饮料制作过程中常加入苯甲酸钠作防腐用。苯甲酸钠和饮料中的维生素C结合可产生致癌物苯。软饮料中"苯污染"问题早在1991年就被提及,当时美国食品和药物管理局曾在其内部备忘录中称:"如果软饮料中同时含有维生素C和苯甲酸钠,那么两者可能相互作用并生成苯。"

2006年,美国纽约的一个独立实验室又重新调查软饮料中的"苯污染"问题,并把相关结果提交给美国食品和药物管理局。当时美国食品和药物管理局对《饮料日报》透露,不少软饮料中所含苯的含量超过饮用水中规定的苯含量标准。之后,英国食品标准局也开始展开调查,检测结果显示,软饮料苯含量为8 ppb(浓度单位,1 ppb即十亿分之一),是英国饮用水苯含量标准的8倍。

人反复接触低浓度的苯可引起慢性中毒,主要是对神经系统、造血系统的损害,表现为头痛、头昏、失眠,白细胞持续减少、血小板减少,并会导致各种类型的白血病。国际癌症研究中心已确认苯为人类致癌物。苯慢性中毒的症状包括牙龈出血、鼻出血、皮下出血点或紫癜,女性月经量过多、经期延长等症状。

(二)微生物指标超标

微生物指标是涉及人身安全的重要指标之一。一些假冒伪劣饮料特别是冷饮等微生物指标严重超标的产品,消费者食用后,会引起腹泻等肠道疾病。饮品的微生物超标主要是因为生产场地和生产过程中的卫生状况不达标造成的,而一些知名品牌饮品也可能因管理不善存在微生物指标超标的卫生问题。

(三)添加剂含量超标

一些企业为降低成本,增加食品的色泽,违规使用甜味剂代替白砂糖,造成甜蜜素和糖精钠超标。甜蜜素是甜味剂的一种,相比于白糖,甜蜜素的价格要便宜近10倍,但甜度却是白糖的40～50倍。很显然,使用甜蜜素可以为生产商节约大量成本,这也是驱使不法商人违规的原动力。过量使用甜味剂虽然增加了口感,但因为其不易代谢,会对人体产生危害。而过量的柠檬黄、日落黄等着色剂以及防腐剂对人体的肝脏、肾脏功能有极大的危害。

(四)主要成分没有达标

主要成分不达标的产品无疑是不合格产品,轻者欺骗了消费者的情感,重者有损机体的健康。主要表现形式如下:

1.乳饮料蛋白质含量不合格。蛋白质是衡量乳饮料和植物蛋白饮料营养指标的重要项目,造成蛋白质含量不合格的原因可能是生产过程中加入鲜乳或乳粉量不足,或者原料鲜乳或乳粉本身就不合格。

2.碳酸饮料中二氧化碳气容量不合格。足够的二氧化碳气容量能使软饮料保持一定的酸度,具有一定的杀菌和抑菌作用,并可通过蒸发带走热量起到降温作用。二氧化碳气容量达不到标准要求,就不能称之为碳酸饮料。

3.个别果汁饮料中果汁含量不足甚至不含果汁。果汁饮料是由水、果汁和食品添加剂调制,果汁含量不低于10%的产品,否则就只能称为果味饮料。导致果汁含量不达标的原因主要有三个方面,一是原料问题,有些企业将橙(柑、橘)皮一起榨入,致使果汁含量降低;二是生产过程把关不严,稀释过多;三是灌装时未搅拌均匀。

4.茶饮料中茶多酚、咖啡因不符合标准。个别茶软饮料在配料方面"偷工减料"。

(五)饮料商品标签不规范

饮料商品标签不规范这个问题较为普遍,在一些正规企业中也时有出现,主要体现在:

1.未标明产品属性和类型。

2.仅在大包装上标示生产日期,而在最小销售包装上未标示生产日期。

3.在产品中使用了食品添加剂、甜味剂而未在标签中明示。有意隐瞒产品的真实信息,误导消费者。

(六)假饮料

假饮料主要是销售者与造假者合谋而成的。一些摊点将假冒的知名品牌的饮料,如假"鲜橙多"、假"冰红茶"等与真正的品牌饮料放在一起出售,由于假饮料的包装、文字、图案和色彩等与正品饮料极为相似,消费者根本辨别不出真伪。大多数假冒饮料生产厂家都是没有任何生产设备的手工作坊。整个饮料的加工过程,从灌装、压盖到贴标签、装箱,均未经过任何消毒工序,仅仅是简单地将香精与色素、水和甜味素勾兑而已。

四、饮品的科学选购

1.购买有"QS"标志的产品。带有"QS"标志,表明企业具有生产许可的资质。

2.检查包装的质量,看包装有无渗漏和胀气现象。做到一查、二捏、三拧。

一查,查标签的印刷质量。真的产品包装应严密无损,商标内容完整,品名、厂址、净重、主要成分、生产日期和保质期等清晰可见。如发现包装的颜色不正、有色差、印刷粗糙的一般为假冒饮料。

二捏,捏饮料瓶身。正宗饮料的塑料瓶采用特殊材质,瓶壁较厚实而且透明度高,无杂质和浑浊的絮状物体。假冒饮料材质较差而且单薄,容易变形。

三拧,拧饮料瓶盖。假冒饮料的瓶盖与瓶身的咬合不规范,要么不密封,非常容易打开;要么需要用大力,直到拧变形才能拧开。

3.看饮料的颜色。合格的饮料应清澈透明、无杂质、不混浊、无沉淀,若其颜色过于鲜艳不自然,就有可能是添加过量色素所致,属劣质产品;若发现饮料分层或有絮状沉淀,是已过期或变质的产品,也不能饮用。

4.注意看清生产日期和保质期,并尽量购买知名品牌产品,慎购沿街商贩自制饮品。

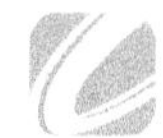

部分沿街商贩自制饮品卫生质量不达标，如街头自制的果汁冷饮，虽称是用水果原汁制作，但饮品颜色鲜艳，价格低廉，实际使用的原料可能是色素加香精勾兑而成，卫生质量根本无法保证。

5.饮品的原料不同、生产方式不同，营养有差别。消费者在选择时，需根据自身的健康状况和实际需求进行科学选择。比如植物蛋白饮料中，从营养角度来讲，豆乳饮料的营养价值最高；从功能的角度来讲，杏仁饮料具有润肺作用，核桃饮料因含有磷脂而具有健脑作用。

6.注意饮品的保存方式。不同包装形式的饮品对保存方式有一定的要求，如避光保存、阴凉干燥处储藏等字样。活性乳酸菌含乳饮料一般需要冷藏保存。

7.不能以含乳饮料或酸乳饮料替代牛奶、酸奶和配方奶饮用，含乳饮料允许加水制成。国家标准要求，含乳饮料中牛奶的含量不得低于30%，所以除了鲜牛奶外，还含有水、甜味剂、果味剂等。而市场上的各种酸乳饮料几乎都不是乳酸菌发酵的，而是加酸调制而成的，蛋白质含量仅为同样鲜牛奶和酸奶的1/3左右，其他营养成分也相对较低。所以虽然口味比较多样，也可以补充一定的营养素，部分含添加剂的含乳饮料也可以提供人体所需的钙、维生素、促进消化功能的乳酸菌，但营养价值远不如牛奶、酸奶和配方奶丰富。从营养健康角度考虑，不能以含乳饮料或酸乳饮料替代牛奶、酸奶和配方奶饮用。在购买时要通过标签进行区分选择。

五、饮品的禁忌

(一)饮茶的禁忌

1.肾脏功能不佳者，不宜多喝茶。茶叶有利尿的作用，会增加肾脏的负担。

2.肠胃不好、胃溃疡、胃寒者，不宜喝浓茶，以免刺激太强，增加胃的不舒适感。

3.不宜空腹饮茶。空腹喝浓茶，会抑制胃液分泌，妨碍消化，甚至引起心悸、头痛、胃部不适、眼花、心烦等现象，即所谓的“茶醉”。

4.儿童不宜饮浓茶。因其茶多酚含量太多，易与食物中的铁发生作用，不利于铁的吸收，易引起儿童的缺铁性贫血。但少量的粗茶，其茶多酚的含量较低，氟的含量较高，对预防龋齿有益。

5.孕妇不宜多饮茶。茶叶中的咖啡因，会通过孕妇被胎儿吸收，对胎儿生长发育不利。

6.吃药的时候不宜饮茶。虽然茶叶中富含多种维生素，对人体健康有益，但是对部分药剂中的成分，如含铁药物、镇静药物等，会造成沉淀而减低药效。

7.高血压、心脏病患者不宜喝浓茶，以防过度兴奋。浓茶中的大量咖啡因、茶碱都是极佳的兴奋剂，会促使心跳过速，易导致发病或加重病情。

(二)喝咖啡的禁忌

1.每天喝咖啡(速溶咖啡)不要超过4～10杯。经大量的科学研究和分析，一杯速溶咖啡(大约150毫升)中的咖啡因含量一般约为60毫克。

2. 咖啡加牛奶有害健康。适量饮用咖啡对心脏和大脑有好处，富含钙的牛奶则是让骨骼坚固的上佳饮品。然而把牛奶和咖啡掺在一起长期饮用会对肝脏造成损害，主要是因二者混合会产生一种不太稳定且难以消化的乳状液。法国人是世界上饮用咖啡加牛奶最多的，他们有个小窍门：把咖啡倒在牛奶里，而不是把牛奶倒在咖啡里，且最好用脱脂牛奶，这样可以防止牛奶在胃里变质。

3. 忌空腹喝咖啡。空腹喝咖啡会刺激胃酸分泌，尤其是有胃溃疡的人更应谨慎。

4. 高血压患者慎用咖啡。咖啡作为一种饮品，应根据个人体质适量饮用。高血压患者应避免在工作压力大的时候喝含咖啡因的饮料。因为咖啡中的咖啡因可能导致血压上升，若加上情绪紧张，会产生危险效果。有研究显示，喝一杯咖啡后，血压升高的时间可长达 12 小时。

5. 脑血管瘤患者不适合喝咖啡，心脏病患者应喝不含或少含咖啡因的咖啡，因为咖啡因会加快心跳速度而造成心脏缺氧。此外皮肤病患者也应尽量少喝咖啡，防止病情恶化。

6. 糖尿病患者要避免喝加入太多糖的咖啡，以免加重病情。

7. 孕妇及哺乳期女性慎用咖啡。

8. 女性尤其是更年期后的女性常饮咖啡要注意补钙。咖啡有一定的利尿作用，但长期大量饮用容易造成钙质流失，特别是对女性，尤其是更年期后（因更年期后缺少雌激素分泌，喝咖啡会造成钙质流失），会增加骨质疏松的危险。且中国人的饮食结构中钙的摄入量大部分还比较缺乏，所以建议常饮咖啡的成年人每天可补充 100 毫克钙，或者至少一天喝一杯牛奶来补充。

（三）喝饮料的禁忌

1. 糖尿病患者忌饮甜饮料，会升高血糖值。
2. 肥胖者忌饮甜饮料，会诱发脂肪肝。
3. 肾脏病患者忌饮含香精、香料的饮料，会妨碍肾脏的功能。
4. 缺钙的儿童忌饮含香精、香料、枸橼酸的饮料，会影响骨骼发育。
5. 失眠症患者忌饮含兴奋剂的饮料，会妨碍入睡。
6. 腹泻的人忌饮含糖分的饮料，会加重腹泻、腹胀的症状。
7. 婴幼儿忌饮碳酸甜饮料，会影响食欲。

（四）饮水禁忌

1. 老人、儿童及婴幼儿尤其不宜将纯净水作为通常饮用水大量、长期饮用，以免体内的微量元素和营养物质流失。

2. 消化系统有问题的人不适合喝矿泉水。矿泉水会影响胃液的分泌和胃的消化机能，还会影响胆汁的形成和分泌，从而导致人体内的酸碱失调。

3. 患有慢性肾炎、高血压、心脏病及伴有水肿的病人不宜饮用矿泉水，更不能将矿泉水当作治病的药水服用。由于矿泉水中含有较多的矿物质，过量饮用会使这些矿物质盐刺激肾脏和膀胱，增加肾脏和膀胱的负担。

4. 警惕矿泉水的金属物质也会有反作用。例如，结石患者要少喝矿泉水，因为适量的钙摄入可以促进人的骨架、牙齿发育，增加细胞的通透性等，但是如果补充过量则会引起

高钙血症，使人出现软弱无力、食欲缺乏、呕吐腹泻等痛苦症状，而且过量的钙可能导致肾结石；锌元素补充过多可能引起身体组织的损伤；铁元素摄入过量可能会引发肝硬化和糖尿病，急性铁中毒者还会迅速休克，严重者甚至会有生命危险；碘元素补充过量，则会出现脱发、指甲变脆、易疲劳、胃肠功能紊乱、浮肿、不育等症状。

5. 注意矿泉水中铅、汞、镉等有毒有害元素的含量，哪怕极微量，长期饮用也会造成重金属中毒。

第二节　谷类食物与健康

谷类食物主要包括大米、面粉、小米、玉米、高粱和荞麦等。谷类是提供人体热能的主要来源，在我国居民的膳食中，约50%～70%的热能和60%左右的蛋白质由谷类食物供给，同时谷类食物提供的矿物质和B族维生素，在膳食中也占相当比重。

一、谷粒的构造与营养素分布

各种谷物籽粒的构造基本相似，都是由谷皮、谷膜、谷胚、谷体4部分组成。

谷皮位于谷粒的最外层，占谷粒的3%～5%，主要由纤维素和半纤维素组成，含有一定量的脂肪、蛋白质和B族维生素，完全不含淀粉。

谷膜又叫糊粉层，位于谷皮下层，约占谷粒的6%～7%，含有较多的磷和丰富的B族维生素及矿物质，无机盐的含量比皮层高，纤维素含量较少，但在碾磨加工时，易与谷皮同时脱落而混入糠麸中除去。

谷胚即为胚芽，即谷粒发芽的部位，约占谷粒重量的2%～3%，富含蛋白质、脂肪、可溶性糖和维生素等。胚芽质地比较软而有韧性，不易粉碎，但在加工时因易与胚乳分离而损失掉。

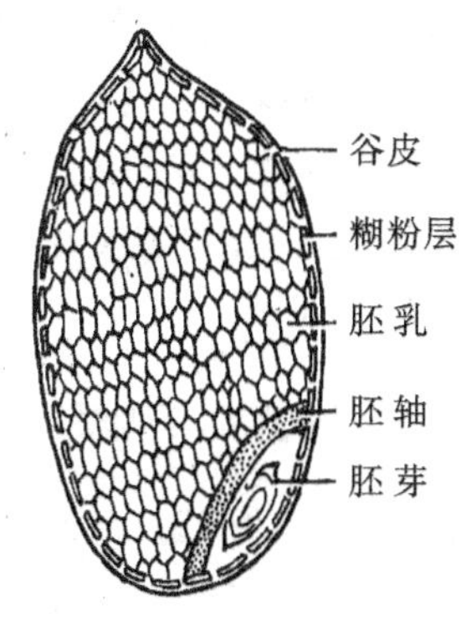

图 3-2-1　谷粒的纵切面示意图

谷体又叫胚乳，是谷粒的主要部分，占谷粒总重量的85%～90%，含有丰富的碳水化合物和一定量的蛋白质，其他成分如脂肪、无机盐、维生素和纤维素等含量都很低，是谷类热能的主要来源。

此外，谷粒外围还含有各种酶，如α-淀粉酶、β-淀粉酶、蛋白酶、脂肪酶和植酸酶等，故谷类食品贮存时，如果温度和相对湿度等条件适合酶活动时，容易发生陈化和霉变。

二、谷类食品的营养价值

谷类食品的营养价值取决于所含营养素的种类、数量和质量，由于种类、地区、生长条件和加工方法不同，营养成分有较大差异。

(一)一定量的水分

收获后的粮谷类，经晾晒，其水分含量一般小于 14%，如果水分含量大于 14%，酶类活动增强，使营养素分解并产生热量，导致真菌、昆虫等生长繁殖，降低了食用价值。

(二)丰富的碳水化合物

谷类中碳水化合物的含量都在 70%以上，其存在的主要形式是淀粉，约占碳水化合物总量的 90%，只有玉米胚中含淀粉约 25%，主要集中在胚乳的淀粉细胞内，还有少量糊精、果糖和葡萄糖。谷类淀粉可分直链淀粉和支链淀粉两种，直链淀粉易溶于水，黏性差、容易消化；支链淀粉黏性好，较难消化，如糯米即以支链淀粉为主。谷类中这两种淀粉及其含量的不同，直接影响食用的风味。

(三)生物价较低的蛋白质

谷类并不富含蛋白质，其含量因品种、气候、地区及加工方法不同而异，一般在 7%～16%之间，主要由谷蛋白、白蛋白、醇溶蛋白、球蛋白组成。燕麦中蛋白质含量较高，约为 15.6%。由于我国居民每天吃的主食以谷类为多，从谷类中摄取的蛋白质约占每日所需要量的 50%左右，所以谷类也是机体蛋白质的主要来源。

谷类除黑糯米外，其余谷类的蛋白质含赖氨酸量都很少，苏氨酸、色氨酸、苯丙氨酸、蛋氨酸偏低，而亮氨酸又往往过剩，造成蛋白质的氨基酸不平衡，这是谷类蛋白质营养价值不高的原因。

(四)营养价值高的脂肪

谷类籽粒的脂肪含量一般都不高，约为 1%～2%，玉米和小米可达 4%左右，主要集中在糊粉层和胚芽，此外尚有少量的植物固醇和卵磷脂，在谷类加工时，易转入副产品中。从米糠中可提取与机体健康有密切关系的米糠油、谷维素和谷固醇。谷类脂肪多为不饱和脂肪酸，如玉米、小麦胚芽提取的胚芽油，80%以上为不饱和脂肪酸，其中亚油酸约为 60%，具有降低血清胆固醇，防止动脉粥样硬化的作用。

谷类脂肪还使其制品在蒸制后产生一种特有的香气，但在谷类食物的长期贮存中，由于空气中氧的作用，脂肪会产生氧化酸败现象，使谷类食物的香气消失或减少，并产生令人不愉快的陈味。因此脂肪的氧化是粮食陈化的重要原因之一。

(五)保存率和吸收率较低的维生素

谷类是膳食中 B 族维生素的重要来源，特别是维生素 B_1、维生素 B_2 和烟酸（维生素

pp)；谷物胚芽中富含维生素 E，小麦胚芽中含量最高，玉米胚芽次之。谷物品种不同，含有的维生素种类和数量也不同。主要分布在糊粉层和胚部，易在加工中丢失。谷类不含维生素 C、维生素 D、维生素 A，只有黄玉米和小米含有少量的类胡萝卜素。

小麦胚芽中维生素 E 的含量为 30～50 mg/100 g，是植物原料中含量最高的，且以 α-生育酚为主要成分，后者在体内的生理活性最高。因此，小麦胚芽成为研究开发天然维生素 E 的主要原料。由于维生素 E 是脂溶性的，在胚芽脱脂后所获得的胚芽油中保留有大部分的天然维生素 E，从小麦胚芽油中提取、浓缩和精制维生素 E 是目前研究开发的主要途径。

玉米中烟酸主要为结合型，只有经过适当的烹调加工，如用碱处理，使之变成游离型的烟酸，才能被人体吸收利用。若不经处理，以玉米为主食的人群就容易发生烟酸缺乏症而患癞皮病。

(六)保存率和吸收率低的矿物质

谷类食物均含有一定数量的矿物质，随谷物种类、品种、种植区域、气候条件、施肥状况等不同而不同，一般为 1.5%～3%，在籽粒中分布不均衡，主要在谷皮和糊粉层中。其中主要是磷和钙，多以植酸盐形式存在，消化吸收率较差。谷类食物中含铁少，通常为 1.5～3 mg/100 g。

(七)非营养性成分纤维素丰富

膳食纤维是不能被人体胃肠道消化吸收的，因为不能被消化和吸收，所以不属于通常的营养成分。但具有很多功用，如降低胆固醇水平、防止餐后血糖急剧上升、润肠通便、解毒、防癌等，被称为“第七营养素”。在米糠、谷类及麦麸中含量最高，精米中最低。

三、谷类食品科学食用与健康

谷类在食用前一般都要进行碾磨加工，糙米除去米糠后成为白米，小麦加工后成为面粉。其加工工艺不同，对营养素的损失也有一定差别。

糙米经碾磨时，糊粉层和大部分米胚都被碾去，谷粒所含的维生素、矿物质和赖氨酸含量较高的蛋白质集中在谷粒的周围部分和胚芽。因此，糙米碾磨程度越高，维生素含量越小，易消化且好吃，但是蛋白质、脂肪、矿物质及维生素都有很大损失。生产面粉时，出粉率越高，面粉的化学组成越接近全麦粒；出粉率越低，则面粉的化学组成越接近纯胚乳。小麦加工时，随着出粉率降低，赖氨酸、B 族维生素和矿物质的损失逐步增加。

从米面加工精度对营养素的损失考虑，为保留各种营养成分，加工精度不宜过高。我国加工的标准米(九五米)和标准面(八五面)保留了一部分皮层和米胚，矿物质和 B 族维生素损失也不太多，比较合理，对预防某些维生素缺乏病、节约粮食等方面均有较好的社会及经济效益。

在谷类食物的烹调与制作时，也应尽量避免营养素的流失。例如，淘米时过分搓揉、浸泡，使米粒中所含水溶性 B 族维生素流失掉，且米越精白、淘洗次数越多、水温越高、浸泡时间越长，损失就越严重；蒸饭时，若将大米在水中浸泡加热，然后捞出再蒸，B 族维生素的损失大增，尤其是维生素 B_1 损失达 67%；炸油条时，因碱和高温作用，维生素 B_2 和维生素 pp 被破坏达 50%左右，维生素 B_1 几乎损失殆尽；面食在烘烤过程中的美拉德反应使赖氨酸失去效能。所以要讲究烹调及制作方式，淘米的水量不要太多，米汤应尽量保存或利用，不要先浸泡大米，过数小时后倒掉米泔水再煮饭，尽量避免油炸及使用碱，注意控制焙烤的温度及糖的使用量。

另外，还可采用氨基酸强化、基因调控和蛋白质互补等方法来提高谷类食物的营养价值。在谷物类食品的选择上，除大米或小麦外，应加用部分杂粮，提倡粗细粮混食，以克服精白米、面的营养缺陷，提高蛋白质的生理价值和增加维生素、无机盐的吸收。

四、常见谷类食物举例

(一)大米

习惯上将籼米及粳米统称为大米，我国大米以籼米为多，主要营养成分为淀粉，其次是蛋白质。籼米中蛋白质、磷、镁、钾的含量较粳米高，所以粗于粳米，但作为饮食调养，药效同于粳米。籼米可做干饭、稀粥，磨成粉后可制作小吃和点心；用籼米粉调成的粉团质硬，能发酵使用。籼米粥可利小便，止烦渴，养肠胃；粳米粥具有健脾和胃、清肺的功效。若经常以精白米为主食，易患脚气病等 B 族维生素缺乏症。

图 3-2-2　大米

(二)糯米

主要成分与粳米相似，主要营养成分为淀粉，其次是蛋白质，脂肪含量较少，并含有少量的 B 族维生素、维生素 E 及矿物质，其蛋白质与脂肪较粳米高。糯米具有健脾止泻、收敛的作用，对尿频盗汗有很好的食疗效果。一般人都可食用，每餐 50 克即可；但老人、儿童、病人等胃肠消化功能障碍者不宜食用；糖尿病、肥胖、高血脂、肾脏病患者尽量少吃或不吃；糯米食品宜加热后食用，冷糯米食品不但很硬，影响口感，更不宜消化。

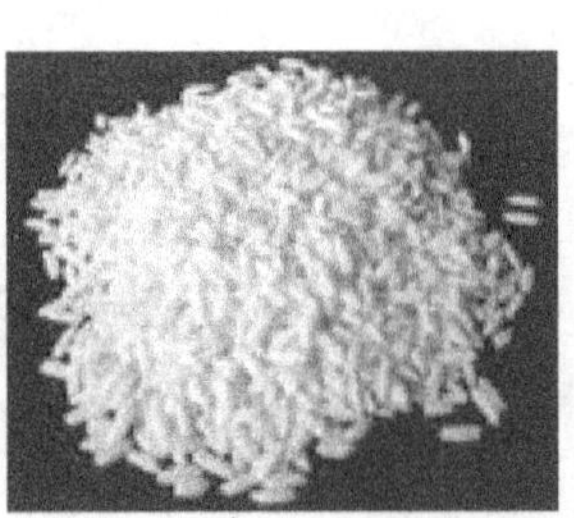

图 3-2-3　糯米

(三)黑米

营养价值极高，含蛋白质、脂肪、多种氨基酸，及硒、铁、锌等微量元素、维生素 B_1、维生素 B_2，更含有大米所缺乏的维生素 C、叶绿素、花青素、胡萝卜素，还含有具有重要医疗价值的强心甙、精氨酸等特殊成分。具有滋阴补肾、健脾暖肝及明目活血的功效。黑米可煮粥，也可制作各种食品和酿酒；所含营

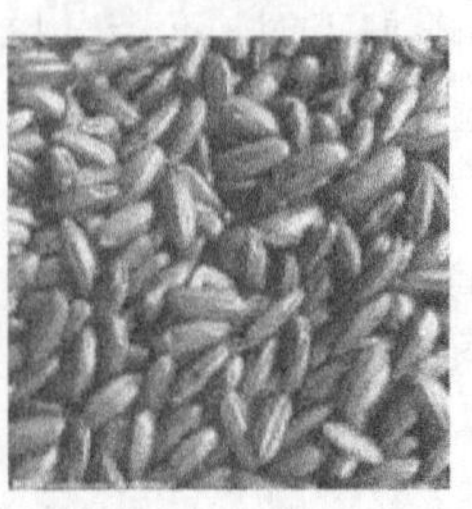

图 3-2-4　黑米

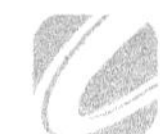

养成分多聚集在黑色皮层，故不宜精加工，以食用糙米或标准三等米为宜；黑米不易煮烂，要煮之前最好浸泡一夜，并要完全煮烂方可食用；消化功能较弱的孩子及老弱病者慎用黑米粥，尤其是未煮烂的黑米粥，经常食用会引起急性肠胃炎。

（四）糙米

含丰富的B族维生素和维生素E，钾、镁、锌、铁、锰等元素含量也较高，同时还保留了大量的膳食纤维，有增强机体免疫力、预防心血管疾病和贫血症，预防便秘和肠癌、降血脂的功效。糙米口感较粗，质地紧密，煮起来费时。煮前最好在淘洗后用冷水浸泡过夜，然后连浸泡水一起投入高压锅煮半小时以上；适合任何人食用，尤其糖尿病患者和肥胖者有益；糙米加咖啡一起饮用，对治疗痔疮、便秘、高血压等有较好的疗效，而且风味独特。

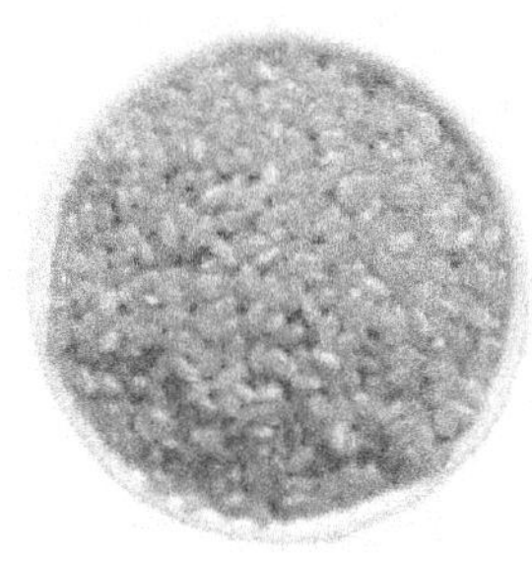

图 3-2-5　糙米

（五）小麦

小麦含淀粉、蛋白质、糖类、糊精、脂肪和粗纤维。脂肪主要为油酸、棕榈酸、亚油酸、硬脂酸的甘油酯。尚含少量谷甾醇、卵磷脂、尿囊素、精氨酸。含有助消化的淀粉酶、麦芽糖酶、蛋白质分解酶等。还含有钙、磷、铁及微量B族维生素等，是补充热量和植物蛋白的重要来源，也可作为治病的药物，有降低雌激素的含量以防治乳腺癌以及很好的嫩肤、除皱、祛斑的功效。法国一家面包厂的工人发现：无论他们年纪有多大，手上皮肤也不松弛，也无老人斑，甚至还娇嫩柔软，其原因就是他们每天都要揉小麦粉。存放时间适当长些的面粉比新磨的面粉品质好，民间有“麦吃陈，米吃新”的说法。面粉与大米搭配吃可以营养互补。

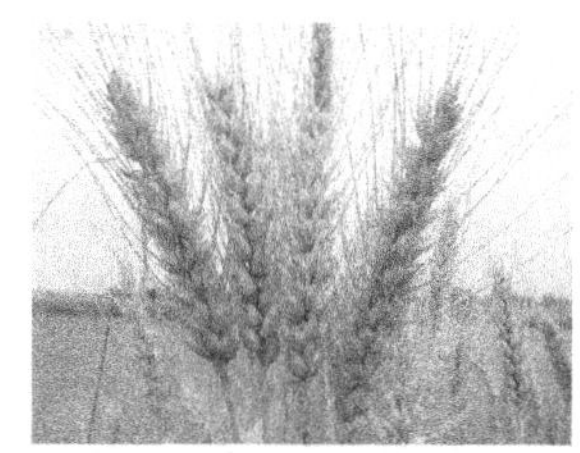

图 3-2-6　小麦

（六）大麦

大麦含淀粉酶、转化糖酶、卵磷脂、糊精、麦芽糖、葡萄糖、B族维生素和多种微量元素，还含有超氧化物歧化酶、细胞色素氧化酶等活性酶类。具有促进溃疡愈合、降胆固醇、调节血糖、提高免疫力及抗肿瘤的作用。大麦在欧洲，特别是地中海，享有健康食品的美誉，并可作为药用食品，如作为糖尿病患者的首选主食。大麦经常与粳米搭配吃，也可用来酿酒及酿醋，易被麦角菌感染致病，产生多种有毒的生物碱，轻者引起适口性下降，严重者发生中毒。

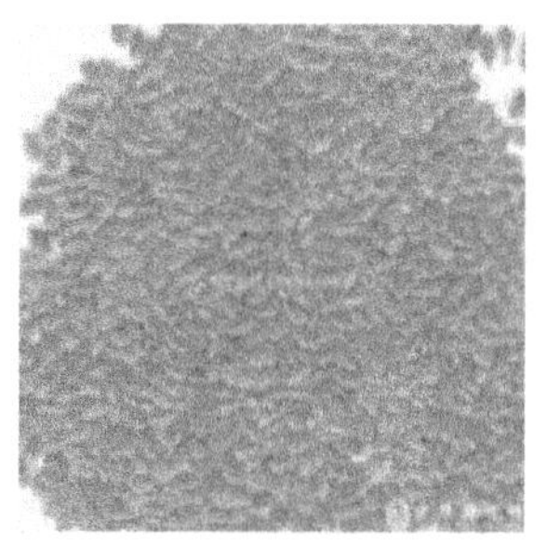

图 3-2-7　大麦

(七)燕麦

燕麦营养价值非常高，是一种低糖、高蛋白质、高脂肪、高能量的食品。其蛋白质中含有人体需要的全部必需氨基酸，特别是赖氨酸含量高，脂肪中含有大量的亚油酸，并含有禾谷类作物中独有的皂甙，维生素 B_1 居谷类粮食之首，消化吸收率也较高。具有降低胆固醇、调节血糖、通便、改善血液循环、缓解压力、预防骨质疏松、促进伤口愈合、预防贫血的功效，是补钙佳品。一般人都可食用，尤其中老年人更适合；食用方法以燕麦片煲粥为最佳，还可冲服、制作成饮品和其他制品，一次不宜吃太多，否则易造成胃痉挛或胀气；食用燕麦片要避免长时间蒸煮，以防止维生素被破坏。

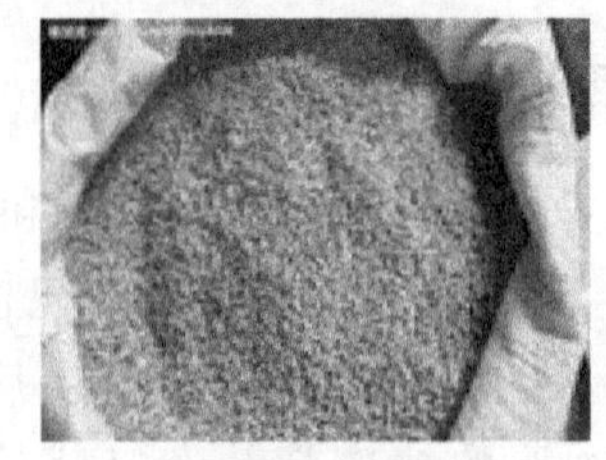

图 3-2-8　燕麦

(八)荞麦

荞麦含有丰富的蛋白质、脂肪、芳香甙(芦丁)、食物纤维，较多的胱氨酸和半胱氨酸，叶酸含量也高于其他主要粮食作物。其突出的营养保健特点是含有其他粮食不具备的芳香甙、烟酸、DFF 身体机能均衡因子，具有降血脂、降血压、降血糖、保护视力、助消化、抗菌消炎的作用。可做成饭、粥和各种风味食品以及也可用于酿酒，一次不可食用太多，否则易造成消化不良。脾胃虚寒、消化功能不佳及经常腹泻的人不宜食用；肿瘤患者应忌食，否则会引起病情加重；荞麦的麦麸中含丰富的维生素 E 和可溶性膳食纤维，整粒进食营养更全面。

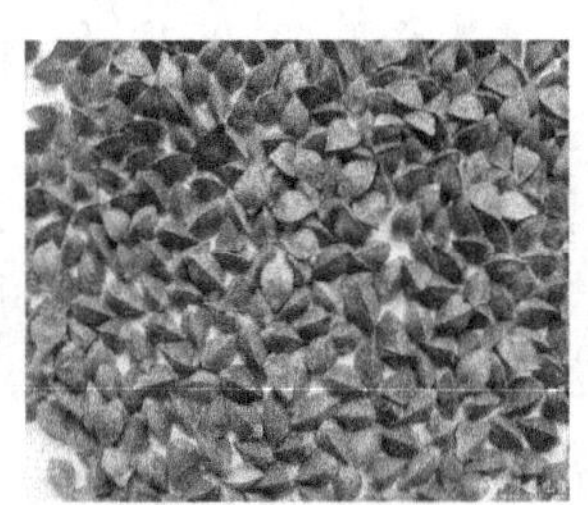

图 3-2-9　荞麦

(九)小米

小米含丰富的蛋白质、脂肪、碳水化合物、多种维生素及钙、磷、铁等。其蛋白质中人体必需的色氨酸、亮氨酸、精氨酸含量比其他粮食都高，脂肪含量高于大米和小麦粉，不饱和脂肪酸的组成比例相当于玉米油、红花籽油等高级营养油的组成，有防治消化不良、防止反胃呕吐、滋阴养血和催眠等功效。小米宜煮粥，每餐 60 克即可。米粥营养十分丰富，有“代参粥”的美称，但不宜太稀薄，是老人、病人、产妇宜用的滋补佳品，但产后不能完全以小米为主食，应注意搭配，以免其他营养缺乏；小米与大豆或肉类食物混合食用营养吸收更全面，不宜与杏仁同食，易引起呕吐腹泻。

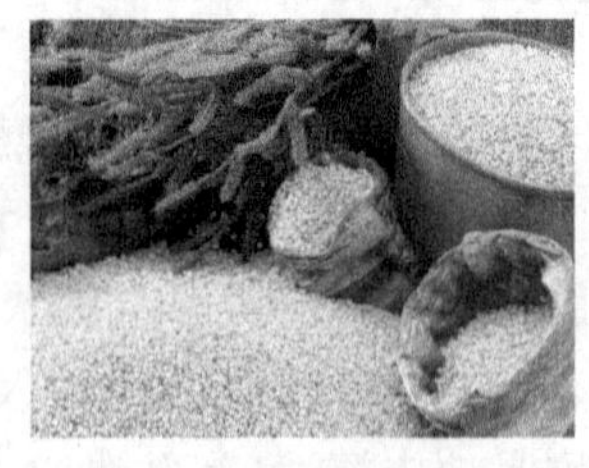

图 3-2-10　小米

(十)玉米

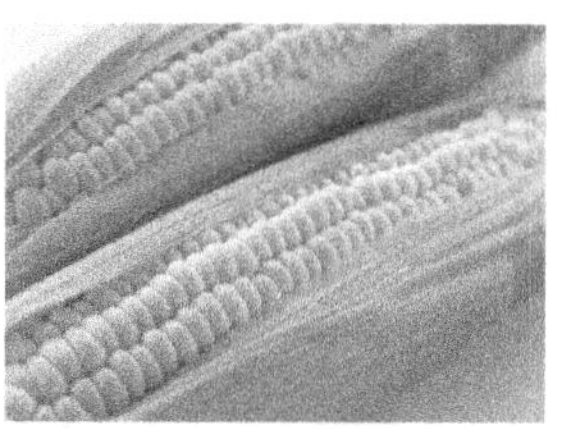
图 3-2-11　玉米

玉米含有蛋白质、脂肪、淀粉,还含有钙、磷、铁、镁等人体必需的微量元素和维生素 B_1、维生素 B_2、维生素 E、胡萝卜素、烟酸等多种营养物质。玉米胚芽富含不饱和脂肪酸;玉米油富含维生素 E、维生素 A、卵磷脂等,含亚油酸高达 50%,有降胆固醇、防治高血压、预防心脏病、健脑、延缓衰老、通便、防癌、醒酒的作用。玉米同豆类、精米、精面混吃可大大提高蛋白质的营养价值;吃玉米时应把玉米粒的胚尖全部吃进,因为玉米的很多营养物质都集中在这里;玉米熟吃更佳,尽管烹调损失了部分维生素 C,却获得了更有营养价值的抗氧化剂活性;糖尿病患者不宜吃得过多;玉米在储存过程中,营养物质含量下降很快,所以鲜玉米比老熟玉米营养成分高。

(十一)高粱

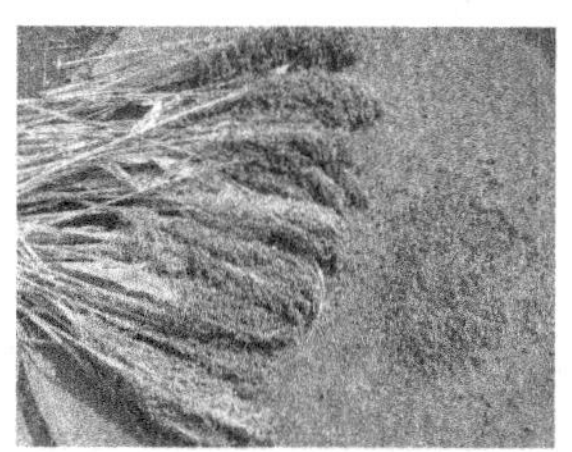
图 3-2-12　高粱

高粱营养价值很高,含有蛋白质、脂肪、淀粉、糖类、B 族维生素、钙、磷、铁等。蛋白质中缺乏赖氨酸和色氨酸,蛋白质消化率低;脂肪含量略低于玉米,脂肪酸中饱和脂肪酸也略高,具有健脾胃、助消化、止泻、止霍乱的功效。与米、麦等交叉食用,可进行氨基酸和各种营养素互补,提高营养价值。大便燥结者应少吃或不吃。

(十二)薏米

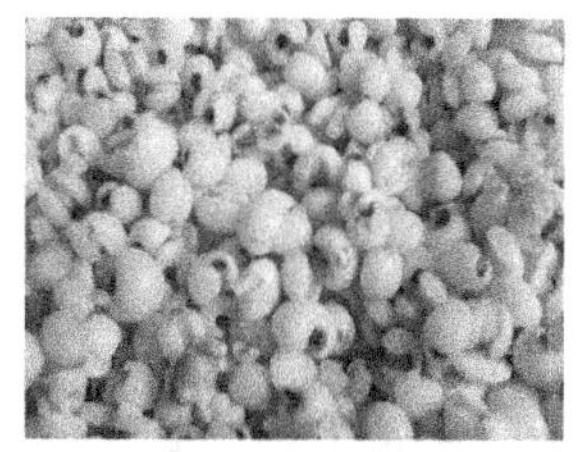
图 3-2-13　薏米

薏米含有蛋白质、脂肪、碳水化合物、粗纤维、多种维生素及矿物质。据研究薏米蛋白质中人体必需的 8 种氨基酸齐全,脂肪中有丰富的亚油酸,B 族维生素和钙、磷、铁、锌等的含量也相当可观。有抗癌、美容、清热解毒、降血糖、诱发排卵、增强免疫力等功效,在国际市场上享有“健康米王”的盛誉。孕妇及月经期妇女尽量避免食用薏米。

第三节　蔬菜与健康

蔬菜是指可以做菜、烹饪成为食品的,除了粮食以外的其他植物(多属于草本植物)。其种类繁多,据统计,世界上栽培的蔬菜有 860 多种,我国的食用蔬菜(包括野生和半野生的)达 200 种以上,其中较普遍栽培的有五六十种。蔬菜按其结构及可食部分不同,可分为叶菜类、茎菜类、根菜类、果菜类、花菜类和菇菜类等。近代营养学研究证明，蔬菜、水果几乎是饮食中维生素C的唯一来源，也是胡萝卜素、维生素B_2、膳食纤维、矿物质的重要来源。

一、蔬菜的营养价值

蔬菜含有人体所需的多种营养素，在人们的膳食构成中占有重要地位，是我们日常生活中不可缺的食物。尤其是我们现今的膳食，一般含有大量的蛋白质、脂肪、糖及盐，而只有少量的膳食纤维、维生素及无机盐。蔬菜含有大量的水分、丰富的酶类、多种维生素及膳食纤维，几乎不含蛋白质和脂肪。据国际粮农组织1990年统计，人体需要的维生素C的90%、维生素A的60%来自蔬菜。此外，蔬菜中还有多种多样的植物化学物质，是人们公认的对健康有效的成分，如：类胡萝卜素、二丙烯化合物、甲基硫化合物等。

(一)水分

蔬菜含水量是衡量新鲜蔬菜鲜嫩程度的重要特征，一般蔬菜中含有65%～95%的水分，多数蔬菜含水量在90%以上。蔬菜越鲜嫩多汁，其质量越高。

(二)有机酸

蔬菜中有机酸主要为苹果酸、柠檬酸和酒石酸，通称为果酸。有机酸往往以盐状态存在，某些蔬菜中含有大量的草酸(如菠菜)，影响人体对钙的吸收，在烹调前应进行焯水处理。有机酸能增进食欲，利于食物的消化，并保护维生素C的稳定性。酒石酸能防止糖类转化为脂肪。

(三)油精及有机硫化物

许多蔬菜有特殊香气，主要是它们含有芳香物质，为油状挥发性物质，称油精。有些芳香物质以糖苷或氨基酸状态存在，必须经酶的作用，分解成油精才具有香味。有机硫化物主要存在于葱属类蔬菜中，在预防心血管疾病、抗癌、调节血糖及免疫调节等方面对人体具有特殊的生理效应。

(四)维生素

蔬菜中含有人体需要的各种维生素，包括丰富的维生素C、较多的胡萝卜素、少量的B族维生素。颜色越深，维生素含量越高，由高到低的排列顺序是绿、红、紫、黄、黑、白。在我国目前的膳食结构中，机体所需的胡萝卜素和维生素C几乎全部或绝大多数由蔬菜提供。维生素C在各种新鲜绿叶菜中含量丰富，其次是根茎类，一般瓜类含量较少。维生素C的性质极不稳定，易被高温所破坏。

(五)无机盐

蔬菜中含有丰富的钾、钙、铁等多种矿物质，是膳食中矿物质的主要来源，对维持体内酸碱平衡起重要作用。

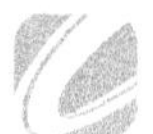

(六)糖类

蔬菜中含糖量不高,其中以胡萝卜、洋葱和南瓜等含糖较多,淀粉在薯芋类蔬菜中含量较多,其他蔬菜中含量较少。在蔬菜组织中,纤维素、半纤维素、木质素、果胶等物质总是结合在一起,决定着蔬菜的质地、硬度、脆度、口感等品质指标。纤维素含量少的蔬菜脆嫩多汁,品质好,食用价值高。

(七)含氮化合物

蔬菜中含氮化合物主要是蛋白质,其余为氨基酸、肽和其他化合物。蔬菜不是人类蛋白质营养素的主要来源,不同种类的蔬菜蛋白质含量相差很大。新鲜蔬菜蛋白质含量通常在3%以下。各种蔬菜中,以鲜豆类、菌类和深绿色叶菜蛋白质含量较高,某些蔬菜赖氨酸含量比较丰富,如菠菜、韭菜、菌类蔬菜等,可与谷类发生蛋白质营养互补。

二、科学食用与健康

蔬菜因含水分多,能量低,富含植物化学物质,是提供人体微量营养素、膳食纤维和天然抗氧化物的重要食物,也是人们日常饮食中必不可少的食物之一。所以,在选择食用、烹调加工、储存保鲜等方面应注意科学,以促进健康。

(一)选择蔬菜有讲究

蔬菜的品种很多,不同蔬菜的营养价值相差很大,只有选择不同品种的蔬菜合理搭配才有利于健康。建议每天摄入蔬菜300～500 g。首先鼓励选择新鲜和应季蔬菜,以免储存时间过长,造成一些营养物质的流失。另外在条件允许的情况下,尽可能选择多种蔬菜食用。鉴于深色蔬菜的营养优势,应特别注意摄入深色蔬菜,使其占到蔬菜总摄入量的一半,还要注意增加十字花科蔬菜、菌藻类蔬菜等的摄入。腌菜和酱菜含盐较多,维生素损失较大,应该少吃。吃马铃薯、芋头、莲藕、山药等含淀粉较多的蔬菜时,要适当减少主食,以避免能量摄入过多。

(二)怎样合理烹调蔬菜

蔬菜的营养价值除了受品种、部位、产地、季节等因素的影响外,还受烹调加工方法的影响。加热烹调可降低蔬菜的营养价值,西红柿、黄瓜、生菜等可生吃的蔬菜应在洗净后食用。烹调蔬菜的正确方法是:

1. 先洗后切。正确的方法是流水冲洗、先洗后切,不要将蔬菜在水中浸泡时间过久,否则会使蔬菜中的水溶性维生素和无机盐流失过多。

2. 急火快炒。胡萝卜素含量较高的绿叶蔬菜用油急火快炒,不仅可以减少维生素的损失,还可促进胡萝卜素的吸收。

3. 开汤下菜。维生素C含量高、适合生吃的蔬菜应尽可能凉拌生吃,或在沸水中焯1～2分钟后再拌,也可用带油的热汤烫菜。用沸水煮根类蔬菜,可以软化膳食纤维,改善蔬菜的口感。

4.炒好即食。已经烹调好的蔬菜应尽快食用，连汤带菜吃；现做现吃，避免反复加热，这不仅是因为营养素会随储存时间延长而丢失，还可能因细菌的硝酸盐还原作用增加亚硝酸盐含量。

(三)蔬菜科学食用观

现如今，人们知道提倡多吃蔬菜水果，且尽量生吃，以保全其营养素因加工烹调而流失，有人开始生食起蔬菜来。殊不知有的蔬菜含有抗氧化因子，甚至有毒性，有的则含很多淀粉而难以消化。还有人误以为只有野菜才是最天然的有机食品，却不知野菜更不可乱吃，多数野菜属性寒凉，多吃有可能造成脾胃虚寒等病症，少数野菜还有毒，如灰菜。

另外，胡萝卜素忌过量摄入，过量食用会产生两个副作用，即成瘾反应和降低血液中的维生素 E 的水平。

三、常见蔬菜与健康

(一)菠菜

菠菜中含有较多的蛋白质，多种矿物质和维生素，其中钙、铁、磷、钾和维生素 A、维生素 C 含量比较丰富，具有润肠通便、保护视力、健脑、美容抗衰老、降糖和养胎等营养保健功效，并有“营养脑黄金”的雅称。一年四季都有菠菜，但以春季为佳，可煮吃、炒吃或凉拌吃，但凡大便溏薄、脾胃及肾功能虚弱、虚寒泄泻、肾炎和肾结石患者忌食菠菜，婴幼儿或缺钙及软骨病患者也不宜多食菠菜。菠菜烹煮前要先焯水以去除过多的草酸，最好不要与含钙丰富的食物混合食用。

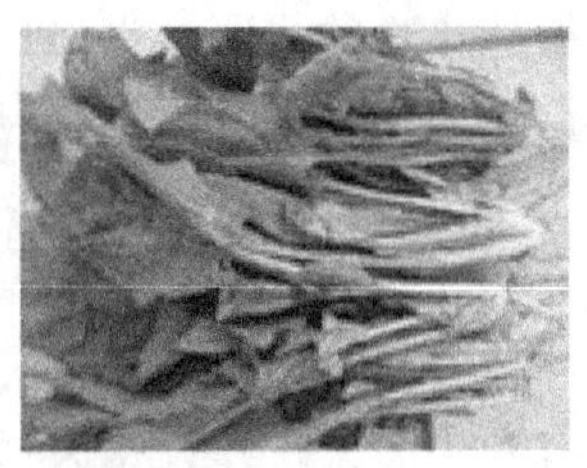

图 3-3-1　菠菜

(二)韭菜

韭菜含有大量的维生素，以胡萝卜素和钙、磷、铁等矿物质为主，粗纤维的含量也较丰富，有壮阳、通便、降血脂、延缓衰老、抑菌和增进食欲等营养保健功效。可炒吃或凉拌吃，但有些消化不良或肠胃功能弱者不宜吃，阳虚有热或患有痈疽疮肿、皮肤癣症、皮炎和湿毒者则不能吃。韭菜不易消化，一次不应吃得太多。鲜韭菜汁辛辣刺激呛口，食用时可用一杯牛奶冲入韭菜汁 20～30 毫升，放白糖调味。

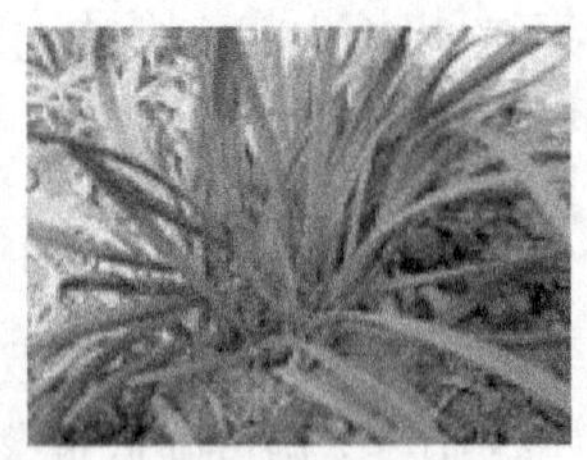

图 3-3-2　韭菜

(三)大白菜

大白菜中所含的营养成分比较全面，有丰富的维生

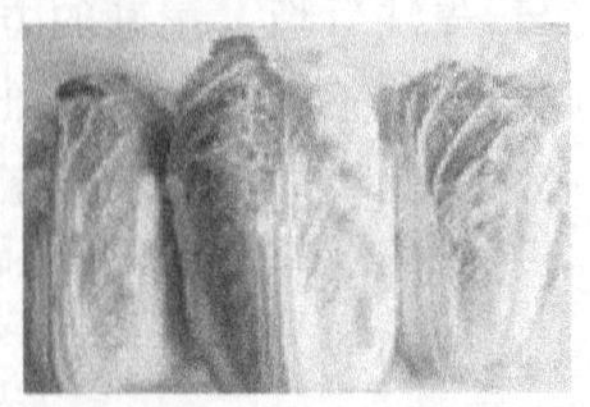

图 3-3-3　大白菜

素、矿物质、微量元素和植物纤维。其中维生素 A、钙、磷、铁、钾、硅等营养物质含量比较高，不但在蔬菜中屈指可数，而且比肉、蛋更富含钙，一杯熟的大白菜汁能够提供几乎与一杯牛奶一样多的钙，古今有“百菜不如白菜”的说法，具有防治癌症、润肠通便、护肤养颜、减肥、排除体内多余铝元素等营养保健功效。可煮吃或炒吃，也可凉拌或生吃，或做配菜、泡菜、腌菜、酸菜、酱菜等，和豆腐是最好搭配，俗语说“鱼生火，肉生痰，白菜豆腐保平安”。白菜要现炒现吃，不要吃剩下的隔夜大白菜及腐烂的大白菜；并且尽量不要采用煮焯、浸烫后挤汁的方法，以防营养素大量损失。气虚胃冷的人不宜多吃，易发生恶心吐沫现象。

(四)芹菜

芹菜具有较高的营养和药用价值。含有蛋白质、脂肪和大量的植物粗纤维，以及铁、钾、磷、维生素 P、维生素 B、维生素 C 等，叶中的营养物质含量远远高于茎，此外还含有多种抗癌化合物。具有降压、利尿排毒、镇静安神、养血、增强食欲、减肥、通便抗癌、助阳避孕、降血糖等营养保健功用。常吃能防治头晕目眩、失眠健忘、淋浊、尿路感染、前列腺炎、妇女月经不调等病症。芹菜性凉，故凡脾胃虚寒、大便溏薄、中气寒乏者不宜多吃，年老体弱或胃病日久不愈者应少吃。高血压患者食用时，煎煮时间要长些，以不留挥发油为宜。芹菜可炒吃，也可生吃。生吃比熟吃降血压的效果更好。

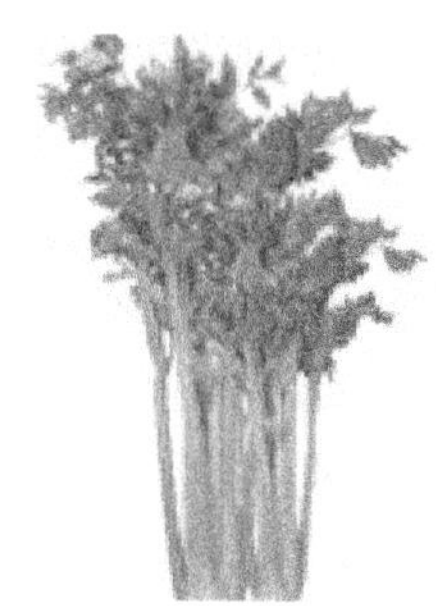

图 3-3-4　芹菜

(五)莴苣

莴苣为低糖、低脂肪蔬菜，维生素、无机盐及矿物质比较丰富，其中维生素以维生素 B_1、维生素 B_2、维生素 C 和胡萝卜素含量较高，此外还含有苹果酸、乳酸、精油、莴苣素等营养成分，莴苣叶所含营养高于莴苣杆，有降血糖、利尿消肿、增强食欲、抗癌镇痛等功效，对患神经官能症、高血压、心律失常、失眠等症的病人，长期生吃莴苣叶效果好。但莴笋含有草酸和嘌呤，患草酸盐尿、磷酸盐尿及痛风的病人不宜多吃。烹饪中有炝、拌、炒、焯等方法，另莴苣怕咸，少放盐味道更好。

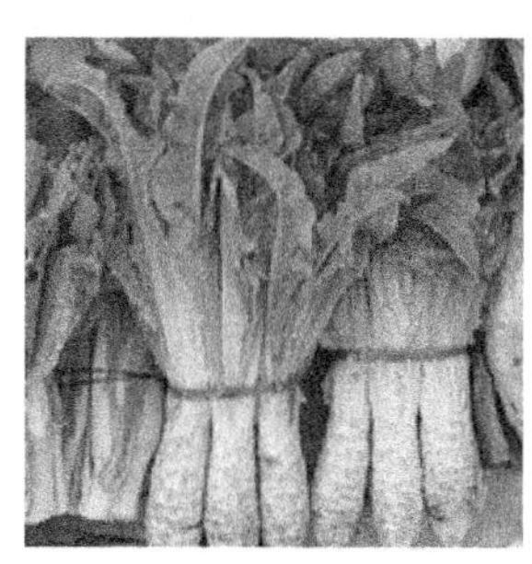

图 3-3-5　莴苣

(六)莲藕

莲藕含有丰富的维生素 K、维生素 C、粗纤维和单宁酸，铁含量也较丰富，有止血、补血、收缩血管和降低血压等功效，能帮助消化，防止便秘。有炒、蒸、炸、煎、拌、炖、熘和煮等多种烹调方法，还可制成藕粉食用。吃生莲藕时应特别注意防止姜片虫，大便溏泻者不宜生吃。长时间炖莲藕避免用铁锅、铝锅，以铜锅为佳，也尽量不用铁质刀具

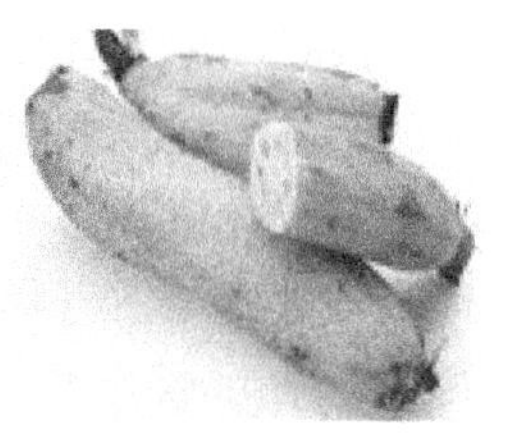

图 3-3-6　莲藕

切莲藕，以减少氧化。榨汁以白莲藕为好，一般建议每周吃 3 次莲藕，晚餐吃效果最好。排骨莲藕汤能改善睡眠品质。

(七)白萝卜

萝卜含有大量的碳水化合物和多种纤维素及钙、磷、铁等矿物质，此外还含有相当多的木质素，是营养比较丰富的蔬菜。民间有“冬吃萝卜夏吃姜，不要医生开药方”、“萝卜一味，气煞太医”之说，并有“十月萝卜小人参”的美誉。萝卜具有助消化、抗癌防癌、降血脂、降血压、抗菌杀虫、增强免疫力等营养保健功效。有拌、烧、炖、煮、烫等烹饪方法，还可腌、酱、泡和晒干等做成各种制品。萝卜尾端有些辛辣味，可增加食欲，削皮生吃是糖尿病患者用以代替水果的上选。白萝卜、胡萝卜不要同时煮，若要同吃可加些醋来调和，以利于营养素的吸收。不宜与橘子、梨、苹果、葡萄等水果同食，尤其严禁与橘子同食。患甲状腺肿的人更应引起重视。中医认为萝卜和人参、木耳、何首乌不能同时吃。

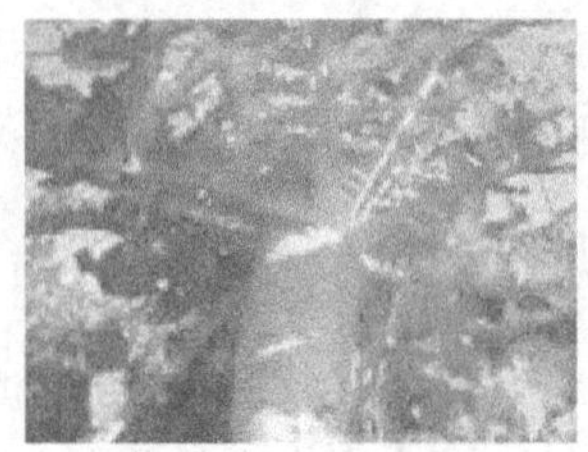

图 3-3-7　白萝卜

(八)胡萝卜

胡萝卜有“平民人参”之称，主要营养成分为蛋白质、脂肪、糖类、多种矿物质和微量元素、十余种维生素，其中胡萝卜素含量最为丰富，糖类含量高于一般蔬菜，有抗氧化、抗癌、防治心脏病、降血糖、抗过敏、美容护肤等营养保健功效。可生吃及熟吃，也可做酱菜和腌菜，还可用于食品雕刻。以压力锅炖，胡萝卜素保存率最高。食用胡萝卜切忌放醋以防胡萝卜素被破坏，不宜与酒同食以防肝脏受到损害，也不宜长时间大量摄取胡萝卜以防出现“胡萝卜素血症”。

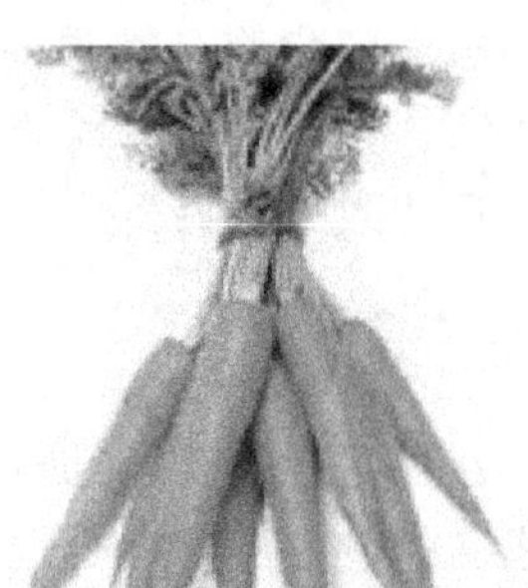

图 3-3-8　胡萝卜

(九)西红柿

西红柿含有蛋白质、脂肪、糖类、多种矿物质、微量元素，维生素、无机盐和有机酸含量较为丰富，有“维生素仓库”的称号(每天只要生吃 100～200 克新鲜西红柿就能保证人体所需的维生素与矿物质)。西红柿中的维生素 C 因有抗坏血酸酶和有机酸的保护，吸收利用率较高。有助消化、降血脂、降血压、减肥、美容、抗癌、促进骨骼发育等作用，经常食用还可防治佝偻病、夜盲症、眼干燥症、坏血病等。可作主料，也可作配料及各种酸味调味料，适用于炒、拌、腌等多种烹调方法。饮食中注意

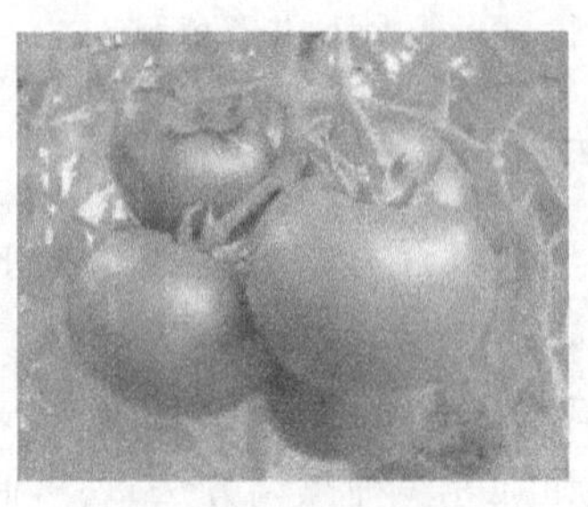

图 3-3-9　西红柿

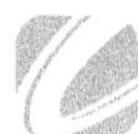

不宜与黄瓜同时食用，以免其中的维生素C遭到破坏；不宜空腹食用以防结石；不宜食用未成熟的西红柿，因未成熟的西红柿含有大量的有毒物质西红柿碱；烹调时稍加些醋能破坏其中的有害物质西红柿碱；服用某些药物禁止食用西红柿，如新斯的明或加兰他敏；不能食用腐烂变质的西红柿以防中毒；西红柿熟吃比生吃的总体营养价值要高。

（十）茄子

茄子含有蛋白质、脂肪、碳水化合物、矿物质及多种维生素，特别是维生素E为茄果类之冠，所含的维生素P以紫茄含量最高，是天然食物中含维生素P最多的。有增强记忆、抗衰老、减少老年斑、降低胆固醇、保护血管、减少胃液分泌、防治癌症、预防坏血病和促进伤口愈合等功效。茄子既可炒、烧、蒸、煮，也可油炸、凉拌、做汤，不宜生吃；可作主料，也可作配料，适用于酱、腌或晒成茄干。茄子属于寒凉食物，脾胃虚寒、容易腹泻或哮喘的则不宜多吃；秋后的老茄子含有较多的茄碱，对人体有害，不宜多吃。

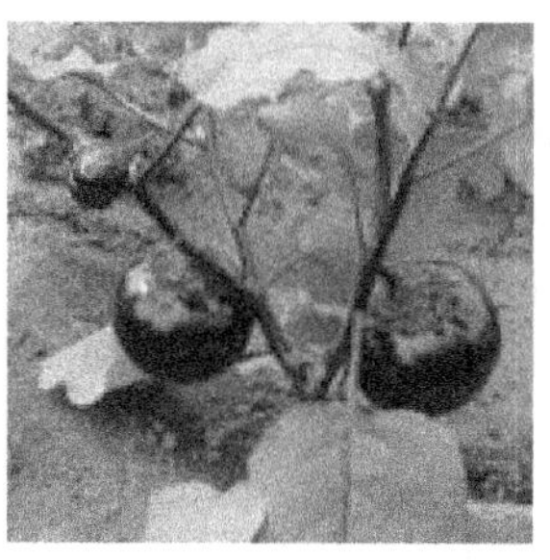

图3-3-10　茄子

（十一）青椒

青椒含有丰富的维生素C，维生素A原和B族维生素也很丰富，此外还含有丰富的钙、磷、铁和食物纤维等营养素，有抗氧化、预防癌症、预防胆结石症、保护视力、防治坏血病、增强体力、增进食欲等营养保健功效。烹制方法有多种，用拌、炝、泡等方法可加工成冷菜，用炒、熘、酿、炸、爆等方法可加工成热菜。一般人均可食用，但有眼疾、食管炎、肠胃炎、胃溃疡、痔疮患者应少吃或忌吃；有火热病症或阴虚火旺、高血压、肺结核病的患者要禁止食用。青椒中维生素C不耐热，易被破坏，应旺火快炒并避免使用铜质锅具和餐具。因青椒独特的造型和生长姿势，使农药都残留在其凹陷的蒂上，清洗时应先去蒂。

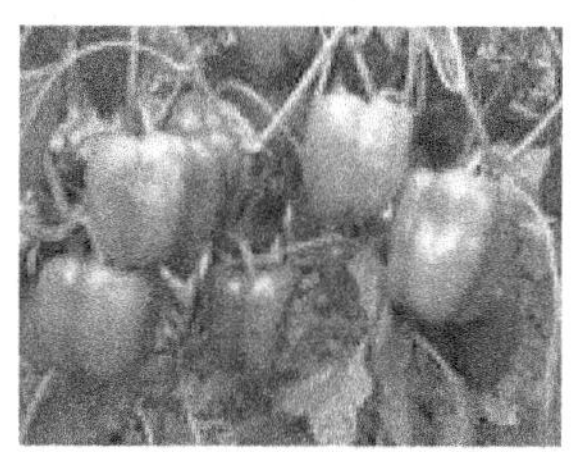

图3-3-11　青椒

（十二）黄瓜

黄瓜中的蛋白质、脂肪和碳水化合物含量不高，但维生素E含量比较丰富，有抗衰老、降低血脂、降低血糖、减肥等功效，是肥胖症、糖尿病、高血压、高血脂、动脉硬化患者的保健佳品。可煮吃、炒吃，也可生吃，生吃能保存更多的维生素C。黄瓜中含有一种维生素C分解酶，会破坏其他蔬菜中的维生素C；腌制的黄瓜含有的单宁酸和盐分多，高血压的人尽量不吃。

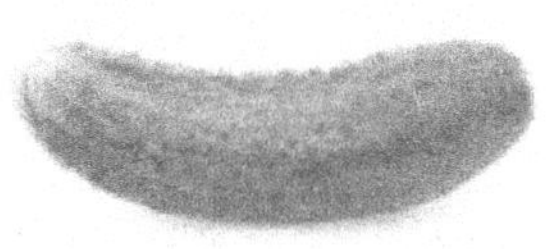

图3-3-12　黄瓜

(十三)南瓜

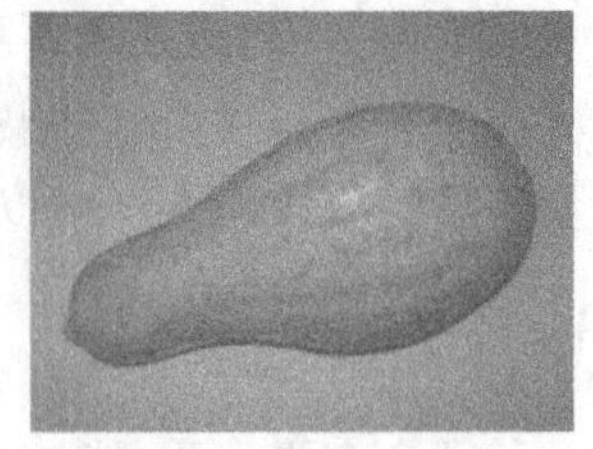

图 3-3-13 南瓜

南瓜含有丰富的糖类和淀粉,但蛋白质和脂肪含量较低,其营养价值主要表现在含有较丰富的维生素 B_1、维生素 B_2、维生素 C 和胡萝卜素,有防治糖尿病、保护胃黏膜、通便抗癌、清除体内有毒物质、促进生长发育和减肥等作用。嫩瓜可炒吃、做汤或馅料;老南瓜可煮吃、蒸吃,或做成糕点的馅料。糖尿病患者如果食用一定要减少其他主食的分量。

(十四)苦瓜

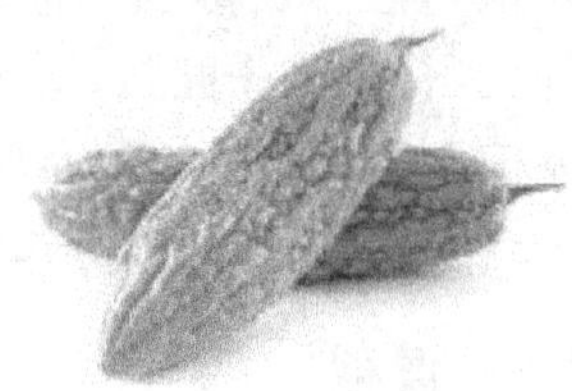

图 3-3-14 苦瓜

苦瓜营养丰富,含有蛋白质、糖类和脂肪,粗纤维、维生素 B_1 和维生素 C 的含量比一般瓜类高许多,此外还含有苦瓜素、苦瓜苷等。苦瓜虽苦,却不会把苦味传给其他食物,有"君子菜"的雅称,能降低血糖、增进食欲、抗癌、减肥、解热、提高机体免疫力,是糖尿病患者的理想食品。熟吃可用炒、煎、烧、焖等烹饪方法,也可生吃。苦瓜含有一定量的草酸,不宜长期大量食用,否则容易导致人体内钙和锌的不足。

(十五)花菜

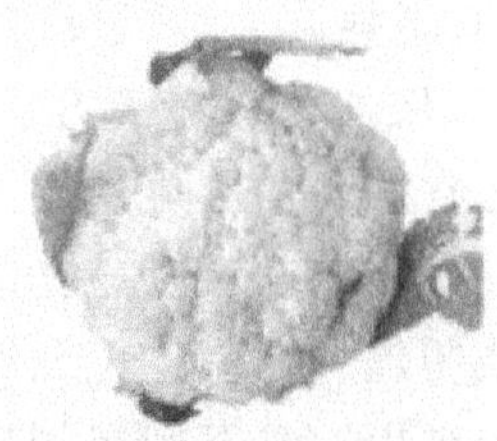

图 3-3-15 花菜

花菜营养丰富,含有蛋白质、脂肪、胡萝卜素和维生素 C、维生素 A、矿物质磷和铁等,尤以维生素 C 含量丰富,是蔬菜中维生素 C 含量最高的一种。具有增强免疫力、防治心脑病、抗癌、抗衰老、补充维生素 K 使血管壁韧性增加等功效,长期食用可以减少乳腺癌、直肠癌及胃癌等癌症的发病率,是"百姓的医生"。在烹调之前可用盐水浸泡几分钟以去除残留的农药及菜虫,烹煮时加热时间不可过长,一般不主张与黄瓜同炒同炖,以免维生素 C 被破坏。

(十六)香菇

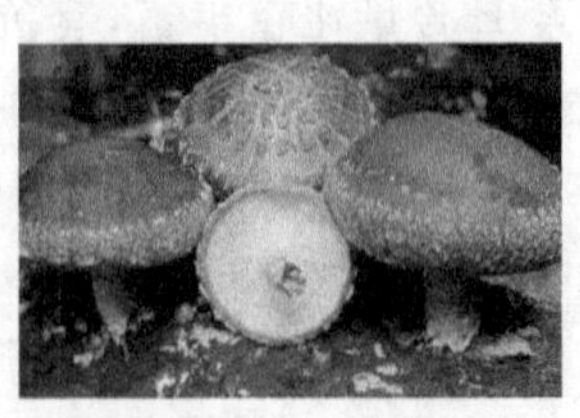

图 3-3-16 香菇

香菇具有高蛋白、低脂肪、多糖、多种氨基酸和多种维生素的营养特点。香菇含有 30 多种酶和 18 种氨基酸,人体必需的 8 种氨基酸中,香菇就含有 7 种,故有"菌菜之王"的美称。具有健脑益智、增强免疫力、抗癌、降低血脂、防治高血压、保护血管、防治软骨病和佝偻病、美容养颜等功效。烹调方法多种,如卤、拌、炝、炒、炸、煎、烧等,可作食品调味品,也可炖汤食用。泡发香菇的水不要丢弃,很多营养物质都溶在水里;严重肾功能减退及尿毒症患者都不

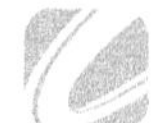

能食用。

(十七)黑木耳

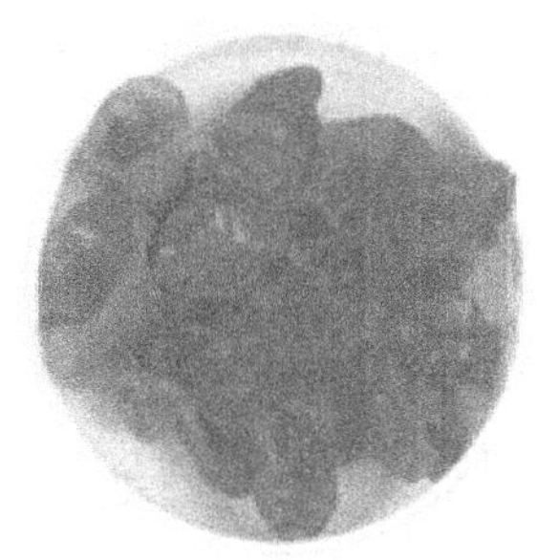

图 3-3-17 黑木耳

黑木耳富含碳水化合物、胶质、脑磷脂、卵磷脂、纤维素、维生素 B_2、铁、钙等多种维生素和矿物质,其中蛋白质含量和肉类相当,铁含量比肉类高 10 倍,为各种食品含铁之冠,钙含量是肉类的 20 倍,维生素 B_2 含量是蔬菜的 10 倍以上。蛋白质中含有多种氨基酸,尤以天门冬氨酸、谷氨酸、胱氨酸、赖氨酸和亮氨酸等含量最为丰富,有延缓衰老、防治缺铁性贫血、抗凝血、抗血小板凝聚、抗血栓形成、降低血脂及抗动脉粥样硬化、抗癌防癌、减肥、增强免疫力、化解异物和结石、抗溃疡、降低血糖等作用。可与多种原料搭配,用炒、拌、炝、烩、烧、炖等烹饪方法制成多款菜肴。鲜木耳含有一种卟啉类感光物质,在太阳照射下可引起毒性反应,因此不可食用。

(十八)银耳

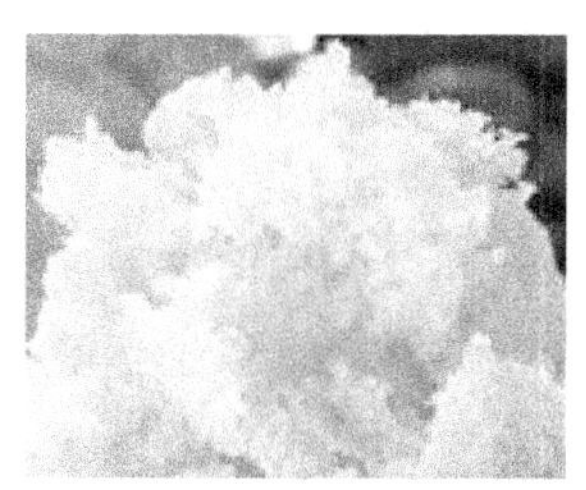

图 3-3-18 银耳

银耳含有蛋白质、脂肪、碳水化合物、维生素和无机盐等成分,氨基酸的种类多达 17 种,其中 7 种为人体必需氨基酸,并含有大量的多缩戊糖、甘露醇、麦角甾醇、海藻糖等特有成分,有增强体液免疫力、抗肿瘤、美容、减肥、保护肝脏和止咳等功效。烹制多为汤、羹、粥,还可用炒、拌、烩、蒸等方法,熟银耳忌久放,且出血病人在止血后的恢复期内应禁止食用银耳。

(十九)海带

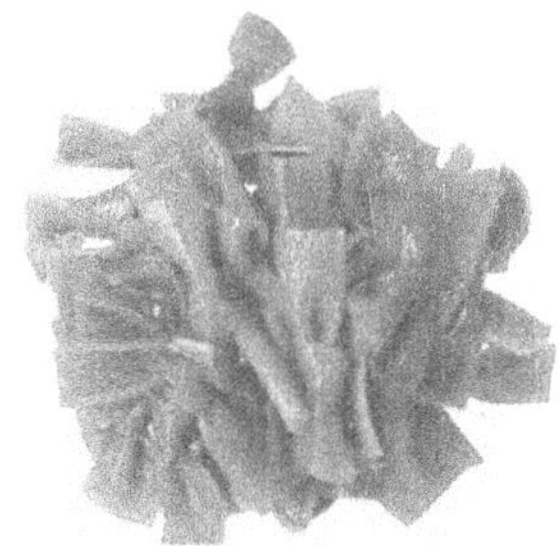

图 3-3-19 海带

海带以碘含量最高为著称,素有"长寿菜"、"海上之蔬"、"含碘冠军"的美誉,此外还含有丰富的甘露醇、纤维素、优质蛋白质和不饱和脂肪酸及钙和铁等矿物质,有降血压、降血脂、防治心脑血管病、抑制动脉粥样硬化及防癌抗癌、清除体内毒素等作用,是甲状腺机能低下者的最佳食品,煮汤、炒、凉拌均可,患有甲亢的病人不宜吃海带,孕妇及乳母也不宜多吃,以防引起胎(婴)儿甲状腺功能障碍。

(二十)紫菜

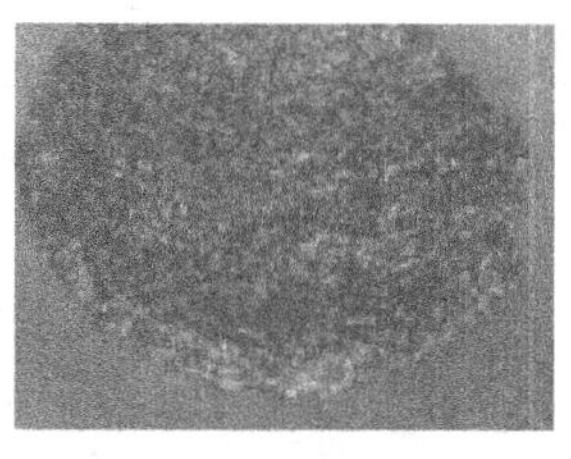

图 3-3-20 紫菜

紫菜富含胆碱、碘、钙等无机盐和微量元素,还有多糖、蛋白质及一定量的甘露醇等,此外还有少量的脂肪及维生素,有增强机体免疫力及记忆力、防癌抗癌、利尿等作用,可用于治疗因缺碘引起的甲状腺肿大,作为治疗水肿的辅助食品。煮汤、凉拌、脆爆、炒食均可,食用前最好用清水泡发，并换 1～2 次水以清除污染、毒素。

第四节　水果与健康

水果是指多汁且有甜味的植物果实，是对部分可以食用的植物果实和种子的统称。一般富含汁液；含较多的可溶性糖，很多还含有挥发性芳香物质；通常生食，且独立于三餐之外食用。

按照水果中所含糖分及水果酸的含量，可分为酸性、亚酸性、甜性三类。在植物学中，果实可分为肉果和干果两大类。常见的有猕猴桃、葡萄、红枣、杏子、香蕉、花生、桃、苹果、板栗、核桃、山楂、西瓜、荔枝、柚子、橘子等。

一、水果的营养价值

水果是人们的日常食品之一，品种丰富，风味各异。水果中的营养素主要是维生素和无机盐。维生素以维生素 C 为主，还有胡萝卜素；无机盐以钙、钾、镁、钠等为主。水果中还有各种糖和多种有机酸，糖与酸的比例决定了水果的风味，而且有机酸对维生素 C 的稳定性起保护作用。新鲜水果中含有较丰富的水分，不含脂肪和蛋白质。

(一)水分

多数水果含水分达 85%～90%，这使得水果在食物成分表内各种营养素的成分偏低。而加工过程中去掉水分的果脯中矿物质等非水溶性营养素比例则大大增加。

(二)碳水化合物

新鲜水果中蔗糖和还原糖含量为 5%～20%，干品的糖含量可高达 50%以上，是膳食中能量的补充来源之一。果实中的甜味来源于葡萄糖、果糖和蔗糖，这几种糖的比例和含量因水果种类、品种和成熟度的不同而异。水果中含较丰富的膳食纤维，其中较为重要的是果胶。果胶物质的变化与水果的口感关系极为密切，而果胶的含量和组分却受到成熟度的强烈影响。随着成熟度的提高，总果胶含量下降，果胶中的不溶性组分下降，而可溶性组分增加。

(三)维生素

水果几乎含有除维生素 D 和维生素 B_{12} 之外的各种维生素，但 B 族维生素含量普遍较低。有丰富的维生素 C 和胡萝卜素，香蕉中含有丰富的叶酸和维生素 B_6。在各类水果中，柑橘类是维生素 C 的良好来源，热带水果多含有较为丰富的维生素 C，具有黄色和橙

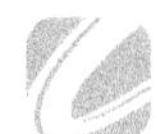

色的水果可提供类胡萝卜素。水果中维生素的含量受到种类、品种的影响，也受到成熟度、栽培地域、肥水管理、气候条件、采收成熟度、储藏时间等的影响，即使同一品种也可能产生较大的差异。水果不同部位的维生素C含量也有所差异。

(四)矿物质

水果中矿物质主要为钾、镁、钙等，钠含量较低。在膳食当中，水果是钾的重要来源。其中一些水果含有较为丰富的镁和铁，如草莓、大枣、山楂的铁含量较高，而且含丰富的维生素C和有机酸，其中铁的生物利用率较高。水果干制品也是矿物质的重要来源。

(五)含氮物质

水果不是膳食中蛋白质的主要来源，蛋白质含量多在0.5%～1.0%之间，主要为酶蛋白，参与碳水化合物代谢、脂类代谢等，在某些水果中含量较丰富，如菠萝、木瓜、猕猴桃等。此外还含有游离氨基酸。

(六)脂肪

水果不是膳食中脂肪的重要来源，大部分水果脂肪含量很低，但少数水果如榴莲、余甘、鳄梨中脂肪含量较高。一些水果或果皮是芳香精油的来源，其中脂类物质种类十分丰富。水果的种仁通常富含油脂，以多不饱和脂肪酸为主。

(七)其他

水果中还含有大量有益健康的活性物质，如类胡萝卜素、黄酮类物质、有机酸、芳香物质等。水果中的有机酸以苹果酸、柠檬酸和酒石酸为主，此外还有乳酸、琥珀酸、延胡索酸等，有机酸因水果种类、品种和成熟度不同而异。未成熟的果实中琥珀酸和延胡索酸较多，柑橘类和浆果类中柠檬酸含量较为丰富。

二、科学食用与健康

(一)食用水果的合理时间

吃水果现在已成为很多人每天的“必修课”，但吃得多不如吃得巧，吃水果也得按时间来。水果本身含的酵素不同，如想让酵素在身体中产生不同的作用，也要根据每个人不同体质，选择最合适的时间食用。

1. 餐前吃水果，补充维生素。两餐之间吃水果，可及时补充大脑和身体所需的能量，此时水果中的果糖和葡萄糖能被人体快速吸收。在餐前吃水果(柿子等不宜在饭前吃的水果除外)，有利于控制进餐总量，避免过饱。另外，水果的许多成分是水溶性的，如维生素C等，餐前食用更易于消化和吸收。

2. 餐后水果助消化。餐后1小时吃水果有助于消食，可选择菠萝、山楂等有机酸含量多的水果。但不建议晚餐后吃大量水果，既不利消化，又很容易因吃得过多，使其中的糖转化为脂肪在体内堆积。

3.空腹别吃太酸的水果。一般而言，早晨起床时供应大脑的肝糖原已耗尽，此时吃水果可以迅速补充糖分，帮助消化吸收，再加上水果的弱酸甜滋味，可让人一天都感觉神清气爽。但早上胃肠经过一夜的休息，功能尚在恢复中，因此，水果最好选择酸性不太强、涩味不太浓的。尤其胃肠功能不好的人，更不宜在这个时段吃水果。

(二)不要用加工的水果制品替代新鲜水果

由于新鲜水果一般难以长期保存，携带和摄入比较麻烦，人们发明了各种方法将水果加工成制品，以延长保质期和方便食用。常见的水果加工食品有果汁、水果罐头、果脯等。果汁是由水果经压榨去掉残渣而制成，但这些加工过程都会使水果中的营养成分如维生素C、膳食纤维等发生一定量的损失。果脯是将新鲜的水果糖渍而成，维生素损失较多，含糖量较高。干果是将新鲜水果脱水而成，维生素有较多损失。因此，水果制品不能替代新鲜水果，应尽量选择新鲜水果，但在没有条件摄入新鲜水果的情况下，或水果摄入不足时，可以用水果制品进行补充。

(三)水果与蔬菜不能相互替换

尽管蔬菜和水果在营养成分和健康效应方面有很多相似之处，但它们毕竟是两类不同的食物，其营养价值各有特点。一般来说，蔬菜品种远远多于水果，而且多数蔬菜(特别是深色蔬菜)的维生素、矿物质、膳食纤维和植物化学物质的含量高于水果，故水果不能代替蔬菜。在膳食中，水果可补充蔬菜摄入的不足。水果中的碳水化合物、有机酸和芳香物质比新鲜蔬菜多。且水果食用前不用加热，其营养成分不受烹调因素的影响。故蔬菜也不能代替水果。推荐每餐有蔬菜、每日吃水果。

三、常见水果与健康

(一)苹果

苹果具有水果全部的共性，含水量多，有多种有机酸、果胶及微量元素，在各种成分的含量上并没有突出优势，维生素C含量少。营养价值和医疗价值都很高，有促进消化、抗癌、排毒养颜、减肥、降血压、降血脂、防治心脑血管病和肥胖症、防治缺碘病、增强记忆力、预防呼吸道疾病等作用，英语有谚语称“一日一苹果，医生远离我”(An apple a day keeps the doctor away)，即是对其价值的高度概括。但苹果富含糖类及钾盐，肾炎及糖尿病患者不宜多吃。最好吃新鲜的，宜存放在干燥、冷藏的地方，不要与香蕉、马铃薯搁在一起，以免加速腐烂。以个头适中，果皮光洁且无虫眼和损伤、外表为条状红色，红中带黄，皮上麻点多的、软硬适中的为佳，正常健康成人每天可吃1至2个。

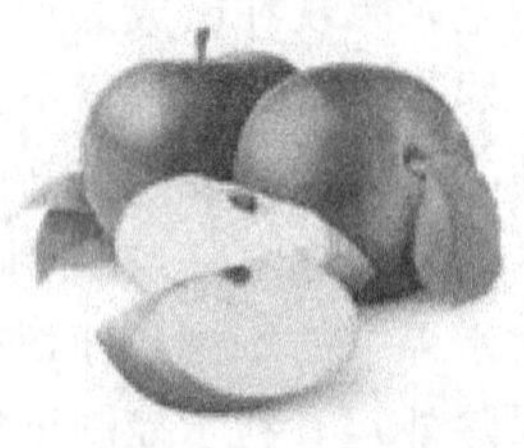

图 3-4-1　苹果

(二)梨

梨不仅含有蛋白质、钙、磷等矿物质及多种维生素、有机酸,还含有大量的水分和糖、丰富的B族维生素,果胶含量也很高,此外还含有胡萝卜素、苹果酸等,有祛痰止咳、降血压、保护肝脏和心脏、防癌抗癌、促进消化等功效。梨性寒凉,脾胃虚寒、发热的人不宜吃生梨,可把梨切块煮水食用;梨含糖量高,糖尿病患者应谨慎食用。梨应挑选果实饱满、大小适中、重量相对较重、外形完好、无碰伤及病斑、花脐处凹坑深的为佳,正常健康成人每天1个即可。

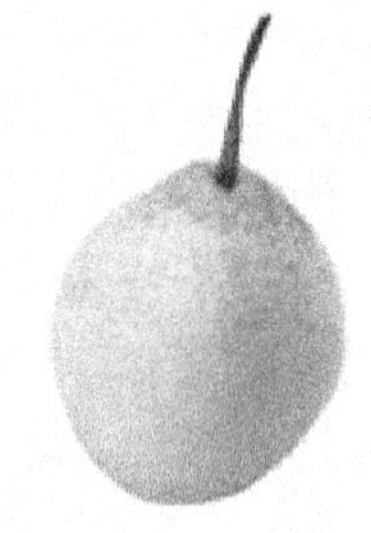

图3-4-2 梨

(三)猕猴桃

猕猴桃营养丰富,维生素C含量在水果中名列前茅,一颗猕猴桃能提供的维生素C是一个人一日维生素C需求量的两倍多,有“维C之王”的美誉,此外,猕猴桃还含有良好的可溶性膳食纤维,有助消化、通便排毒、降血脂、防癌抗癌、美白祛斑、乌发生发、稳定情绪、镇静心情等功效,是“心情快乐果”。以颜色略深、接近土黄色、头尖尖的像小鸡嘴巴、整个果实软硬一致的为佳,一天1个即可。因其富含维生素C,易与奶及其制品中的蛋白质凝结成块,不但影响消化、吸收,还会使人出现腹胀、腹痛、腹泻,因此吃完猕猴桃后不要急于喝鲜奶或奶制品。

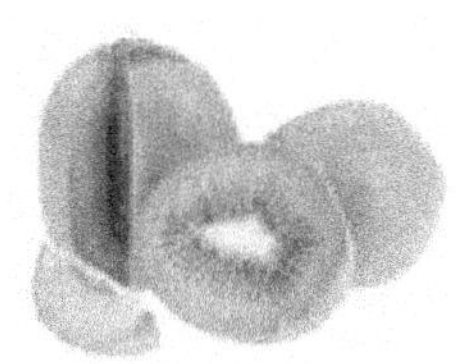

图3-4-3 猕猴桃

(四)橘子

橘子具有营养丰富、通身是宝的特点,维生素C含量在水果中相对较多,有170多种植物化合物和60多种黄酮类化合物,其中大多数物质均是天然抗氧化剂,有降低胆固醇、预防心脑血管疾病、降血糖、抗癌和通便等功效,以表面光滑能看见橘瓤、用手轻按橘皮与橘瓤贴得紧实并有弹性为佳。一次不能吃得过多,吃完后应及时刷牙漱口,每日3个即可。咳嗽痰多、肠胃功能不佳的不宜多吃;食用过多会出现手、足乃至全身皮肤变黄。

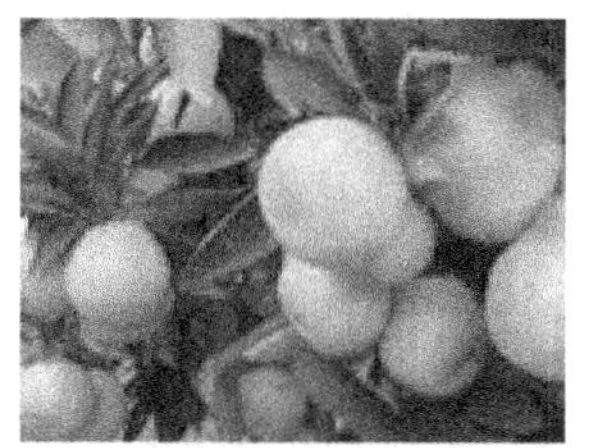

图3-4-4 橘子

(五)橙

橙子含有较多的糖类、大量的维生素C和胡萝卜素,经常食用有软化和保护血管、促进血液循环、降低胆固醇和血脂含量以及降低患心脏病的可能性等功效。以高身的为佳,一天1个即可,最多不超过3个,吃完后应及时刷牙漱口。食用过多会出现手、足乃至全身皮肤变黄。

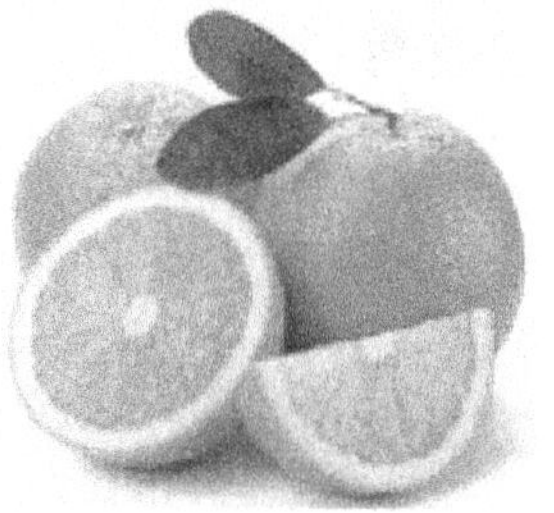

图3-4-5 橙

(六)香蕉

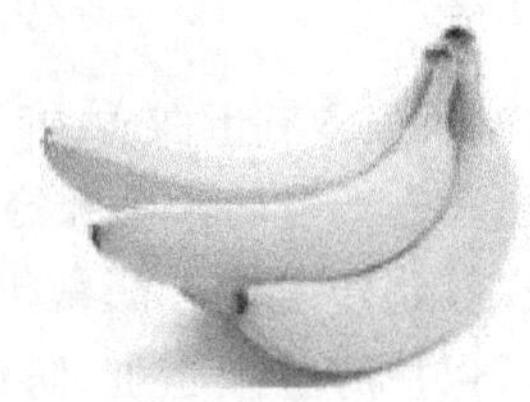
图 3-4-6　香蕉

香蕉中含的碳水化合物和热能在水果中均属领先，钾含量高，是水果中含钾量最高的，有解除忧郁、防治胃溃疡和便秘、降血压、补充营养和能量、抗癌等作用，因能解除忧郁而被称为“快乐水果”。以果皮黄黑泛红，稍带黑斑、有皱纹及“黑芝麻”点的风味最佳，有急性肾炎、肾功能不全者、怀孕期脚肿者最好不吃或以半根为限，空腹不宜吃香蕉，糖尿病、有明显水肿和需要禁盐的病人也不宜多吃。

(七)红枣

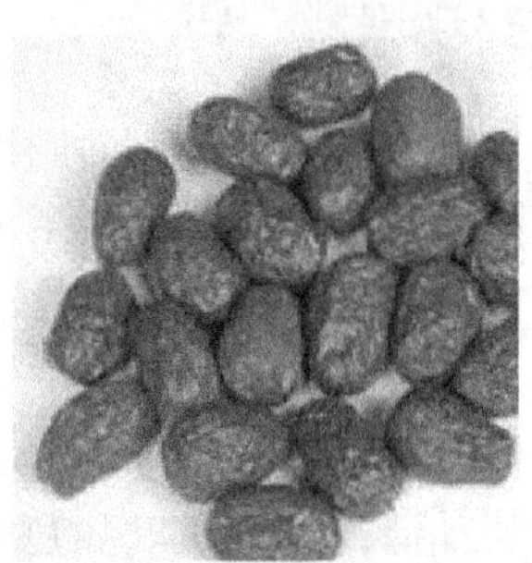
图 3-4-7　红枣

枣品种较多，营养极为丰富，被列为“五果”(桃、李、梅、杏、枣)之一，与人参、桂圆齐名被列入滋补佳品。富含糖、蛋白质及维生素，还含有多种有机酸、矿物质及微量元素。其中最突出的特点是维生素 C 含量高，100 g 鲜枣中含维生素 C 243 mg，但晒干后大量丢失，仅为 7 mg。有防治心脑血管病、抗癌保护肝脏、抗过敏、抗衰老、抗疲劳、镇静催眠、降血压、美容、防治贫血、预防胆石症等功效。枣中所含果糖为单糖，不在其他组织内代谢，只在肝脏中转化为能量，不能转化为脂肪。以皮色紫红、颗粒大而均匀、果形短壮圆整、皱纹少、痕迹浅为佳。空腹不宜吃黑枣以防出现粪石症。

(八)葡萄

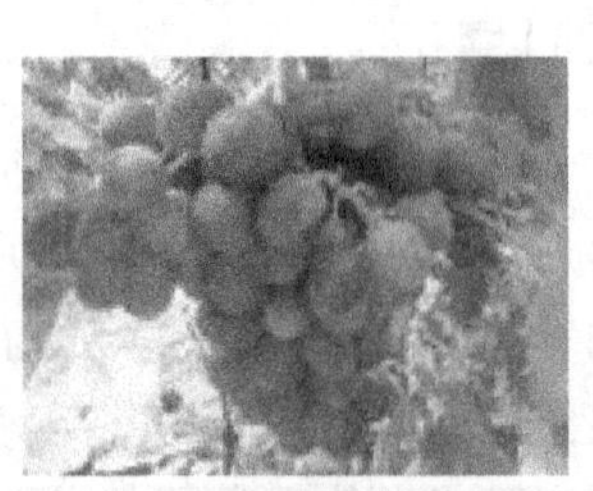
图 3-4-8　葡萄

葡萄含有大量的有机酸，以及糖、果胶、卵磷脂、多种维生素、少量的蛋白质和脂肪等，含糖量高，主要为葡萄糖，有抗病毒、防癌抗癌、抗贫血、抗动脉粥样硬化、保护心血管等功效，以果穗和果粒颜色较深、果粒排列有空间、表面有白霜且最下面一颗有甜的为佳，适用量为每天 100 克。由于含糖量高，糖尿病患者应忌食。

(九)草莓

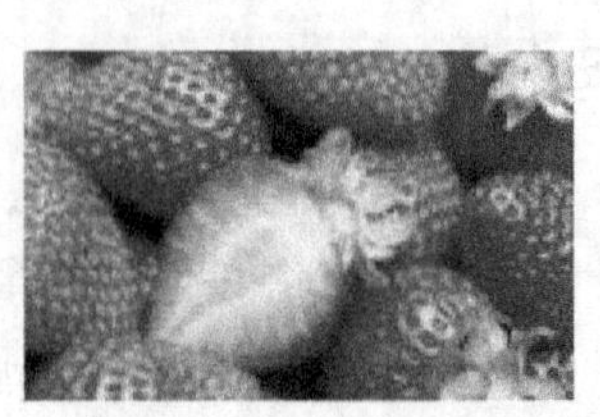
图 3-4-9　草莓

草莓含有丰富的矿物质和维生素，有“水果皇后”的美称，其中维生素 C 含量最为丰富，4 个正常大小的草莓即可提供人体一日所需维生素 C 的摄取量。此外还含有葡萄糖、果糖、苹果酸、柠檬酸等，有助消化、润肠通便、抗癌防癌、美容、减肥、预防心脑血管病及血液病、增强体质、疔疮排脓等功效。以色泽鲜亮、颗粒圆整、蒂头叶片鲜绿、红里带点白、坚实、手感硬的为佳，但草莓表面粗糙，不容易洗干净，可用淡盐水浸泡 5～10 分钟。每次吃 10 个为最好。

(十)木瓜

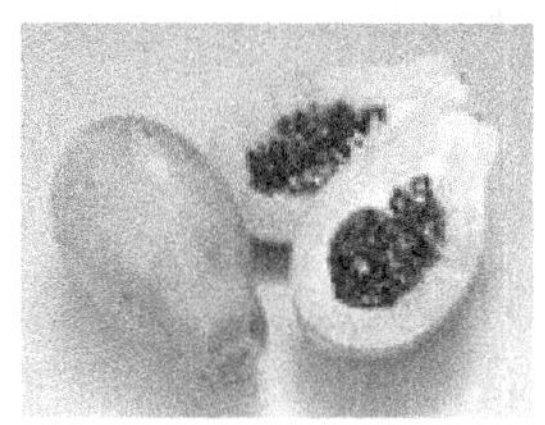
图 3-4-10　木瓜

木瓜营养价值极高，含丰富的木瓜醇素、木瓜蛋白酶、胡萝卜素、维生素 C 等，并富含 17 种氨基酸及多种营养元素，有“百益之果”、“万寿瓜”的雅称，有减肥、美容、催乳丰胸、延年益寿、助消化等功效。食用木瓜多为产于南方的番木瓜，可以生吃，也可作为蔬菜和肉类一起炖煮；治病多用北方木瓜，不宜鲜食。怀孕时不能吃木瓜，容易引起子宫收缩腹痛，但不会影响胎儿。

(十一)樱桃

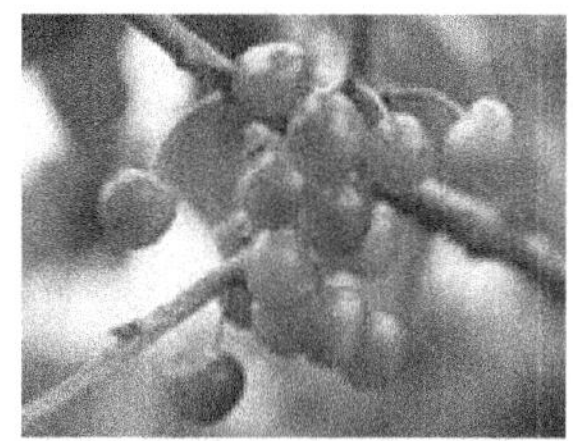
图 3-4-11　樱桃

樱桃营养丰富，所含蛋白质、糖、磷、胡萝卜素、维生素 C 等均比苹果、梨高，尤其含铁极其丰富，经常食用有美容养颜、防治缺铁性贫血、增强体质、健脑益智、驱除风湿、止痛等功效，以带有新鲜果蒂、色泽光艳、表皮饱满的为佳，每次 30 克为宜，如果当时吃不完，最好在－1 ℃条件下冷藏。不宜空腹吃，也不宜吃过多——因含铁量多，加上含有一定量的氰甙，容易引起铁中毒或氢氧化物中毒，轻度不适可用甘蔗汁清热解毒。

(十二)枇杷

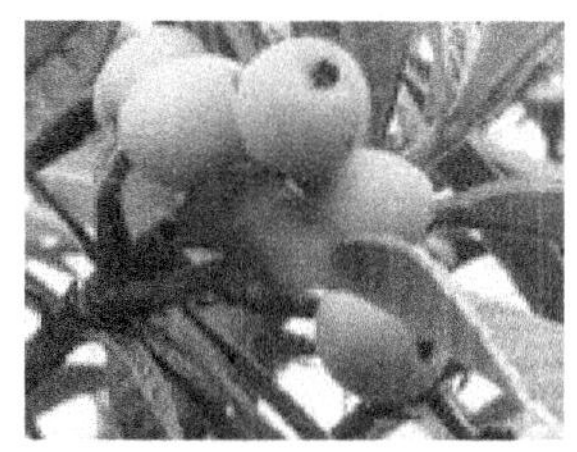
图 3-4-12　枇杷

枇杷中胡萝卜素含量特别丰富，在水果中高居第 3 位，纤维素、钙、磷的含量也较高，并含有人体所必需的 8 种氨基酸，有祛痰止咳、预防感冒、增进食欲、防治癌症、保护视力及减肥等功效。以个头大而匀称、呈倒卵形、果皮橙黄且茸毛完整、多汁、皮薄肉厚、无青果的为佳。因含多酚类成分，剥皮后容易变色，浸于冷水、糖水或盐水中可防止变色；枇杷核仁含有剧毒的氢氰酸，不能食用。

(十三)荔枝

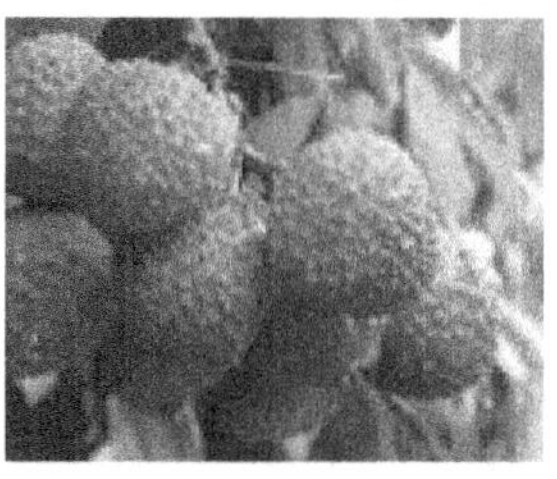
图 3-4-13　荔枝

荔枝含有较多的葡萄糖、果糖、蔗糖及丰富的维生素 C、维生素 B、维生素 A 以及叶酸等，有补充能量、益智补脑、增强机体免疫力、降低血糖、美容养颜等功效。荔枝属热性水果，民间有“一颗荔枝三把火”之说，不能多吃；正长青春痘、生疮、伤风感冒、发烧或有急性炎症时，吃荔枝会加重病情；一次不宜吃过多或连续大量进食，尤其是老人、小孩和糖尿病人。正常健康成人每天吃 5 颗足已，喜欢吃荔枝但又怕燥热的人，吃荔枝的同时可多喝盐水，也可用

20～30 克生地煲瘦肉或猪骨汤喝，或与蜜枣一起煲水喝。

(十四)菠萝

菠萝含有丰富的果糖、葡萄糖、枸橼酸、果酸，还含有多种维生素和矿物质、蛋白质、脂肪和食物纤维等。有治疗腹泻、促进消化、利尿、溶解血栓、改善局部的血液循环、消除炎症和水肿、润肺止咳等功效。以果色新鲜、有 2/3 变黄、果形端正、果身坚实、熟度八成、较重且 6～8 月成熟的为最佳。吃菠萝时要削皮和浸泡盐水，患有胃溃疡、肾脏病、凝血功能障碍的人要禁食，发烧及患有湿疹、疥疮的人最好不吃，有吸附过异味的菠萝不能再食用。对菠萝蛋白酶过敏的人食用后会出现皮肤瘙痒等症状。

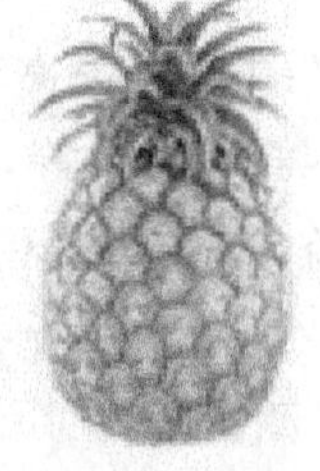

图 3-4-14　菠萝

(十五)芒果

芒果富含糖类及维生素，尤其是胡萝卜素和维生素 C 含量特别高，是当之无愧的“青春不老果”，经常食用有明目、美容、降低胆固醇、健脑、防治便秘、抗癌抑菌、祛痰止咳等功效，以饱满、圆润、不软不硬、颜色黄得纯正、香味扑鼻、没有斑点的为佳。饭后不可食用芒果，芒果不可以与大蒜等辛辣食物同时吃，以防损害肾脏引发黄病；芒果性质带湿毒、含糖量高，皮肤病、肿瘤及糖尿病患者要忌食；过敏体质者要慎吃。

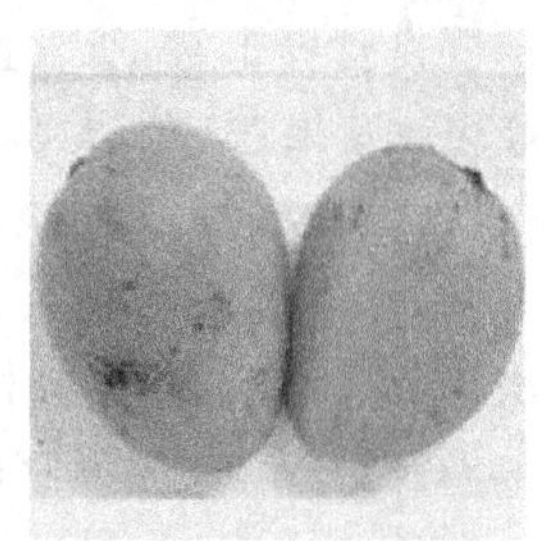

图 3-4-15　芒果

(十六)榴莲

榴莲果肉中含有大量的淀粉、糖、脂肪、碳水化合物和蛋白质，还含有多种维生素及丰富的矿物质，营养密度高且均衡，经常食用可令身体强健，促进食欲。在泰国常用来当作病人和产后妇女补养身体的补品，每天食用不能超过 100 克。因含较高的热量及糖分和钾，肥胖人士、肾病及心脏病人宜少吃，糖尿病者要忌食。

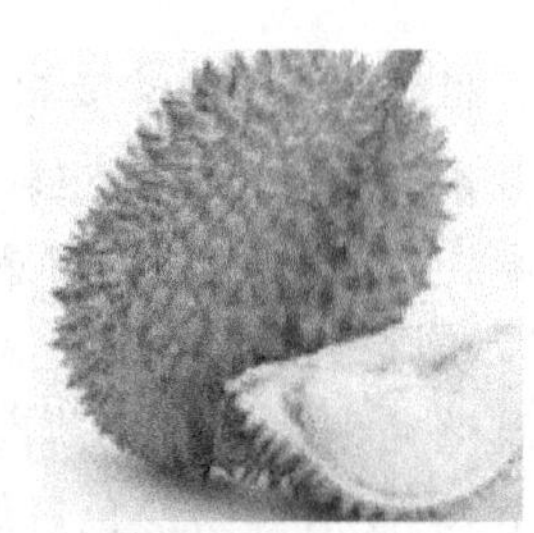

图 3-4-16　榴莲

(十七)椰子

椰子果肉中含油量为 60％～65％，油内大部分脂肪酸为饱和脂肪酸，仅有很少的油酸和亚油酸，这与一般植物油有很大的区别；椰子汁含有丰富的钾、镁等矿物质，有补充机体营养、美容驻颜、清凉消暑、生津止渴、强心、利尿消肿、驱虫等功效。椰汁每次 1 杯(约 150 毫升)、椰肉每次 30 克为宜，椰肉炖汤补益功效更加显著，椰汁离开椰壳味道则变，上午倒出的较甜，下午较淡。

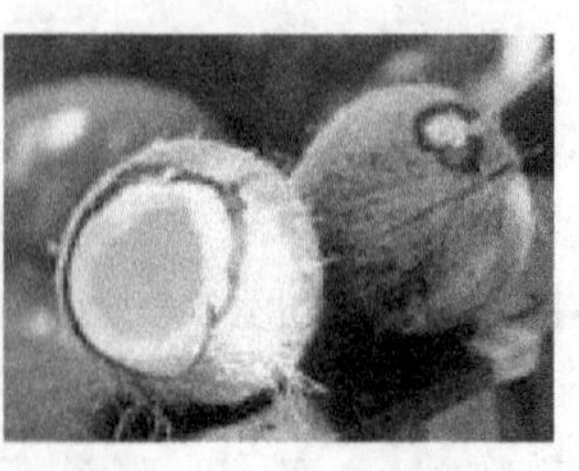

图 3-4-17　椰子

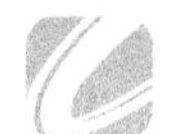

四、巧妙选购水果

购买水果时，不同的水果有不同的挑选方法，做到一闻、二听、三摸、四辨。

一闻，闻香气。成熟的水果有浓香，一般会散发出特有的香味，可用鼻子闻水果的底部，香气越浓，表示水果越甜，如香瓜、菠萝等。

二听，听声音。同种水果分别置于两个手掌上比较重量，或用手掂或弹，一般来说，较重或声音清脆者，通常水分较多，如苹果、香瓜、西瓜等。

三摸，摸软硬。不论何种水果，果实饱满、大小适中、外形完好、无碰伤及病斑等都是基本的选择要点。水果拿在手上沉甸甸的，具重量感，通常表示水分含量多，吃起来应是"香甜多汁"；如果拿起来轻轻的，可能已经存放一段时间，里面的养分及水分丧失大半。半成熟果实一般硬而脆，之后会变软。

四辨，辨果色。未成熟水果大多含较多的叶绿素而偏绿色，随成熟过程会逐渐转为橙色的类胡萝卜素，如香蕉、橘子等；或是红、紫色的花青素，如苹果、葡萄等。这些水果的颜色越深表示甜度越高。而有些水果如芒果、菠萝、木瓜等，则要色、味双全才是品质好的表现。

表 3-4-1 一年四季主要时令蔬果上市时间表

季节	蔬菜	水果	饮食提示
春季 （农历 1—3 月）	青椒、辣椒、彩椒、花椰菜、洋葱、甜豆、豌豆、芹菜、莴苣、荠菜、油菜、菠菜、香椿、春笋、马兰头等	番石榴、青枣、枇杷、桑葚、樱桃、莲雾等	春季气候干燥，建议多吃一些含水分多的水果，并且种类多样化，防治感冒可吃苹果
夏季 （农历 4—6 月）	丝瓜、苦瓜、冬瓜、黄瓜、佛手瓜、南瓜、芦笋、茭白、辣椒、菜豆、洋葱、苋菜、山苏、空心菜、龙须菜、生菜、圆白菜、甘薯叶、西红柿、茄子等	西瓜、草莓、桃、李、杏、菠萝、芒果、猕猴桃、柠檬、莲雾、百香果、火龙果、荔枝、香蕉、椰子等	夏季可多吃些瓜类蔬菜；西瓜可补充大量出汗而流失的水分；夏季水果中，有很多是性质偏凉的，虚寒体质以及有慢性肠炎、十二指肠溃疡者最好少吃
秋季 （农历 7—9 月）	秋葵、菱角、莲藕、冬瓜、辣椒、栗子、四季豆、豆角、扁豆、甘薯叶、淮山、白菜等	梨、苹果、柚子、柿子、甘蔗、木瓜、莲子、葡萄、火龙果、杨桃、番石榴、杏、橘子、红枣、山楂、核桃等	秋季气候干燥，建议多吃些生津止渴、润喉去燥的水果
冬季 （农历 10—12 月）	青椒、白菜、圆白菜、花菜、西兰花、芹菜、菠菜、芥菜、葵年菜、洋葱、胡萝卜、萝卜、甜豆、莴苣、马铃薯等	橙、橘子、柚子、冬枣、甘蔗等	冬季的水果比较少，但也不宜吃通常在夏季才成熟的水果如草莓、西瓜等，梨和甘蔗是最佳选择

第五节　鱼虾畜禽肉蛋与健康

鱼虾、畜禽肉、蛋等属动物性食物。这些食物是人类优质蛋白、脂类、脂溶性维生素、B族维生素和矿物质的良好来源，是平衡膳食的重要组成部分。动物性食物中蛋白质不仅含量高，而且氨基酸组成更适合人体需要，尤其富含赖氨酸和蛋氨酸，如与谷类或豆类食物搭配食用，可明显发挥蛋白质互补作用；但动物性食物一般都含有一定量的饱和脂肪酸和胆固醇，摄入过多可能增加患心血管病的危险性。从饮食与健康角度来看，鱼虾、畜禽肉、蛋及其加工制品与我们人体健康密切相关。

一、鱼虾类

鱼虾泛指鱼类水产品，是人体蛋白质、矿物质和维生素的良好来源，味道也非常鲜美，是深受人们欢迎的饮食佳品。全世界有鱼类2.5万～3.0万种，这些丰富的渔业资源与人类饮食及健康有着密切的关系。从巨大的鲸鱼到游动的小虾，许多都具有丰富的营养价值，它们作为高生物价的蛋白质、脂肪和脂溶性维生素来源，在人类的营养与健康领域发挥着重要的作用。

（一）鱼虾的营养价值

鱼类中蛋白质的含量多为15%～20%，蛋白质中必需氨基酸组成与人类很接近，属于完全蛋白质，是生理价值很高的优质蛋白。其他水产动植物中含量也较高，对虾为20.6%，河虾为17.5%，河蟹为14.6%，紫菜为20.3%。由于鱼类间质蛋白含量较少，故组织软嫩，比禽、畜肉更易消化，吸收率高达85%～90%。鱼类的含氮浸出物主要为胶原和黏蛋白，加水煮沸，冷却后即成为凝胶。

鱼类可食部分脂肪含量为1%～10%，一般为1%～3%。鱼脂肪多由不饱和脂肪酸组成，约达80%，熔点较低，故常呈液态，消化吸收率约为95%。单不饱和脂肪酸主要是棕榈油酸和油酸，多不饱和脂肪酸主要由亚油酸、亚麻酸、二十碳五烯酸（EPA）和二十二碳六烯酸（DHA）组成。

鱼类特别是海鱼矿物质含量比肉类高，除钙、磷、钾、钠含量较高外，微量元素碘、铁、锌、铜、锰、硒等含量都很高，如海带含碘达24 mg/100 g，虾皮中含钙达2000 mg/100 g，含钙量为肉类食品的100倍以上。

鱼类也是B族维生素的良好来源。鳝鱼、海蟹及河蟹的维生素B_2含量也较多，海产鱼的肝脏含有极丰富的维生素A和维生素D，有些虾、蟹也含有极丰富的维生素A。

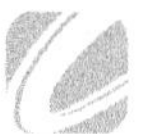

（二）鱼虾类营养特点

鱼类蛋白质与人体组织蛋白的组成相似，因此生物价值较高，属优质蛋白。鱼肉的肌纤维细而短，蛋白质结构松软，水分含量较多，肉质细嫩，易为人体消化吸收，比较适合病人、老年人和儿童食用。

鱼类脂肪含量少，大部分为不饱和脂肪酸，在不饱和脂肪酸中，长碳链、多价不饱和脂肪酸占的比例也较大，故鱼类脂肪具有一定的防止动脉粥样硬化和冠心病的作用。据考察，生活在北极圈的爱斯基摩人是全球冠心病发病率最低的民族，科学家认为，这可能与他们自古以来长年吃鱼有关。在我国和日本的疾病调查中，也发现祖祖辈辈以打鱼为生的渔民，由于吃鱼多，冠心病的患病率同样很低。

（三）科学食用与健康

鱼虾等产品味道鲜美，营养丰富，为人所爱，但有的鱼含有剧毒物质，食用后会中毒，甚至丧命。例如，河豚自古为人们所欣赏，但是其卵、卵巢、肝脏和血液中含有剧毒的河豚毒素和河豚酸，若处理不当，食用后会致急性中毒而死亡。因此，没有经验的人，千万不要"舍命吃河豚"。

鱼肉与畜肉不同，所含的水分和蛋白质较多，结缔组织较少，因此比畜肉更容易腐败变质，且速度也快，有些鱼类即使刚刚死亡，体内往往已产生引起食物中毒的毒素。因此，吃鱼一定要新鲜。

有些水产动物感染肺吸虫和肝吸虫，特别是小河或小溪中的河蟹，常是肺吸虫的中间宿主，如未煮熟即食，可能致人患病。所以在烹调加工时要注意烧熟、煮透。还有一些鱼，如鲐鱼、金枪鱼等，体内含有较多的组胺，体质过敏者吃后会引起病态反应，如皮肤潮红、头晕、头痛，有时会出现哮喘或荨麻疹等，因此要特别注意。

老年人和体质较弱或有过敏者不宜过量吃海鲜。贝类海产在吃前应先在淡盐水中浸约一小时，让其自动吐出泥沙。此外，食用海鲜时应注意：

1. 不能与大量维生素 C 同食。虾、蟹等甲壳类海鲜品中含有一定的高浓度"五价砷"，其本身对人体无害，但同时服用大量维生素 C 时，"五价砷"会转化成"三价砷"（即三氧化二砷，俗称砒霜），会导致急性砷中毒；严重者还会危及生命。

2. 不能与寒凉食物同食。海鲜本性寒凉，最好在食用时避免与一些寒凉的食物共同食用，比如空心菜、黄瓜等蔬菜，饭后也不应该马上饮用一些像汽水、冰水、雪糕这样的冰镇饮品，还要注意少吃或者不吃西瓜、梨等性寒水果，以免导致身体不适。

3. 不能与啤酒、红葡萄酒同食。食用海鲜饮用大量啤酒，会产生过多的尿酸，从而引发痛风。尿酸过多，会沉积在关节或软组织中，从而引起关节和软组织发炎。

（四）常见鱼虾与健康

1. 胖头鱼

胖头鱼又叫大头鱼，学名鳙鱼，中国著名四大家鱼之一。此鱼头大而肥，肉质雪白细嫩，是鱼头火锅的首选。外形与鲢鱼相似，头占体长的三分之一，体侧发黑且有花斑，眼位较低。

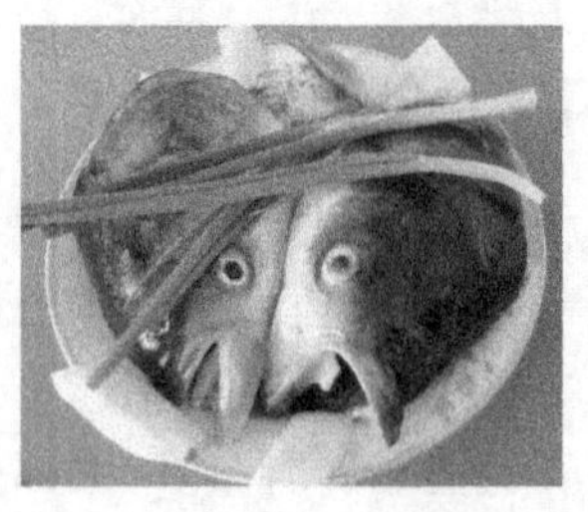
图 3-5-1　胖头鱼

鱼脑营养丰富，其中含有一种人体所需的鱼油，而鱼油中富含多不饱和脂肪酸，它的主要成分就是我们所说的“脑黄金”，主要存在于大脑的磷脂中，可以起到维持、提高、改善大脑机能的作用。因此，有多吃鱼头能使人更加聪明的说法。另外，鱼鳃下边的肉呈透明的胶状，里面富含胶原蛋白，能够对抗人体老化及修补身体细胞组织；含水分充足，口感很好。

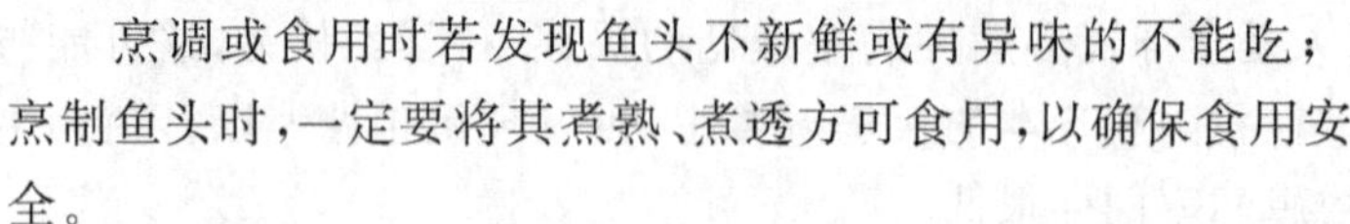

烹调或食用时若发现鱼头不新鲜或有异味的不能吃；烹制鱼头时，一定要将其煮熟、煮透方可食用，以确保食用安全。

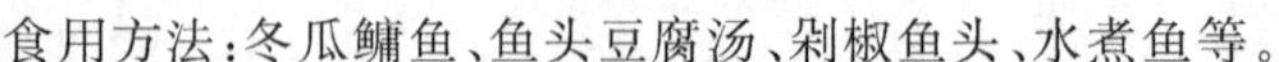

食用方法：冬瓜鳙鱼、鱼头豆腐汤、剁椒鱼头、水煮鱼等。

2. 鲫鱼

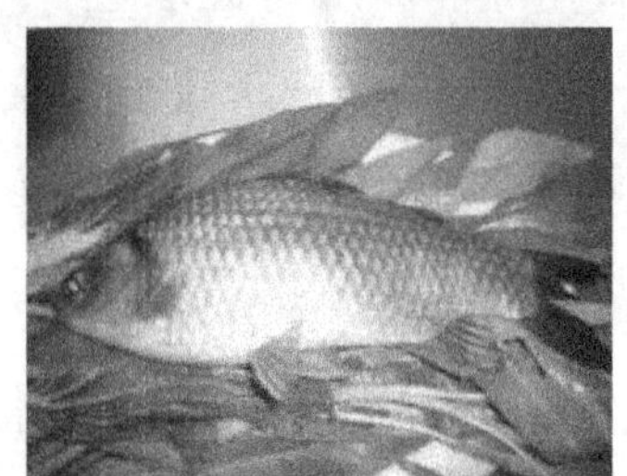
图 3-5-2　鲫鱼

鲫鱼又名鲋鱼，俗称鲫瓜子，鲤科，产于全国各地。肉味鲜美，肉质细嫩，营养全面，含蛋白质多，脂肪少，食之鲜而不腻，略感甜味；它是一种适应性很强的鱼类，栖于江河、湖泊、池沼、河渠中，尤以水草丛生的浅水湖和池塘较多，鲫鱼四季均产，以 2—4 月和 8—12 月产的最肥。鲫鱼体侧扁而高，体较小，背部发暗，腹部色浅，体色因产地而异，多为黑色带金属光泽，嘴上无须，鳞较小，鳍的形状同鲤鱼。

鲫鱼肉嫩味美，营养价值较高，还具有一定的食疗功效。民间有很多偏方都有用到鲫鱼，如腹水患者用鲜鲫鱼与赤小豆共煮汤服用可治疗水肿；用鲜活鲫鱼与猪蹄同煨，连汤食用，可治产妇少乳；鲫鱼油有利于心血管的功效，还可降低血液黏度，促进血液循环。

食用方法：鲫鱼豆腐汤、红烧鲫鱼、清蒸鲫鱼、酥鲫鱼等。

3. 带鱼

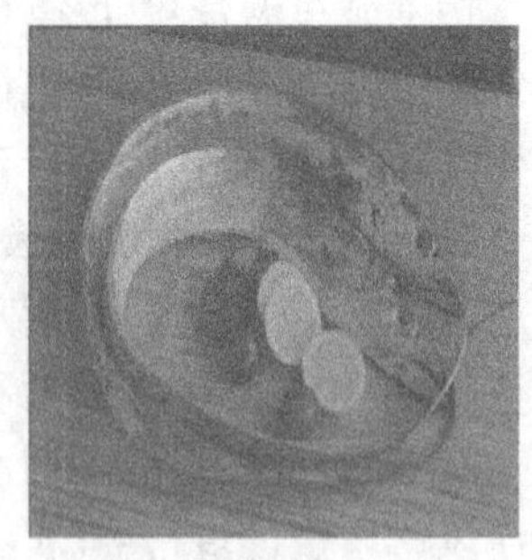
图 3-5-3　带鱼

带鱼体长扁侧呈带状，头窄长，口大且尖，牙锋利，眼大位高，尾部细鞭状。体表银灰度色，无鳞，但表面有一层银粉，背鳍极长，无腹鳍。带鱼因身体扁长似带而得名，以舟山所产为最佳。带鱼肉肥刺少，脂肪较多且集中于体外层，味道鲜美，营养丰富，鲜食、腌制、冷冻均可。

新鲜带鱼为银灰色，且有光泽；但有些带鱼却在银白光泽上附着一层黄色的物质，这是因为表面脂肪大量接触空气发生氧化，使鱼体表面变黄的结果。购买带鱼时，尽量不买黄色的带鱼。

食用方法：一般带鱼可做糖醋带鱼，或红烧、香煎、油炸等。

4. 墨鱼

墨鱼（墨斗鱼），又称乌贼，属软体动物中的头足类。我国沿海各地均有出产，以舟山群岛出产最多。墨鱼分头、胴体两部分：头部前端有五对腕，其中四对较短，每个腕上长有

四行吸盘，另一对腕很长，吸盘仅在顶端；胴体部分稍扁，呈卵圆形，灰白色，肉鳍较窄，位于胴体两侧全缘，在末端分离，背肉中央一块背骨(即海螵蛸)。雄的乌贼背宽有花点，雌的肉鳍发黑，以雄的为佳。乌贼肉脆嫩，味鲜美。

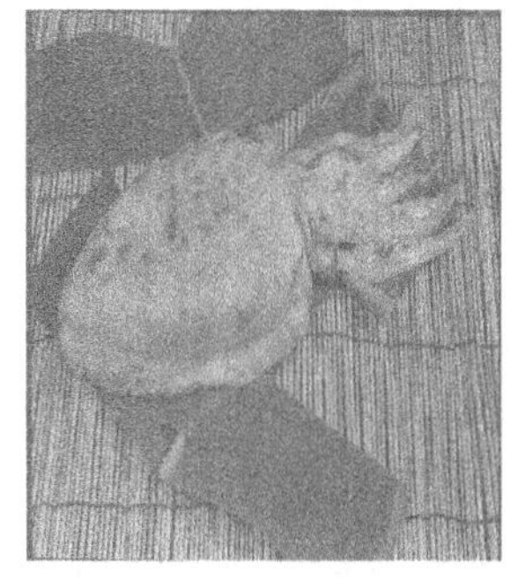

图 3-5-4　墨鱼

墨鱼壳，即"乌贼板"，学名叫"乌贼骨"，也是中医上常用的药材，称"海螵蛸"，是一味制酸、止血、收敛之常用中药。

墨鱼含丰富的蛋白质，壳含碳酸钙、壳角质、黏液质及少量氯化钠、磷酸钙、镁盐等；墨鱼中的墨汁含有一种粘多糖，实验证实对小鼠有一定的抑癌作用。

墨鱼浑身是宝，是上好的食疗佳品，值得一提的是，墨鱼是女性一种颇为理想的保健食品，女子一生不论经、孕、产、乳各期，食用墨鱼皆为有益。中医古籍《随息居饮食谱》说它"愈崩淋、利胎产、调经带、疗疝瘕，最益妇人"。

食用方法：油爆墨鱼、墨鱼猪肚汤、鱼香墨鱼花、爆墨鱼卷、清炒墨鱼等。

5. 鲤鱼

鲤鱼因鱼鳞上有十字纹理而得名。产于我国各地淡水河湖、池塘。鲤鱼呈柳叶形，背略隆起，嘴上有须，鳞片大且紧，鳍齐全且典型，肉多刺少。按生长水域的不同，鲤鱼可分为河鲤鱼、江鲤鱼、池鲤鱼。河鲤鱼体色金黄，有金属光泽，胸、尾鳍带红色，肉脆嫩，味鲜美，质量最好；江鲤鱼鳞内皆为白色，体肥，尾秃，肉质发面，肉略有酸味；池鲤鱼青黑鳞，刺硬。泥土味较浓，但肉质较为细嫩。

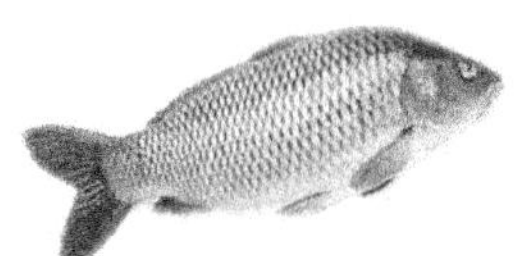

图 3-5-5　鲤鱼

鲤鱼体态肥壮艳丽，肉质细嫩鲜美，是人们日常喜爱食用并且很熟悉的水产品。逢年过节，餐桌上都少不了它，取其"年年有余"、"鱼跃龙门"之义，增添喜庆气氛。

鲤鱼蛋白质含量高，质量好，人体消化吸收率可达 96%，并能供给人体必需的氨基酸、矿物质、维生素 A 和维生素 D；鲤鱼的脂肪多为不饱和脂肪酸，能很好地降低胆固醇，可以防治动脉硬化、冠心病，因此，多吃鱼可以健康长寿。此外，由于鲤鱼的视网膜上含有大量的维生素 A，因此，吃鲤鱼眼睛明目的效果特别好。

鲤鱼与冬瓜、葱白煮汤服食，治肾炎水肿。大鲤鱼留鳞去肠杂煨熟分服之，治黄疸。用活鲤鱼、猪蹄煲汤服食治产妇少乳。鲤鱼与川贝末少许煮汤服用，治咳嗽气喘。咳嗽、气喘时，可用鲤鱼头一个，与姜、醋、蒜泥同煮，吃后能起到一定的缓解作用。患有癫痫的人，则可以用鲤鱼脑或脂肪煮粥食用。

食用方法：红烧鲤鱼、糖醋鲤鱼、干烧鲤鱼、豆瓣鲤鱼、清蒸鲤鱼、五香鲤鱼块、鲤鱼补血汤。

6. 鲢鱼

鲢鱼又叫白鲢，鲤科动物。是我国著名的四大家鱼之一。形态和鳙鱼相似，但体色较淡，银灰色，无斑纹，栖息在水的上层，以海绵状的鳃耙滤食浮游植物，习性活泼，善跳跃，生活在各地的江河、湖泊及池塘的中上层水域。鲢鱼体侧扁，腹腔大而狭窄，头大眼小，尾鳍叉形，鳞片细小，银白色。肉软嫩且细腻，刺细小且多。

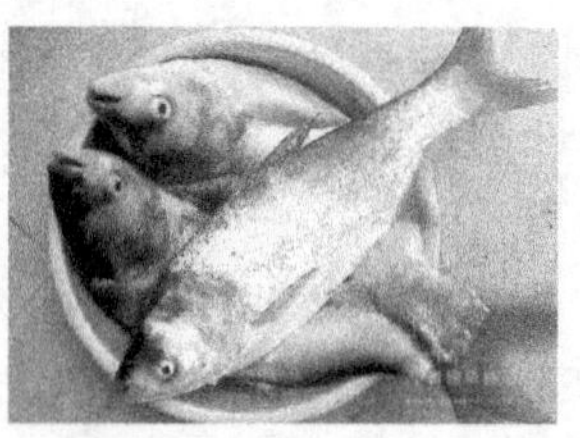
图 3-5-6　鲢鱼

鲢鱼含丰富的胶质蛋白，既能健身，又能美容，是女性滋养肌肤的理想食品。它对皮肤粗糙、脱屑、头发干脆易脱落等症均有疗效，是女性美容不可忽视的佳肴。

鲢鱼头肉质细嫩、营养丰富，除了含蛋白质、脂肪、钙、磷、铁、维生素 B_1，它还含有鱼肉中所缺乏的卵磷脂，该物质被机体代谢后能分解出胆碱，最后合成乙酰胆碱，乙酰胆碱是神经元之间化学物质传送信息的一种最重要的“神经递质”，可增强记忆、思维和分析能力，让人变得聪明；还含有丰富的不饱和脂肪酸，可使活跃脑细胞，增强推理、判断力，因此，常吃鱼头不仅可以健脑，而且还可延缓脑力衰退。

食用方法：剁椒鲢鱼头、香煎鲢鱼、茄汁鲢鱼、红烧鲢鱼、清炖鲢鱼头，家常鱼头豆腐汤等。

7. 草鱼

草鱼又称鲩鱼，与青鱼、鳙鱼、鲢鱼并称中国四大淡水鱼。它与青鱼是比较相近的鱼种，体色则近于鲫鱼的体色，有灰白、草黄和金黄等色。草鱼以草为食，背部为黑褐色，鳞片边缘为深褐色，胸、腹鳍为灰黄色，侧线平直，肉质细嫩，纤维短，骨刺少，极易破碎。

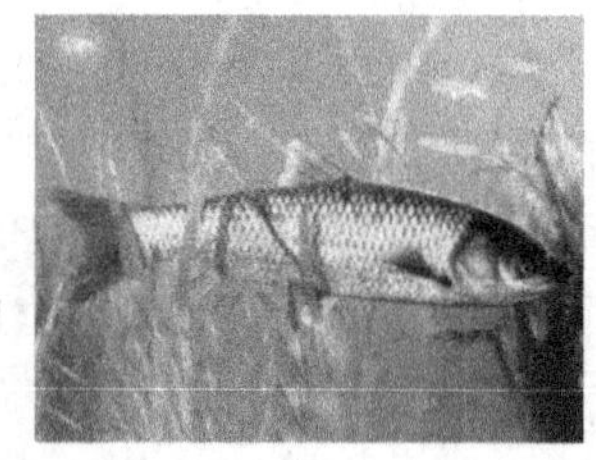
图 3-5-7　草鱼

草鱼含有丰富的不饱和脂肪酸，对血液循环有利，是心血管病人的良好食物；草鱼含有丰富的硒元素，经常食用有抗衰老、养颜的功效，而且对肿瘤也有一定的防治作用；对于身体瘦弱、食欲缺乏的人来说，草鱼肉嫩而不腻，可以开胃、滋补。常吃草鱼头还可以增智、益脑。

食用方法：茄汁草鱼片、红烧草鱼、干炸草鱼块、草鱼冬瓜汤等。

8. 虾

虾的种类有很多，主要分淡水虾和海水虾，常见的青虾、草虾、小龙虾为淡水虾；对虾(明虾)、基围虾、龙虾等为海水虾。

虾含有较高的蛋白质，并含有丰富的钾、碘、镁、磷等元素和维生素 A 等。和鱼肉相比，虾含人体必需氨基酸中的缬氨酸不高，但却是营养均衡的蛋白质来源；脂肪含量很少，几乎不含糖；胆固醇含量较高，但同时含有丰富的能降低人体血清胆固醇的牛磺酸。另外，虾类含有甘氨酸，这种氨基酸的含量越高，虾的甜味就越高。

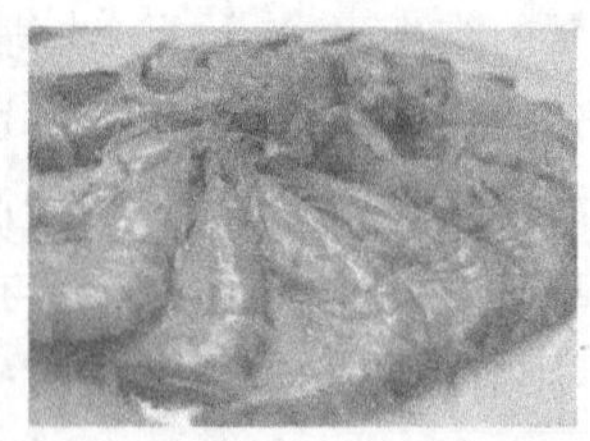
图 3-5-8　虾

虾的肉质肥嫩鲜美，食之既无鱼腥味，又没有骨刺，老幼皆宜，备受青睐；虾的吃法多样，可制成多种美味佳肴，虾肉历来被认为既是美味，又是滋补壮阳之妙品。

虾含有丰富的蛋白质与钙质，忌与含鞣酸的水果同吃，如与葡萄、石榴、山楂、柿子等同食，不仅会降低蛋白质的营养价值，而且鞣酸和钙质结合形成鞣酸钙后会刺激肠胃，引

起人体不适，出现呕吐、头晕、恶心和腹痛腹泻等症状。一般吃海鲜与水果至少应间隔2小时。

食用方法：油焖大虾、盐水虾、韭菜炒鲜虾、口味虾、香辣虾等。

9. 蟹

蟹乃食中珍味，素有“一盘蟹，顶桌菜”的民谚。它不但味美，且营养丰富，是一种高蛋白的补品。

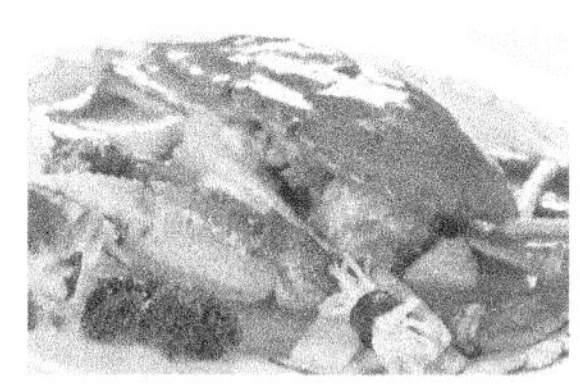

图3-5-9　蟹

根据产地可分为河蟹、江蟹、湖蟹三种。河蟹以河北、天津产的最为著名，江蟹以南京产的最好，湖蟹以江苏常熟阳澄湖、山东微山湖产的品质较好。螃蟹盛产在8—9月，高粱红时是吃蟹的最好时节，有“七尖八圆”之说。螃蟹的头胸甲呈圆形，褐绿色，螯足长大且密生绒毛，颊足侧扁而长，顶端尖锐，螃蟹肉白嫩，味鲜美。

食用方法：香辣蟹、葱姜蟹、清蒸肉蟹、毛蟹煨鱼肚等。

二、畜禽肉类

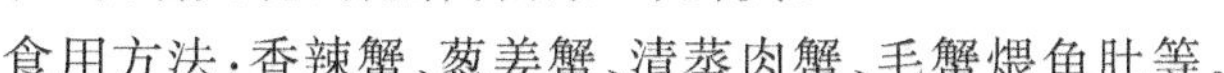

从食物角度讲，肉类是指来源于热血动物且适合人类食用的所有部分的总称，它不仅包括动物的骨骼肌肉，还包括许多可食用的组织器官，如心、肝、肾、胃、肠等。畜禽肉则是指畜类和禽类的肉，前者指猪、牛、羊、兔等牲畜的肌肉、内脏及其制品，后者包括鸡、鸭、鹅、鹌鹑、鸽等的肌肉及其制品。畜禽肉的营养价值较高，饱腹作用强，可加工烹制成各种美味佳肴，是一种食用价值很高的食物。

（一）畜禽肉的营养价值

1. 蛋白质

畜禽肉的蛋白质含量一般为10%～20%，因动物的种类、年龄、肥瘦程度以及部位而异。在畜肉中，猪肉的蛋白质含量平均在13.2%左右；牛肉高达20%；羊肉介于猪肉和牛肉之间；兔肉的蛋白质含量也达20%左右；狗肉约17%。在禽肉中，鸡肉的蛋白质含量较高约20%；鸭肉约16%；鹅肉约18%；鹌鹑的蛋白质含量也高达20%。

动物不同部位的肉，因肥瘦程度不同，其蛋白质含量差异较大。例如：猪通脊肉蛋白质含量约为21%，后臀尖约为15%，肋条肉约为10%，奶脯仅为8%；鸡胸肉的蛋白质含量约为20%，鸡翅约为17%。动物内脏蛋白质含量较高，脂肪含量较少，不同内脏的蛋白质含量也存在差异。家畜不同内脏中，肝脏含蛋白质较高，心、肾含蛋白质14%～17%；禽类内脏中，肫的蛋白质含量较高，肝和心含蛋白质13%～17%。

畜禽的皮肤和筋腱主要由结缔组织构成。结缔组织的蛋白质含量为35%～40%，而其中绝大部分为胶原蛋白和弹性蛋白。例如：猪皮含蛋白质28%～30%，其中85%是胶原蛋白。由于胶原蛋白和弹性蛋白缺乏色氨酸和蛋氨酸等人体必需氨基酸，为不完全蛋白质，因此以猪皮和筋腱为主要原料的食品（如膨化猪皮、猪皮冻、蹄筋等）的营养价值较低，需要和其他食品配合，补充必需的氨基酸。

畜禽肉的蛋白质为完全蛋白质，含有人体必需的各种氨基酸，并且必需氨基酸的构成比例接近人体需要，因此易被人体充分利用，营养价值高，属于优质蛋白质。

2. 脂肪

脂肪含量因动物的品种、年龄、肥瘦程度、部位等不同有较大差异，低者为2%，高者可达89%以上。在畜肉中，猪肉的脂肪含量最高，羊肉次之，牛肉最低。例如：猪瘦肉中的脂肪含量为6.2%，羊瘦肉为3.9%，牛瘦肉为2.3%，兔肉的脂肪含量较低，为2.2%。在禽肉中，火鸡和鹌鹑的脂肪含量较低，在3%以下；鸡和鸽子的脂肪含量类似，在14%～17%之间；鸭和鹅的脂肪含量达20%左右。

畜肉脂肪组成以饱和脂肪酸为主，主要由硬脂酸、棕榈酸和油酸等组成，熔点较高。禽肉脂肪含有较多的亚油酸，熔点低，易于消化吸收。胆固醇含量在瘦肉中较低，每100 g含70 mg左右，肥肉比瘦肉高90%左右，内脏更高，一般约为瘦肉的3～5倍，脑中胆固醇含量最高，每100 g可达2000 mg以上。

必需脂肪酸的含量与组成是衡量食物油脂营养价值的重要方面。动物脂肪所含有的必需脂肪酸明显低于植物油脂，因此其营养价值低于植物油脂。在动物脂肪中，禽类脂肪所含必需脂肪酸的量高于家畜脂肪；家畜脂肪中，猪脂肪的必需脂肪酸含量又高于牛、羊等反刍动物的脂肪。总的来说，禽类脂肪的营养价值高于畜类脂肪。

3. 碳水化合物

碳水化合物含量为1%～3%，平均1.5%，主要以糖原的形式存在于肌肉和肝脏中。动物在宰前过度疲劳，糖原含量下降，宰后放置时间过长，也可因酶的分解作用，使糖原含量降低，乳酸相应增高，pH下降。

4. 矿物质

矿物质的含量一般为0.8%～1.2%，瘦肉中的含量高于肥肉，内脏高于瘦肉。铁的含量为5 mg/100 g左右，以猪肝最丰富。畜禽肉中的铁主要以血红素形式存在，消化吸收率很高。在内脏中还含有丰富的锌和硒。牛肾和猪肾的硒含量是其他一般食品的数十倍。此外，畜禽肉还含有较多的磷、硫、钾、钠、铜等。钙的含量虽然不高，但吸收利用率很高。

禽类的肝脏中富含多种矿物质，且平均水平高于禽肉。肝脏和血液中铁的含量十分丰富，高达10～30 mg/100 g以上，可称铁的最佳膳食来源。禽类的心脏和胗也是含矿物质非常丰富的食物。

5. 维生素

畜禽肉可提供多种维生素，主要以B族维生素和维生素A为主。内脏中维生素含量比肌肉中多，其中以肝脏中的含量最为丰富，特别富含维生素A和维生素B_2。维生素A的含量羊肝为最高，其次是牛肝和猪肝。维生素B_2含量则以猪肝最丰富。除此之外，动物内脏还含有维生素D、叶酸、维生素C、烟酸等。所以，动物肝脏是一种营养极为丰富的食品。

6. 浸出物

浸出物是指除蛋白质、盐类、维生素外能溶于水的物质，包括含氮浸出物和无氮浸

出物。

(1)含氮浸出物

含氮浸出物为非蛋白质的含氮物质，占肌肉化学成分的1.65%，多以游离状态存在，是肉品呈鲜味的主要成分。这些物质主要有：三磷腺苷(ATP)、肌酸、肌酐、嘌呤、尿素等。

(2)无氮浸出物

无氮浸出物为不含氮的可浸出的有机化合物，包括糖类和有机酸，主要有糖原、葡萄糖、果糖和核糖。核糖是细胞中核酸的组成成分；葡萄糖是肌肉收缩的能量来源；糖原是葡萄糖的聚合体，是肌肉内糖的主要存在形式，但动物屠宰后，肌糖原逐渐分解为葡萄糖，并经糖酵解作用后生成乳酸。肌肉中的有机酸主要是糖酵解生成的乳酸，另外还有羟基乙酸、丁二酸及微量的糖酵解中间产物。

(二)营养特点

肉类蛋白质的氨基酸组成接近人体组织的需要。因此，其生理价值较高，如猪肉为74，牛肉为76，所以称其为完全蛋白质或优质蛋白质。在氨基酸组成上，赖氨酸含量较高，因此，宜与赖氨酸含量较少的谷类食物搭配食用。

肉类脂肪组成的特点为，与豆类和谷类有明显不同，以饱和脂肪酸居多，如猪油含饱和脂肪酸42%，牛油53%，羊油57%。

肉类食品经烹调后，能释放出肌溶蛋白、肌肽、肌酸、肌肝、嘌呤碱和氨基酸等物质，这些总称为含氮浸出物。如果肉汤中含氮浸出物越多，味道就越浓、越香，对胃液的分泌刺激作用也越大。一般成年动物的肉和禽类肉的含氮浸出物较多，所以它们味道就比较鲜美。

(三)科学食用与健康

畜禽肉蛋白质营养价值较高，含有较多的赖氨酸，宜与谷类食物搭配食用，以发挥蛋白质的互补作用。据实验，在植物蛋白中加入少量的动物蛋白，可使其生理价值显著提高，例如玉米、小米和大豆混合后，生理价值为73，但若加入少量的牛肉干，可使其生理价值提高到89。所以，营养学家建议，膳食中动物性蛋白，至少要达到总蛋白量的10%以上。

为了充分发挥畜禽肉的营养作用，还应注意将畜禽肉分散到每餐膳食中，防止集中食用。畜肉的脂肪和胆固醇含量较高，脂肪主要由饱和脂肪酸组成，食用过多易引起肥胖和高脂血症等疾病，因此膳食中的比例不宜过多。但是禽肉的脂肪含不饱和脂肪酸较多，因此老年人及心血管疾病患者宜选用禽肉。内脏含有较多的维生素、铁、锌、硒、钙，特别是肝脏，维生素 B_2 和维生素A的含量丰富，注意食用。

烹调对肉类蛋白、脂肪和矿物质的损失影响较小，但维生素的损失较大。红烧和清炖肉，维生素 B_1 可损失60%～65%；蒸和炸损失次之；炒损失最小，仅13%左右。维生素 B_2 的损失以蒸时最高，达87%；清炖和红烧时约40%；炒肉时损失20%。炒猪肝时，维生素 B_1 损失32%；维生素 B_2 几乎可以全部保存。所以，从维护维生素的角度，肉类食品宜炒，不宜烧、炖和蒸、煮。

(四)常见畜肉与健康

1. 猪肉

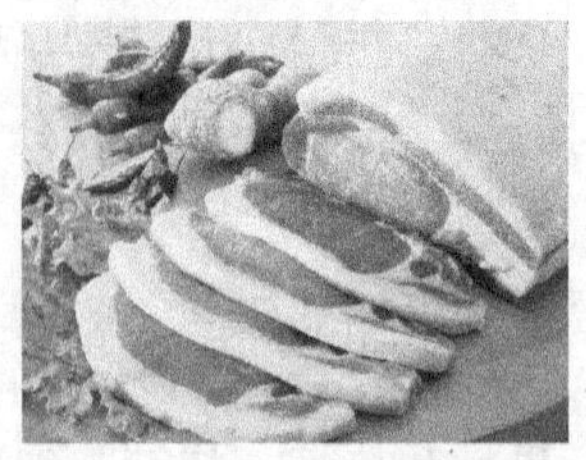
图 3-5-10 猪肉

猪肉是目前人们餐桌上重要的动物性食品之一。因为猪肉纤维较为细软,结缔组织较少,肌肉组织中含有较多的肌间脂肪,因此,经过烹调加工后肉味特别鲜美。

猪肉为人类提供优质蛋白质和必需的脂肪酸。猪肉可提供血红素(有机铁)和促进铁吸收的半胱氨酸,能改善缺铁性贫血。

食用方法:猪肉可以进行蒸、炒、炖等烹饪。还可以加工成猪肉脯、猪肉松等。

2. 牛肉

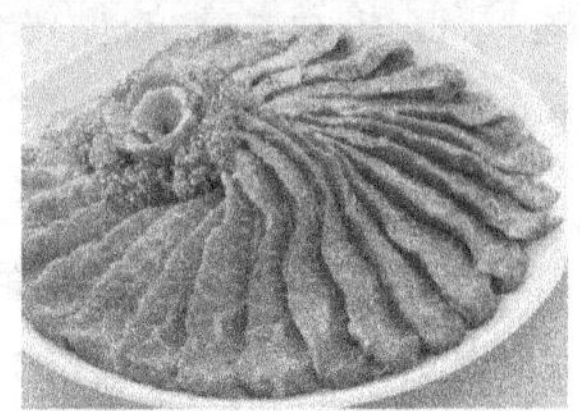
图 3-5-11 牛肉

牛肉是中国人的第二大肉类食品,仅次于猪肉,牛肉蛋白质含量高,而脂肪含量低,所以味道鲜美,受人喜爱,享有"肉中骄子"的美称。新鲜牛肉有光泽,红色均匀稍暗,脂肪为洁白或淡黄色,外表微干或有风干膜,不粘手,弹性好,有鲜肉味。老牛肉色深红,质粗;嫩牛肉色浅红,质坚而细,富有弹性,不易消化吸收。

在烹调方面有句行话"横切牛羊竖切猪"。即:猪肉顺着肉丝切,牛羊肉横着切。相对于其他肉类来讲,牛肉质老(纤维组织多),筋多(结缔组织多)。必须横着纤维纹路切,即顶着肌肉的纹路切(又称为顶刀切),才能把筋切断,以便于烹制适口菜肴。如果顺着纹路切,筋腱会保留下来,烧熟后肉质柴,咀嚼不烂。另外,在烧牛肉时放个萝卜易烧烂。

一般,牛肉每周吃一次即可,不可食之太多,另外,牛脂肪更应少食为妙,否则会增加体内胆固醇和脂肪的积累量。

食用方法:牛肉炖柿子、水煮牛肉、孜然牛肉、五香牛肉、凉拌麻辣牛肉、牛肉羹、牛肉干、牛肉丸、土豆烧牛肉、葱香牛肉丝等。

3. 羊肉

羊肉是我国人民食用的主要肉类之一,羊肉较猪肉的肉质要细嫩,较猪肉和牛肉的脂肪、胆固醇含量都要少。

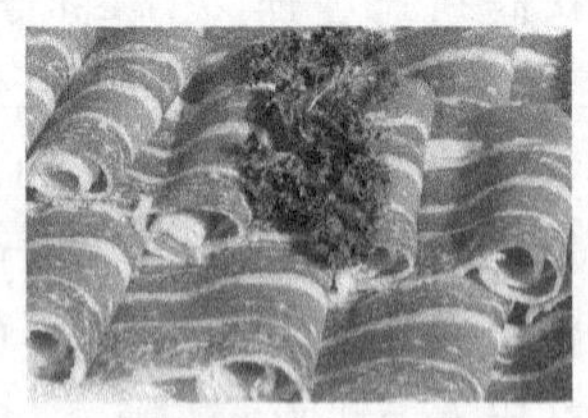
图 3-5-12 羊肉

羊肉性温,冬季食用,可收到进补和防寒的双重效果,还能增加消化酶,保护胃壁,修复胃黏膜,帮助脾胃消化,起到抗衰老的作用。羊肉营养丰富,对肺结核、气管炎、哮喘、贫血、产后气血两虚、腹部冷痛、体虚畏寒、营养不良、腰膝酸软、阳痿早泄以及一切虚寒病症均有很大裨益;具有补肾壮阳、补虚温中等作用,男士适合经常食用。

食用方法:滋补羊肉汤、葱爆羊肉片、羊肉炖冬瓜、豆瓣焖羊肉、麻辣羊肉炉、烤羊肉串等。

4. 兔肉

兔肉包括家兔肉和野兔肉两种,家兔肉又称为菜兔肉。兔肉性凉味甘,在国际市场上享有盛名,被称之为“保健肉”、“荤中之素”、“美容肉”、“百味肉”等等。每年深秋至冬末味道更佳,是肥胖者和心血管病人的理想肉食,全国各地均有出产和销售。

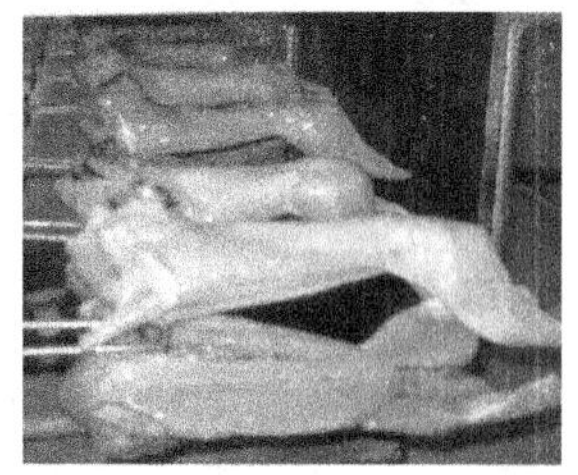

图 3-5-13 兔肉

兔肉属高蛋白质、低脂肪、少胆固醇的肉类,质地细嫩,味道鲜美,营养丰富,与其他肉类相比较,具有很高的消化率(可达 85%),食后极易被消化吸收,这是其他肉类所没有的,因此,兔肉极受消费者的欢迎。

食用方法:松菇烧兔肉、麻辣兔肉、葱烧兔肉、炖兔肉、红烧兔肉、宫廷兔肉等。

(五)常见禽肉与健康

1. 鸡肉

鸡肉肉质细嫩,滋味鲜美,其味较淡,可用于各种料理中。蛋白质的含量较高,氨基酸种类多,而且消化率高,很容易被人体吸收利用,有增强体力、强壮身体的作用。鸡肉含有对人体生长发育有重要作用的磷脂类,是中国人膳食结构中脂肪和磷脂的重要来源之一。鸡肉对营养不良、畏寒怕冷、乏力疲劳、月经不调、贫血、虚弱等症有很好的食疗作用。

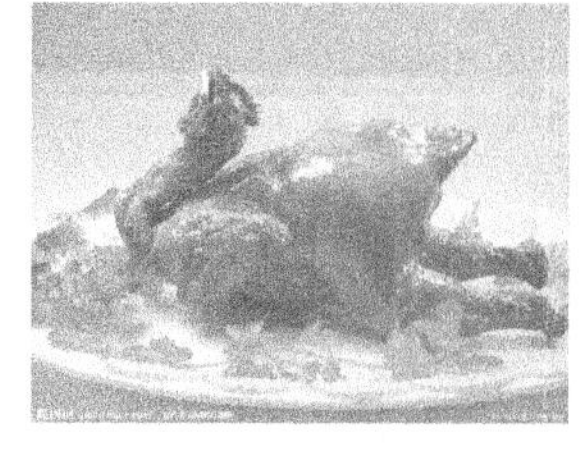

图 3-5-14 鸡肉

鸡肉的营养高于鸡汤,所以不要只喝鸡汤而不吃鸡肉。鸡屁股是淋巴最集中的地方,也是储存细菌、病毒和致癌物的仓库,应弃掉不要。痛风症病人不宜喝鸡汤,因鸡汤中含有很高的嘌呤,会加重病情。

鸡肉比较容易变质,低温冷藏保存一两天,或煮熟之后保存。鸡肉可单独炖、蒸、煮熟后食用,或与其他蔬菜、肉一起炒、炖、炸后食用。

2. 鸭肉

鸭肉是一种美味佳肴,适于滋补,是各种美味名菜的主要原料。人们常言“鸡鸭鱼肉”四大荤,鸭肉蛋白质含量比畜肉含量高得多,脂肪含量适中且分布较均匀。

鸭肉的脂肪酸熔点低,易于消化。所含 B 族维生素和维生素 E 较其他肉类多,能有效抵抗脚气病、神经炎和多种炎症,还能抗衰老。鸭肉中含有较为丰富的烟酸,它是构成人体内两种重要辅酶的成分之一,对心肌梗死等心脏疾病患者有保护作用。

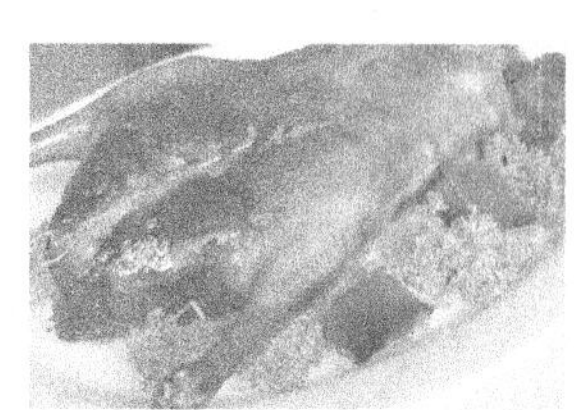

图 3-5-15 鸭肉

鸭肉营养丰富,特别适宜夏秋季节食用,既能补充过度消耗的营养,又可祛除暑热给人体带来的不适。不应久食烟熏和烘烤的鸭肉,因其加工后可产生苯并芘物质,此物有致癌作用。

鸭肉是一种美味佳肴,可做成烤鸭、板鸭、香酥鸭、鸭骨汤、熘鸭片、熘干鸭条、炒鸭心花、香菜鸭肝、扒鸭掌等上乘佳肴。

3. 鹅肉

鹅肉是理想的高蛋白、低脂肪、低胆固醇的营养健康食品。鹅肉含丰富的蛋白质、钙、磷,还含有钾、钠等十多种元素。

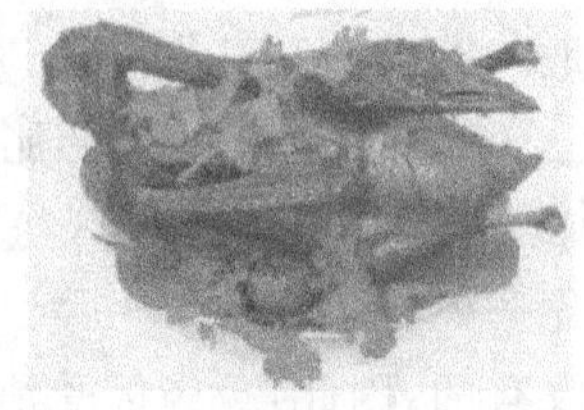
图 3-5-16 鹅肉

鹅肉含有人体所必需的各种氨基酸,接近人体所需氨基酸的比例,从生物学价值上来看,鹅肉是全价蛋白质,优质蛋白质。鹅肉不仅脂肪含量低,而且品质好,不饱和脂肪酸的含量高,特别是亚麻酸含量均超过其他肉类,对人体健康有利。鹅肉脂肪的熔点亦很低,质地柔软,容易被人体消化吸收。

鹅肉作为绿色食品于 2002 年被联合国粮农组织列为 21 世纪重点发展的绿色食品之一。具有益气补虚、和胃止渴、止咳化痰,解铅毒等作用。适宜身体虚弱、气血不足、营养不良的人食用。

鹅肉鲜嫩松软,清香不腻,以煨汤居多,也可熏、蒸、烤、烧、酱、糟等。其中鹅肉炖萝卜、鹅肉炖冬瓜等,都是“秋冬养阴”的良菜佳肴。

三、蛋类

蛋类包括鸡蛋、鸭蛋、鹅蛋、鹌鹑蛋、鸽蛋和其他禽类的蛋,以及其加工制成的咸蛋、松花蛋等。蛋类的营养素含量不仅丰富,而且质量也很好,是一类营养价值较高的食品。蛋及蛋制品是居民饮食中经常需要的食物之一。

(一)蛋的结构

各种禽蛋的结构都很相似。主要由蛋壳、蛋清、蛋黄三部分组成。以鸡蛋为例,每只蛋平均重约 50 g,蛋壳重量占全部的 10%,蛋清 60%,蛋黄 30%。

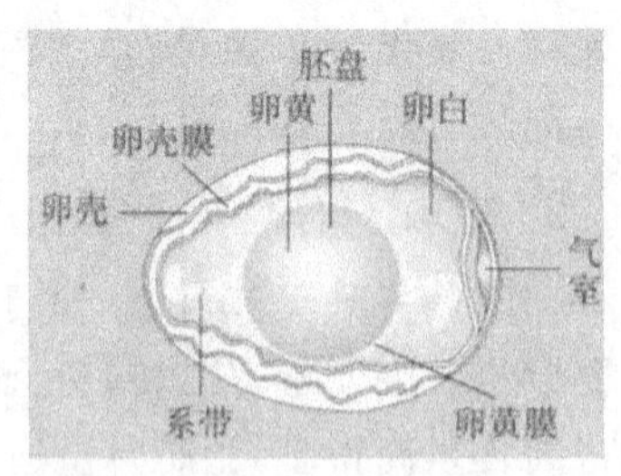

图 3-5-17 蛋的结构

蛋壳主要成分是石灰质,其中 96%碳酸钙,其余为碳酸镁和蛋白质。蛋壳表面布满直径约 15～65 μm 的角质膜,在蛋的钝端角质膜分离成一气室。蛋内的水分和二氧化碳可通过气孔向外蒸发造成蛋的陈化,外界微生物可通过气孔进入蛋内,所以蛋在储存时,应大头朝上,且要防潮,不能水洗或雨淋,否则蛋会很快变质腐败。蛋壳的颜色由白到棕色,深度因鸡的品种而异。颜色是由于卟啉的存在,与蛋的营养价值无关。蛋清包括两部分,外层为中等黏度的稀蛋清,内层包围在蛋黄周围的为角质冻样的稠蛋清。蛋黄表面包有蛋黄膜,有两条韧带将蛋黄固定在蛋的中央。

(二)主要营养成分与营养价值

蛋的微量营养成分受到品种、饲料、季节等多方面因素的影响,但蛋中大量营养素含量总体上基本稳定,各种蛋的营养成分有共同之处。

1. 蛋白质

蛋类的蛋白质含量一般在10%以上。全鸡蛋蛋白质的含量为12%左右,蛋清中略低,蛋黄中较高,加工成咸蛋或松花蛋后,变化不大。蛋清中主要蛋白质包括卵清蛋白、卵伴清蛋白、卵粘蛋白、卵类粘蛋白等;蛋黄中的主要蛋白质是与脂类相结合的脂蛋白和磷蛋白。蛋黄中的蛋白质均具有良好的乳化性质,故而成为色拉酱的主要原料。

蛋类中蛋白质氨基酸组成与人体需要最接近,因此生物价也最高,达95以上,是其他食物蛋白质的1.4倍左右。其中赖氨酸和蛋氨酸含量较高,和谷类和豆类食物混合食用,可弥补其赖氨酸或蛋氨酸的不足。蛋富含半胱氨酸,加热过度使其部分分解产生硫化氢,与蛋黄中的铁结合可形成黑色的硫化铁。煮蛋时蛋黄表面的青黑色物质来源于此。

2. 脂类

蛋清中含脂肪极少,98%的脂肪存在于蛋黄当中。蛋黄中的脂肪几乎全部以与蛋白质结合的良好乳化形式存在,因而消化吸收率高。

蛋黄中的脂肪酸以单不饱和脂肪酸主,约占50%左右,亚油酸约占10%,其余主要是硬脂酸、棕榈酸和棕榈油酸,含微量花生四烯酸。蛋黄中卵磷脂很多,具有降低血胆固醇的效果,并能促进脂溶性维生素的吸收。各种禽蛋的蛋黄中总磷脂含量相似。它们使蛋黄具有良好的乳化性状,但因含有较多不饱和脂肪酸,容易受到脂肪氧化的影响。

此外,蛋黄含有较高的胆固醇,其中鹅蛋黄含量最高,每100 g达1696 mg,是猪肝的7倍、肥猪肉的17倍,加工成咸蛋或松花蛋后,胆固醇含量无明显变化。

3. 碳水化合物

鸡蛋的碳水化合物含量极低,大约为1%左右,分为两种状态存在,一部分与蛋白质相结合而存在,含量为0.5%左右;另一部分游离存在,含量约0.4%。后者中98%为葡萄糖,其余为微量的果糖、甘露糖、阿拉伯糖、木糖和核糖。这些微量的葡萄糖是蛋粉制作中发生美拉德反应的原因之一,因此生产上在干燥工艺之前采用葡萄糖氧化酶除去蛋中的葡萄糖,使其在加工储藏过程中不发生褐变。

4. 矿物质

蛋中的矿物质主要存在于蛋黄部分,蛋清部分含量较低。蛋黄中含矿物质1.0%～1.5%,其中磷最为丰富,为240 mg/100 g,钙为112 mg/100 g。

蛋黄是多种元素的良好来源,包括铁、硫、镁、钾、钠等。蛋中所含铁元素数量较高,但以非血红素铁形式存在。由于卵黄高磷蛋白对铁的吸收具有干扰作用,故而蛋黄中铁的生物利用率较低,仅为3%左右。

不同禽类所产蛋中矿物质含量有所差别。其蛋黄中铁、钙、镁、硒的含量从高到低排序为:鹅蛋、鸭蛋、鸽蛋、洋鸡蛋、土鸡蛋;蛋白质含量排序为鸭蛋、鸽蛋、鹅蛋、洋鸡蛋、土鸡蛋。鹌鹑蛋含锌量高于鸡蛋,而鸵鸟蛋各种矿物元素含量与鸡蛋相近。消费者通常认为土鸡蛋营养素含量更高,然而分析结果表明,洋鸡蛋的微量元素含量略高于土鸡蛋,可能与饲料当中所提供的矿物质更为充足有关。

蛋类中的矿物质含量受饲料因素影响较大。饲料中硒含量上升，则蛋黄中硒含量增加，通过添加硒和碘的方法可生产富硒鸡蛋和富碘鸭蛋。通过调整饲料成分，目前市场上已有富硒蛋、富碘蛋、高锌蛋、高钙蛋等特种鸡蛋或鸭蛋销售。

5. 维生素和其他微量活性物质

蛋中维生素含量十分丰富，且品种较为完全，包括所有的B族维生素、维生素A、维生素D、维生素E、维生素K和微量的维生素C。鸭蛋和鹅蛋的维生素含量总体而言高于鸡蛋。此外，蛋中的维生素含量受到品种、季节和饲料的影响。散养禽类摄入含类胡萝卜素的青饲料较多，因而蛋黄颜色较深；集中饲养的鸡饲料当中含有丰富的维生素A，但因为缺乏青叶类饲料，故蛋黄颜色较浅，但其维生素A含量通常高于散养鸡蛋。

另外，在储藏和加工烹调的过程中，维生素和一些活性物质也会有不同程度的损失。如烹调时，煎鸡蛋和炒蛋中的维生素B_1、维生素B_2损失率分别为15%和20%，而叶酸损失率最大，可达65%。煮鸡蛋几乎不引起维生素的损失。

（三）科学食用与健康

1. 老年人与鸡蛋。蛋类的营养成分比较全面而均衡，人体需要的营养素几乎都有，而且易于消化吸收，是理想的天然食品。但因蛋黄中有较高的胆固醇，而被视为是高血压、冠心病、动脉粥样硬化症的危险因素。因此，许多医生规劝，凡患以上疾病的人及老年人要“禁食鸡蛋”。但是最新研究表明，鸡蛋的蛋黄中虽然含有大量的胆固醇，但却含有丰富的卵磷脂，卵磷脂吸收入血液后会使血液中的胆固醇和脂肪颗粒变小，并保持悬浮状态，从而抑制了胆固醇和脂肪在血管壁的沉积，阻止动脉粥样硬化的发生。所以科学家认为，一个胆固醇处于正常浓度范围的老年人每日吃一个鸡蛋，其血中胆固醇增加不多，不会造成动脉粥样硬化，而鸡蛋中的其他营养成分，却给人带来更多的好处。由此看来“禁食鸡蛋”是不明智的做法。

2. 食用蛋类的方法。鸡蛋的食用方法很多，有煮鸡蛋、蒸鸡蛋、煎鸡蛋、炒鸡蛋、蛋花汤以及鸡蛋配制其他菜等等，这些做法都不难消化，对鸡蛋的营养价值损失也很小。有人问怎样食用蛋类较好，这要根据具体情况而定：早餐食用鸡蛋，以煮蛋最为方便、快捷；为增加热能供应及改善口味，可以炒鸡蛋、鸡蛋配菜等；对于消化比较弱的病人，以吃清淡的食品为宜，蛋羹、蛋花汤比较合适。有人认为生鸡蛋最能滋补身体，易消化，其实正好相反。在生鸡蛋中，含有抗生物素蛋白和抗胰蛋白酶。抗生物素蛋白能够与生物素相结合，阻止生物素的吸收，从而引起人体缺乏生物素。而抗胰蛋白酶，又能抑制蛋白的活力，从而防止蛋白质的消化吸收。因此，生食鸡蛋对人体没有好处。当鸡蛋煮熟之后，这两种有害物质受热后被破坏，同时使蛋白质的致密结构变得松散，更易于人体消化吸收。故吃鸡蛋要煮熟，不可生吃。但是，也要注意鸡蛋不要煮得过老，因为加热过度会使蛋白质过分凝固，甚至变硬，从而影响食欲及其消化吸收。

3. 腌制蛋的加工与选用。松花蛋、咸蛋、糟蛋等蛋制品是人们日常中最喜爱和经常食用的蛋类之一。在加工时正是利用蛋类中蛋白质遇热、碱、醇类易发生凝固的特性，遇氯化物（食盐）或某些化学物质，则水解为水样的稀薄液。蛋清的这种性质与蛋制品的加工有着密切关系。松花蛋加工时，就是利用蛋白质遇碱可使其凝固的性质，加入烧碱，使蛋

白质凝固为胶冻状；咸蛋则是利用蛋白质遇氯化钠水解的原理，将蛋放在浓盐水或用黏土食盐混合物敷在蛋的表面制成。糟蛋是利用酒糟中的乙醇和乙酸使蛋白质发生变性和凝固作用形成的。

松花蛋在腌制过程中，其浸渍液中有添加铅或铜等重金属，以使蛋白质凝固，经常食用，会引起铅中毒。而咸蛋经过腌制后，盐分会进入蛋内，所以，咸鸭蛋也不宜多食，食用后应多喝水。在挑选和食用时一定注意。

(四)常见禽蛋与健康

1. 鸡蛋

鸡蛋是我们日常生活中最常吃的蛋类。其品种很多，主要分为土鸡蛋和洋鸡蛋，各种鸡蛋营养各不相同。

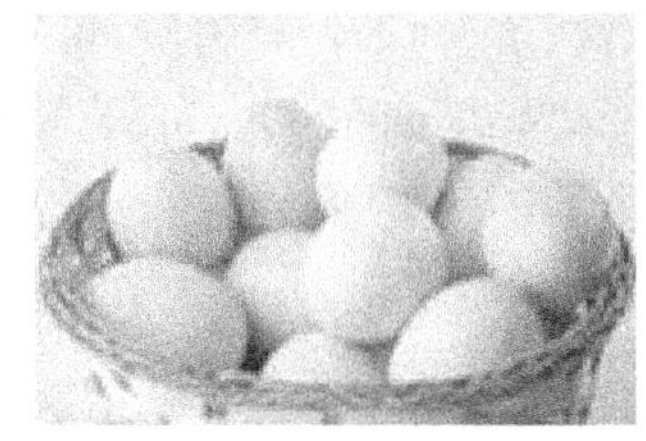

图 3-5-18　鸡蛋

土鸡蛋指的是农家散养的土鸡所生的蛋，洋鸡蛋指的是养鸡场或养鸡专业户用合成饲料养的鸡下的蛋。这两种鸡蛋哪种营养价值更高，目前还有争议。一般认为，土鸡蛋比洋鸡蛋营养更丰富，更健康。因为散养鸡是在天然生态环境中饲养，食料中不添加任何人工成分。这种鸡下的蛋产量低，蛋品质好，蛋黄浓稠，绿色环保，非常健康。尤其适合小孩子和老年人吃。而洋鸡蛋产量高，价格便宜，经常吃可以补充蛋白质，体质弱的人可以经常食用。但是对于处在生长发育期的宝宝，土鸡蛋是更好的选择。

还有就是绿壳鸡蛋。这种鸡蛋数量很少、营养最为丰富，是蛋中精品。这种鸡蛋超市里很少供应，只有在乡下的少数农户家里才有。

2. 鸭蛋

鸭蛋个大、味甜、凉，稍腥，具有滋阴清肺的作用，特别适合于体虚的人食用。老人不宜多吃，鸭蛋中脂肪的含量高于蛋白质的含量，胆固醇的含量也较高，中老年人多食久食容易加重和加速心血管系统的硬化和衰老。说到鸭蛋，就不得不提“咸鸭蛋”，咸鸭蛋蛋壳青色，蛋黄较结实，呈鲜亮的橘红色，含有丰富的钙、铁、无机盐，营养非常丰富。再者，咸鸭蛋口感好，特别是蛋黄，入口沙沙，味美无比。

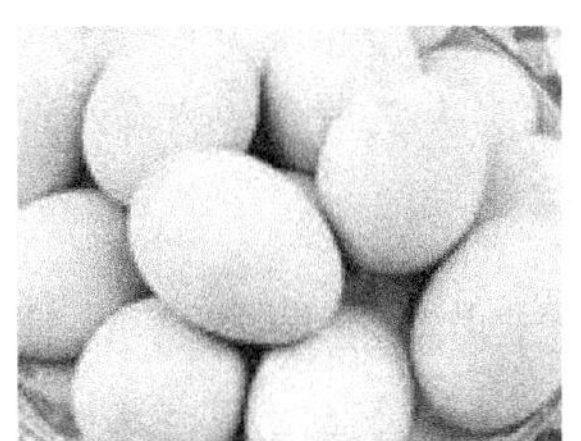

图 3-5-19　鸭蛋

3. 鹅蛋

鹅蛋个大、椭圆形、味道有些油、草腥味较重。每颗约重 225～280 克，约一般鸡蛋的三至四倍。表面较光滑，呈白色，内含有丰富的蛋白质、矿物质和维生素，铁、钙、磷含量最多，也最亦被身体吸收。其蛋白质含量低于鸡蛋；脂肪含量高于其他蛋类，质地较粗糙，草腥味较重，食味不及鸡鸭蛋。鹅蛋适合于各个年龄阶段的人食用，据说常吃鹅蛋对人的记忆力有好处，因此鹅蛋特别适合初高中的学生

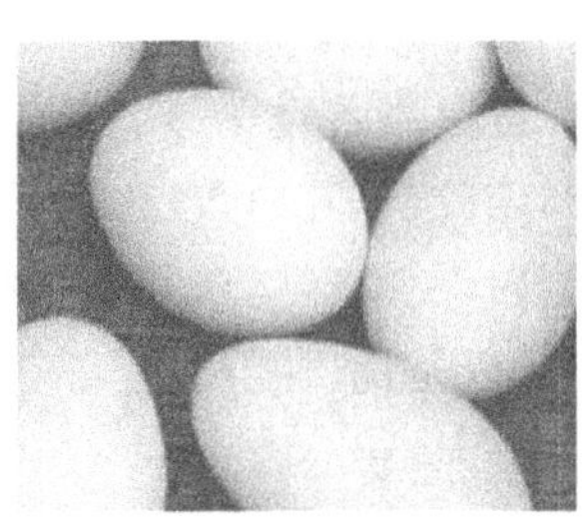

图 3-5-20　鹅蛋

食用。但是鹅蛋不宜和鸡蛋同吃,亦伤身。

鹅蛋中有一种双黄鹅蛋,也是蛋中极品。

4. 鹌鹑蛋

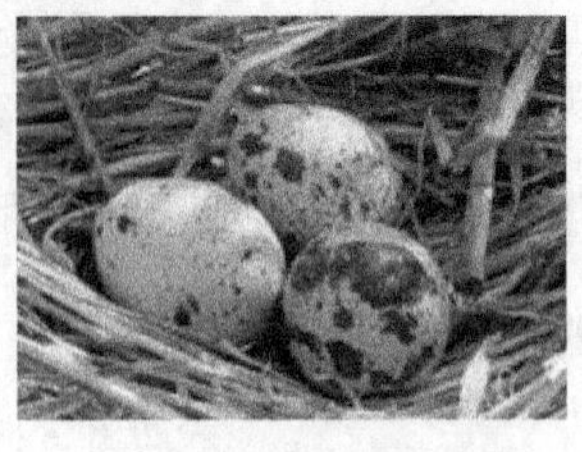
图 3-5-20 鹌鹑蛋

俗话说:"要吃飞禽,鸽子鹌鹑。"鹌鹑肉、蛋,味道鲜美,营养丰富。鹌鹑蛋是一种很好的滋补品,营养上有独特之处,故有"卵中佳品"之称。鹌鹑蛋近圆形,个体很小,一般只有 5 g 左右,表面有棕褐色斑点。

鹌鹑蛋的营养价值不亚于鸡蛋,丰富的蛋白质、脑磷脂、卵磷脂、赖氨酸、胱氨酸、维生素 A、维生素 B_2、维生素 B_1、铁、磷、钙等营养物质,可补气益血、强筋壮骨。

6 岁以下的幼儿,可以选择吃鹌鹑蛋,每天 3~4 个为宜(相当于一个鸡蛋),因为同样重量的鹌鹑蛋中磷脂的含量高些,有助于孩子的大脑发育。

第六节　奶类、豆类食物与健康

一、奶类及奶制品

奶类主要包括牛奶、羊奶和马奶等,其营养丰富,容易消化吸收,是一类营养价值很高的食品。

(一)奶类主要营养成分和营养特点

奶类除不含膳食纤维外,几乎含有人体需要的各种营养素。奶类的含水量为86%~90%,是一般食物中含水量最高的一种。因此,它的营养素含量与其他食物比较相对较低。

1. 蛋白质

蛋白质含量为 3.5%左右,相当于人乳的 3 倍,以酪蛋白为主,大约占蛋白总量的 86%;其次是乳白蛋白,约占蛋白总量的 9%;乳球蛋白约占蛋白总量的 3%;还含有血浆白蛋白、免疫球蛋白和各种酶等。奶类蛋白质含有人体所必需的各种氨基酸,而且利用率高,所以是优质蛋白质。

2. 脂肪

脂肪含量为 3%~4%,以较小的微粒分散于奶中,因此有利于消化吸收,其中羊奶的消化吸收率高于牛奶。人乳和牛奶中的脂肪比较,人乳的脂肪总量略高于牛奶,且脂肪球

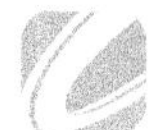

较小。婴儿摄入牛奶脂肪在粪便中的损失远较人乳多。新生儿可吸收人乳脂肪的80%~90%，大多数婴儿对牛乳脂肪的吸收率均低于70%，亚油酸在人乳中约占其总热能的4%，牛奶仅占1%。

3. 碳水化合物

奶类中碳水化合物主要是乳糖。乳糖有调节胃酸，促进胃肠蠕动、消化液分泌及促进钙、铁等物质吸收的作用。乳糖必须在乳糖酶的作用下分解为葡萄糖和半乳糖才能被肠道吸收。年幼的人肠道内这种酶含量较高，随着年龄增大或长期不食用奶类食品，肠道内会逐渐缺乏这种酶，饮用牛奶后，容易出现腹胀、腹泻等不适症状，这种症状称为"乳糖不耐症"。为预防乳糖不耐症的发生，应从小养成喝奶的习惯或改喝酸奶。

4. 矿物质

矿物质在奶类中含量也较丰富。牛奶中矿物质含量约为0.7% ~0.75%，富含钙、磷、钾等，是人乳的3倍。每100 mL牛奶中含钙约110 mg，钙磷比例为1.2：1，非常适合钙吸收，其吸收率高于其他食品，是钙的良好来源。牛奶中铁含量低，用牛奶喂养婴儿应注意铁的补充。过多的钾、钠、氯等加重婴儿肾脏的负担，因此，牛乳中这些无机盐含量高，对婴儿不利。人乳中所含锌、铜、铁比牛乳多，每100 ml人乳含锌、铜、铁分别为0.72 mg、0.36 mg、0.25 mg，牛乳中分别为0.31 mg、0.19 mg、0.075 mg，这些微量元素在人乳中不仅含量高，而且吸收率高。

5. 维生素

奶中含有已知的各种维生素，尤以维生素A及维生素B_2最为突出，奶中维生素因饲养条件、产奶季节和加工方式等有关。在夏秋季，由于青饲料充足，鲜奶中维生素A、维生素D、胡萝卜素和维生素C的含量比冬春季多。牛奶中维生素B_1含量很少，维生素B_2含量较多(为游离型)，但牛奶在日光下直接照射或煮沸时间长时，可使维生素B_2、维生素C遭到严重破坏。人乳中维生素C含量比牛乳丰富得多，但维生素B_1、维生素B_2、维生素pp的含量不及牛奶。但牛奶经过稀释、消毒等过程，实际上并不比婴儿直接吸吮母乳中这些维生素的含量高。牛奶维生素E含量人乳比牛奶高，但煮沸后将损失20%。

(二)科学食用与健康

1. 适当加热

奶类营养丰富，但加热消毒时煮的时间太久，其中某些营养素会被大量破坏。如牛奶，当温度达到60 ℃时，其中的磷酸钙会由酸性变为中性而发生沉淀；当加热到100 ℃时，奶中的乳糖开始焦化，并逐渐分解为乳酸和产生少量甲醛，降低了营养价值，改变了色、香、味，影响消化吸收。故牛奶不宜久煮，一般加热至沸即可。

既然加热对奶类的营养价值有影响，那么是否可以直接喝牛奶呢？答案是否定的。奶类在挤取、装桶和运输的过程中易被细菌污染，其中可能有大肠杆菌、腐败菌、结核杆菌和链球菌等。因此，为了防止感染疾病和有利于消化吸收，奶类还需经过加热消毒后再食用，最好的办法是63 ℃，30 min低温巴氏消毒。

2. 饮用时间

关于奶的食用时间也应注意。有些人认为早晨空腹喝牛奶最补身体，其实不然，因为空腹饮牛奶时，奶类中对人体极为有用的蛋白质就会被当作能源物质变成热能消耗掉，造成浪费。合理的食用方法是与谷类食物如馒头、面包、饼干搭配食用，这样能充分利用蛋白质的互补作用，提高蛋白质的利用率。

3. 酸牛奶

酸牛奶可刺激胃酸分泌，增强胃肠消化功能和促进人体新陈代谢，对肝病、胃肠道疾病和身体衰弱及婴幼儿最为适宜，如果长期饮用酸牛奶，可延年益寿。由于酸牛奶在加工过程中，其营养成分如蛋白质、钙、脂肪并无损失，而乳糖却减少了 1/5，所以对那些乳糖活性低的成年人来说，更为适宜。酸牛奶中乳酸菌可调节肠道 pH，抑制腐败菌，所以对人体十分有益。

4. 牛奶的保存

实验证明鲜牛奶经日光照射 1 min 后，B 族维生素很快消失，维生素 C 也所剩无几，即使在微弱的阳光下，经过 6 h 照射后，其中的 B 族维生素也仅剩一半，如将牛奶暴露于空气中加热至 100 ℃并维持 4 h，维生素 A 几乎毫无存留。所以，拿到牛奶后若不能立即饮用，最好放在避光的地方并加盖防止氧化。

(三)常见奶制品

奶制品包括消毒鲜奶、奶粉、炼乳、酸奶、奶油、奶酪、乳饮料等。

1. 消毒鲜奶

消毒奶是将新鲜生牛奶经过过滤、加热杀菌后，分装出售的饮用奶。消毒奶除维生素 B_2 和维生素 C 有损失外，营养价值与新鲜生牛奶差别不大。

2. 奶粉

常见的奶粉有全脂奶粉、脱脂奶粉、加糖奶粉、调制奶粉等。

(1)全脂奶粉。鲜奶消毒后，经浓缩去除 70%～80% 的水分后，进行喷雾干燥成粉状奶粉，除维生素 B_2 损失较大外，其他营养成分与鲜奶基本相同。

(2)脱脂奶粉。鲜奶经过脱脂和浓缩，再经喷雾干燥而成，产品中脂肪含量不超过 1.3%，其他营养成分与全脂奶粉相同。这种奶粉适用于腹泻的婴儿及低脂膳食者食用。

(3)调制奶粉：按照母乳营养组成成分和模式，对牛奶成分进行调整。如改变牛奶中酪蛋白的含量和酪蛋白与乳清蛋白之间的比例，弥补乳糖的不足，按一定比例强化维生素 A、维生素 D、维生素 B_1、维生素 B_2、维生素 C、叶酸和微量元素铁、铜、锌、锰等。这种奶粉不仅易于消化吸收利用，而且能够促进婴幼儿健康发育。

3. 酸奶

鲜奶经加热消毒后，接种乳酸杆菌经发酵而制成的奶制品。鲜奶经过乳酸杆菌发酵后，乳糖变成乳酸，蛋白质凝固和脂肪不同程度的水解，形成了独特的风味，不仅营养丰富，易消化吸收，还可刺激胃酸分泌，促进食欲。乳酸杆菌进入肠道后可抑制肠道内有害菌的繁殖，促进肠道有益菌的生长。酸奶适合于消化功能不良的婴幼儿、老年人及乳糖不耐症者。

4. 奶酪

奶酪是一种发酵的牛奶制品，其性质与常见的酸牛奶有相似之处，都是通过发酵过程

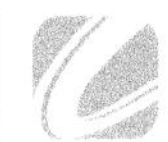

来制作的，也都含有可以保健的乳酸杆菌，但是奶酪的浓度比酸奶更高，近似固体食物，营养价值也因此更加丰富。每公斤奶酪制品都是由10公斤的牛奶浓缩而成，含有丰富的蛋白质、钙、脂肪、磷和维生素等营养成分，是纯天然的食品。就工艺而言，奶酪是发酵的牛奶；就营养而言，奶酪是浓缩的牛奶。

5. 乳饮料

包括乳饮料、乳酸饮料、乳酸菌饮料等，严格来说不属于乳制品范畴，其主要原料为水和牛乳。

乳饮料、乳酸饮料和乳酸菌饮料均为蛋白质含量≥1.0的含乳饮料。其中配料为水、糖或甜味剂、果汁、有机酸、香精等。乳酸饮料中不含活乳酸杆菌，但添加有乳酸使其具有一定酸味；乳酸菌饮料中应含有活乳酸杆菌，为发酵乳加水和其他成分配制而成。

总的说来，乳饮料的营养价值低于液态乳类产品，蛋白质含量约为牛奶的1/3。但因其风味多样、味甜可口，受到儿童和青年的喜爱。

二、豆类及豆制品

豆类可分为大豆类和除此之外的其他豆类。大豆类按种皮的颜色可分为黄、青、黑、褐和双色大豆五种，其他豆类包括蚕豆、豌豆、绿豆、小豆等。豆制品是由大豆或绿豆等原料制作的半成品食物，如豆浆、豆腐、豆腐干等。

豆类作物对复杂气候条件适应性很强，遍布于人类所及的各个地区，不仅可以单独种植，还可以与谷类作物间作，其固氮作用在农业上具有维持土壤肥力的价值，并具有高蛋白特点，是具有粮食、蔬菜、饲料、肥料等多种用途的作物，自古以来就在农业和食物构成中占有重要地位。

(一)豆类主要营养成分及组成特点

1. 大豆类

大豆类蛋白质含量较高，脂肪含量中等，碳水化合物含量较低。蛋白质含量一般为35%左右，其中黑豆的含量最高，达36%。蛋白质由球蛋白、清蛋白、谷蛋白及醇溶蛋白组成，其中球蛋白含量最高。蛋白质中含有人体需要的全部氨基酸，属完全蛋白，其中赖氨酸含量较多，但蛋氨酸较少，与谷类食物混合食用，可较好地发挥蛋白质的互补作用。

脂肪含量为15%～20%，以不饱和脂肪酸居多，其中油酸占32%～36%，亚油酸占51.7%～57.0%，亚麻酸占2%～10%，此外尚有1.64%左右的磷脂。由于大豆富含不饱和脂肪酸，所以是高血压、动脉粥样硬化等疾病患者的理想食物。

碳水化合物的含量为20%～30%，其组成比较复杂，多为纤维素和可溶性糖，几乎完全不含淀粉或含量极微，在体内较难消化，其中有些在大肠内成为细菌的营养素来源。细菌在肠道内生长繁殖过程中能产生过多的气体而引起肠胀气。

此外，大豆还含有丰富的维生素和矿物质，其中B族维生素和铁等的含量较高。干豆类几乎不含维生素C，但经发芽做成豆芽后，其含量明显提高。

2. 其他豆类

其他豆类指除大豆之外的如蚕豆、豌豆、绿豆、小豆等。蛋白质含量中等,脂肪含量较低,碳水化合物含量较高。蛋白质含量为20%,脂肪含量1%左右,碳水化合物在55%以上。维生素和矿物质的含量也很丰富。豆类蛋白质属完全蛋白质,含有较多的赖氨酸,蛋氨酸含量较少,营养价值较低。

3. 豆制品

豆制品包括豆浆、豆腐脑、豆腐、豆腐干、百叶、豆腐乳、豆芽等。豆制品在加工过程中一般要经过浸泡、细磨、加热等处理,使其中所含的抗胰蛋白酶破坏,大部分纤维素被去除,因此消化吸收率明显提高。豆制品的营养素种类在加工前后变化不大,但因水分增多,营养素含量会相对少。豆芽一般是以大豆和绿豆为原料制作的。在发芽前几乎不含维生素C,但在发芽过程中,其所含的淀粉水解为葡萄糖,可进一步合成维生素C。

(二) 科学食用与健康

我国的大豆制品数以百计,用大豆及其制品做成的菜有700种以上,并流传到世界各地,包括酱类、豆乳、豆腐和发酵的豆类食品。对于大豆来说,越是适当加工,其生物价值越好。

不同加工和烹调方法,对大豆蛋白质的消化率有明显的影响。整粒熟大豆的蛋白质消化率仅为65.3%,但加工成豆浆可达84.9%,豆腐可提高到92%~96%。大豆中含有抗胰蛋白酶的因子,它能抑制胰蛋白酶的消化作用,使大豆难以分解为人体可吸收利用的各种氨基酸。经过加热煮熟后,这种因子即被破坏,消化率随之提高,所以大豆及其制品须经充分加热煮熟后再食用。

豆类中膳食纤维含量较高,特别是豆皮。因此国外有人将豆皮经过处理后磨成粉,作为高纤维用于烘焙食品。据报道,食用含纤维的豆类食品可以明显降低血清胆固醇,对冠心病、糖尿病及肠癌也有一定的预防及治疗作用。提取的豆类纤维加到缺少纤维的食品中,不仅改善食品的松软性,还有保健作用。

(三)常见豆类及豆制品

1. 常见豆类及其营养价值

(1)大豆(黄豆)蛋白质比牛肉多,钙比牛奶高,卵磷脂比鸡蛋高。

(2)绿豆富含赖氨酸、苏氨酸,少含蛋氨酸、色氨酸、酪氨酸,与小米互补。富含维生素A、维生素B和维生素C。具有退燥热、降压作用,对疲劳、肿胀有很好的功效。

(3)红豆富含维生素B_1、维生素B_2、蛋白质及多种矿物质。

(4)黑豆中的蛋白质相当于肉类2倍,鸡蛋的3倍,牛奶的12倍,富含18种氨基酸,必需氨基酸8种,19种油脂,不饱和脂肪酸占脂肪的80%,含有较多的钙、磷、铁等矿物质,含有多种维生素,如维生素B_1、维生素B_2、维生素B_{12}及胡萝卜素等抗衰老物质。

(5)蚕豆含有调节大脑神经组织的成分如钙、锌、锰等,以及丰富的胆碱,能增强记忆力,维生素C可延缓动脉硬化,粗纤维可降低胆固醇、促进胃肠蠕动。

(6)发芽的豌豆含丰富的维生素E。

2. 常见豆制品及其营养价值

(1)豆腐。据说在2000多年前,中国人就开始制作豆腐了,这是中国人在食品工艺上的一大创造。将大豆进行浸泡制成豆浆,然后在豆浆内加入凝固剂使蛋白质凝固沉淀,然后将水压出,使之成形,就成了豆腐。

将豆腐进一步压去水分可抽成其他豆制品,如豆腐干、豆腐片、豆腐丝,经过油炸处理可制成豆腐泡、千张、素鸡等。总之,用豆腐可制成多种风味的豆制品。

在做豆腐时,加在豆浆中的凝固剂,有用石膏(硫酸钙)的,有用盐卤(氯化镁)的,在我国的一些农村地区还有用酸菜水点豆腐的。最好是用石膏做凝固剂,因为石膏是一种钙盐,可以增加豆腐里的钙质。

在吃豆腐时,可以稍搭配点动物蛋白质来提高营养价值,例如肉末烧豆腐、鸡蛋烩豆腐、鸡蛋豆腐羹、肉丝豆制品配青菜等,都是利用各类食物营养素的互补来提高营养价值的经济办法,比单吃肉便宜,而且营养价值还高。

(2)豆浆。豆浆是深受人们欢迎的一种食品,是将大豆用水泡后,磨碎过滤、煮沸而成。它除含钙量比豆腐略低外,其他营养素的含量和豆腐不相上下,蛋白质含量比牛奶略高,含铁量为牛奶的25倍之多,其他营养成分如钙、磷及维生素等比牛奶略少。豆浆还有它的独特之处,一是蛋白质利用率高,可达80%以上,二是豆浆中所含的大豆皂甙,能抑制体内的脂质过氧化、清除自由基等。

在饮用豆浆时,应注意以下事项。第一,要喝煮熟的豆浆。生豆浆里含有抑肽酶,喝了未煮透的豆浆,会出现恶心、呕吐、腹泻等症状。因此,煮豆浆时应在煮沸后再继续煮5 min,这样抑肽酶才能被破坏掉。第二,豆浆不宜空腹喝。

(3)豆芽。大豆与杂豆均可制作豆芽。常见的有黄豆芽、青豆芽、黑豆芽、绿豆芽等。豆子发芽后,其显著特点是可以产生维生素C,一般每100 g豆芽含维生素C可达17~25 mg,绿豆芽每100 g可达30 mg。尽管豆芽在烹调时会损失60%~70%的维生素C,但豆芽仍是一种较好的维生素C食物来源。

(4)发酵豆制品,如豆豉、臭豆腐、各种腐乳等都是大豆及大豆制品经接种霉菌发酵后制成的传统食品。豆类经微生物作用后,产生多种具有特殊香味的有机酸、醇、脂、氨基酸,而变得更易消化吸收。同时,维生素B_{12}的含量大大增加,维生素B_{12}有促进人体造血的作用,这种维生素在一般食物中含量极少,但在这些食物中却比较多。

第七节　油盐糖等调味食物与健康

油盐酱醋糖是烹饪的必备之物,也是生活中随处可见的食材,人称“民以食为天,食以味为先”。做菜时在恰当的时间放恰当的调料,既可保持烹调后菜的色、香、味,又可保持菜中营养素最大限度地不被破坏,对人体健康有益。

一、油

油一般是食用油的简称，也称为“食油”，是指在制作食品过程中使用的动物油和植物油，它们在常温下为液态。由于原料来源、加工工艺以及品质等原因，常见的食用油多为植物油脂，包括花生油、橄榄油、山茶油、葵花子油、大豆油、芝麻油、核桃油等。

目前市场上销售的食用油多为调和油，即由两种以上经精炼的油脂(香味油除外)按一定的比例调配制成的食用油。调和油澄清、透明，可作熘、炒、煎、炸或凉拌用。

(一)油的营养价值

食用油的营养价值取决于其消化率、脂肪酸种类和维生素的含量。

1. 消化率

植物油熔点较低，易消化吸收；动物油熔点较高，但消化率差。常见食用油脂的消化率依次为：羊油81%，牛油89%，猪油94%，花生油和菜油、豆油、芝麻油均为98%。

2. 脂肪酸

动物脂肪含饱和脂肪酸较多，是动脉粥样硬化的危险因素，膳食中应尽量避免；植物油脂含多不饱和脂肪酸较多，是动脉粥样硬化的保护性因素，膳食中含量越多越好。过食动物脂肪和植物脂肪均会对身体造成不利影响。

3. 含有较多的脂溶性维生素

豆油、芝麻油等含有胡萝卜素、维生素E；豆油中含的磷脂比其他油要多；菜油中含有生育酚；奶油中含有维生素A和维生素D。

(二)合理用油

“油”是人们每日必吃的食物，因此它的用量、用法是否科学对人体健康至关重要。中国营养学会推荐每人每天烹调油的摄入量为25～30克，可使用限油壶。另外，烹调时掌握几个小诀窍，就能改变这一状况。

第一，用平底锅做菜。这样可少用些“润锅”的油。圆底炒锅由于锅体受热不均，极易产生焦煳粘锅的现象；为防止粘锅，人们往往会大量用油。而平底锅受热均匀，油入锅稍转一下，就可以铺满整个锅，同时还大量减少了油烟的产生，使每滴油都用得恰到好处。

第二，“热锅凉油”是炒菜的一个诀窍。先把锅烧热，不要等油冒烟了才放菜，八成熟时就将菜入锅煸炒。有时，直接将冷油和食物同时炒，如油炸花生米，这样的花生米更松脆、香酥，避免外焦内生。用麻油或炒熟的植物油凉拌菜时，可在凉菜拌好后再加油，更清香可口。

炒菜时当油温高于200 ℃以上时，其中的甘油就会分解，产生出一种叫“丙烯醛”的气体——油烟的主要成分。“丙烯醛”是一种对人体呼吸道、消化道和眼睛有害的刺激性物质，能引起流泪、呛咳、厌食、头晕等症状。另外，由于“丙烯醛”的生成，还会使油产生大量的过氧化物，是一种致癌的有害物质。因此，炒菜时应将油烧到八成热为宜。

第三，吃调和油或食用不同种类的油。在一般家庭还很难做到炒什么菜用什么油，最

好还是几种油交替搭配食用，或一段时间用一种油，下一段时间换另一种油，因为很少有一种油可以解决所有油脂需要的问题。

第四，血脂异常或体重不正常的人群，要特别注意食用油脂。对于血脂异常或体重不正常的人群来说，更应强调的是选择植物油中的高单不饱和脂肪酸。在用油的量上，也要有所控制。血脂、体重正常的人总用油量每天不超过25克，多不饱和脂肪酸和单不饱和脂肪酸基本上各占一半。而老年人、血脂异常的人群、肥胖的人群、肥胖相关疾病的人群或者有肥胖家史的人群，每天每人用油量要更低，甚至要降到20克。

二、食盐

食盐即氯化钠，它是维持人体生理功能不可缺少的物质成分。因为组成盐的钠离子和氯离子几乎参与人体所有活动，尤其在维持细胞渗透压和体液平衡方面起着非常重要作用。日常饮食中如果缺乏盐分，将引起一系列生理机能的不良变化。

食盐又是膳食中不可缺少的调味品。人们常说"开门七件事，柴米油盐酱醋茶"，可见盐在人们生活中有着重要的地位。从烹饪角度看，食盐为五味之主，味中之王。无论烹、调、炒、煎都离不开盐。这是因为盐溶液有很强的渗透能力，它不但能提升各种原料中固有的鲜味，而且有解腻、除膻、去腥的作用。此外，食盐还有防腐、杀菌的作用，可在腌制蔬菜中抑制杂菌的生长，有利于乳酸菌和酵母菌的生长，从而使腌菜和泡菜的制作成为可能。

很多资料表明，摄入过多的食盐，可导致水盐代谢失调，血压升高；但当人体缺乏氯化钠时，又会引起失水、晕厥、虚脱，甚至昏迷不醒等一系列症状。那么，人们每天摄入多少食盐最合适？这和生活习惯及食品工业的工艺问题有关，尽量少食高盐食物，对身体健康有益无害。一般成人每日摄入5～10 g食盐为适宜，WHO推荐的含盐摄入量为6 g。夏季排汗多，失去的盐分也多，摄入量以维持在10～15 g为好。若已经是高血压患者，食盐的摄入量以低于5 g为宜；如是肾病患者，就应以其他咸味调料代替食盐。

市场上销售的食盐品种很多，有池盐、海盐、碱盐、岩盐、石盐、蓬盐等。随着食盐工艺的发展，很多微量元素被添加到里面来。如碘盐，便是鉴于我国大面积缺碘而造成地方性甲状腺疾病、克汀病和儿童智力低下、发育障碍的现状。为了预防这些疾病的发生，国家推行在食盐中加碘的制度，这是一种有效的措施。由于碘易挥发，因此碘盐要严密包装，避免风吹日晒和高温影响。烹饪做菜时，不可以盐爆锅，应先下菜后下盐。盐还可使蛋白质凝固，因此烧煮含蛋白质丰富的原料（如鱼汤），不可以先放盐。先放盐，则蛋白质凝固，不能吸水膨松，那就烧不烂了。

三、酱油

制酱是我国发酵业中一项特殊的成果。它以黄豆或蚕豆为主要原料，加入适量的麦麸、淀粉、盐、糖等配料，利用毛霉等菌的作用发酵而成。尧、舜、禹时代已有酱油和豆酱。有人认为，酱油除了盐和水分外，几乎没什么营养，这种认识是片面的。实际上，优质酱油不但是调味品，而且也是对人体健康有益的营养品。因为酱油是选用豆饼加曲霉发酵精制而成的，豆类中的蛋白质经过发酵，水解后形成多种氨基酸，为了使酱油产生甜香鲜味，生产过程中还加入淀粉类原料。酱油不但含有人体需要的8种必需氨基酸，而且还含有糖、维生素 B_1、维生素 B_2 及锌、钙、铁、锰等多种微量元素。

酱油是一种成分复杂的呈咸味的调味品。应用仅次于食盐，其作用是提味调色。酱油在加热时，最显著的变化是糖分减少，酸度增加，颜色加深。常用的酱油有两种。

1. 天然发酵酱油

天然发酵酱油即酿造酱油，系以大豆、小麦（或代用品）和食盐等为原料，加曲发酵制成。这种酱油味厚而鲜美，质量极佳。

2. 人工发酵酱油

这种酱油是以豆饼为原料，通过人工培养曲种，加温发酵制成的，质量不如天然发酵酱油。但因其价格较为低廉，目前使用最为普遍。

食用酱油时一般先经过加热煮沸，尔后晾凉备用。如果凉拌菜里直接加入生酱油，往往会连同酱油表面滋生的有害微生物一同食入，危害人体健康；但也不宜过早将酱油倒入菜锅内长时间蒸煮，加热时间过长，温度过高，会使酱油内的氨基酸受到破坏，糖分焦化变酸，营养价值降低。恰当的做法是菜快出锅时加入酱油，略经烹炒后即出锅。

酱油能与多种菜肴混合，增加美味，增强食欲。其发酵时产生的大量酵素（酶），能促进人体其他复杂的化学反应，使入口食物转变为能量，不仅促进人体肌肉收缩和新陈代谢，还能增强人脑细胞记忆、思维等生理活动，对人体营养和保健有很大贡献，在世界烹饪史上，也有一席之地。

四、醋

醋是人们日常生活中最常用的调味品之一，在中国饮食史上，一直受到极大的重视。古代达官贵族们大鱼大肉吃得多了，为解腻和消化，想出制造酸。古医书记载："醋，味酸苦、性温、无毒、开胃气，杀一切鱼肉菜毒。"它含有18种游离氨基酸，其中包括人体自身不能合成、必须由食物提供的8种氨基酸。

醋是一种以发酵工艺制作的调味品。醋的制作，主要用麦曲，使小米饭发酵，将酒精氧化成醋。除醋酸外，还含有乳酸、琥珀酸、柠檬酸、苹果酸等有机酸。浓醇香美的酸味及香味，是由酒精成分与有机酸结合成的芳香类物质发出的。醋的淡淡甜味，是由于醋酸菌氧化甘油产生的酮和糖所致，醋的鲜味是因为蛋白质分解成氨基酸后所产生的。由于醋具有香、甜、美的味道，因而用它烹调食物，其价值不仅仅是供给人体营养，而且具有增进食欲、促进消化、防腐杀菌等重要功效。过咸、过油腻的食品，只要加点醋或蘸醋吃，可以降低咸味，减少油腻感；加热烹制食品时，加点醋不但可以保护食品的营养不被破坏，而且能使菜肴鲜香扑鼻、脆嫩爽口；夏天吃凉拌菜时，放点醋既能增加食欲、帮助消化，又可以杀灭病原菌、预防肠道传染病的发生。另外，醋还具有软化钙质的功能。

随着人们对醋营养价值认识的提高，醋已从单纯的调味品发展成为烹调型、佐餐型、保健型和饮料型等系列。

五、糖

糖是一种高精纯碳水化合物，含有甜味，在调味品中亦居重要地位。在我国南方做菜大都用糖。菜中加糖，能增加菜的风味；腌肉中加糖，能促进胶原蛋白质膨润，使肉组织柔软多汁；糖醋类菜肴中糖和醋混合，可产生一种类似水果的酸甜味，十分开胃可口；另外，放糖还能增强菜肴的鲜味，起到解腻的作用，适合做肉菜时使用。用来调味的糖，主要是白糖。但在制作烤鸭时常用饴糖。饴糖中含有葡萄糖、麦芽糖与糊精，具有吸湿作用。麦芽糖受热即分解为饴糖，颜色深红光润，可使烤鸭皮发脆。

炒菜时要记住先放糖后加盐，否则食盐的“脱水”作用会妨碍糖渗透到菜里，从而影响菜的口味，让它变得外甜里淡。很多菜谱里也会告诉大家，哪些菜可以加糖，并列出了所加的分量。像有的老年人和患有某些疾病，需要控制能量摄入的人，在这方面应尤其注意。有些菜不适合加糖，如清炒西兰花、芥蓝、荷兰豆等，糖的厚重味道会掩盖这些菜的清香。

糖除能调和口味、增进菜肴色泽的美观外，还可以供给人体丰富的热量。恰当地使用食糖能确保菜肴应有的质量。下面是食糖在烹饪中的作用。

1. 调味

作为重要的调味料，在烹调中添加食糖，可提高菜肴的甜味；在不使甜味显露的情况下使用，又体现的作用：可抑制酸味，缓和辣味。

2. 增色

食糖可作糖色，其颜色以黄到红逐渐加深，这是一种纯天然色素，且有一定光泽，能给人一种视觉上的美感。

3. 增香

食糖发生焦化后产生令人愉快的焦香味。

4. 成菜

制作甜类菜肴，在蜜汁、挂霜、拔丝中起着不可替代的作用。

六、料酒

料酒在调味品中应用范围极广。其营养成分主要是来源于黄酒，由黄酒再加入花椒、大料、桂皮、丁香、砂仁、姜等多种香料酿制而成。

一般料酒的酒精浓度低，酯和氨基酸含量丰富，故香味浓郁，味道醇厚，在烹调菜肴时常用以去腥、调味、增香。特别是烹调水产类原料时，更少不了料酒。这是因为肉、鱼等原料里含三甲胺、氨基戊醛、四氢化吡咯等物质，这些物质能被酒精溶解并与酒精一起挥发，因而可除去腥味；料酒除本身所含的酯具有芳香气味外，其氨基酸还可与调味品中的糖结合成有诱人的香味的芳香醛。

烧制鱼、羊等荤菜时，放一些料酒可以借料酒的蒸发除去腥气。因此加料酒的最佳时间应当是烹调过程中锅内温度最高的时候。此外，炒肉丝要在肉丝煸炒后加酒；烧鱼应在煎好后加酒；炒虾仁最好在炒熟后加酒；汤类一般在开锅后改用小火炖、煨时放酒。

料酒可以增加食物的香味，去腥解腻，同时，它还富含多种人体必需的营养成分，甚至还可以保持叶绿素。料酒含有 8 种人体必需氨基酸，它们在加热时，可以产生多种果香花香和烤面包的味道。还可以产生大脑神经传递物质，能改善睡眠，有助于人体脂肪酸的合成，对儿童的身体发育也有好处。

七、其他调味品

(一)大蒜

大蒜是多年生草本，全株具特异蒜臭气。作为调味品，除了能够帮助消化、促进食欲外，还由于它含有一种辛辣的挥发性物质——大蒜素，它是一种广谱抗生素，具有极强和广泛的杀菌能力。例如把一瓣生蒜放在口里嚼 3 分钟，就能够杀灭口腔里潜藏的各种细菌。所以几乎所有的凉拌菜和面点(如凉面、凉粉)中，都离不开生大蒜(头)。北方人较经常食用，就调料来说，有“南姜北蒜”的说法。

在动物性原料调味中，有去腥、解腻、增香的作用，是烹饪中不可缺少的调味品。

(二)味精

味精，又名味素，主要成分为谷氨酸钠，是由粮食如小麦、玉米、红薯等提炼制成的。其进入肠胃以后，很快分解出谷氨酸，谷氨酸是氨基酸的一种，可以被人体直接吸收，在人体内能起到改善和保持大脑机能的作用。

味精有很强的鲜味，引起人们食欲，有助于提高人体对食物的消化率。谷氨酸钠是人体生理所需，它可参与脑内糖的代谢，因此，适量食用对人体是无害的，但它的提炼过程是通过微生物发酵的方式，过量食用会使人出现口渴或其他不适。

味精属于增鲜剂，而海鲜、肉类和蘑菇等食品本身就含有鲜味成分，所以此类食品中，可不放味精。另外，谷氨酸钠本身也有咸味，如在烹调食品中添加味精，则应少加食盐。而且，如果太咸，味精就可能吃不出鲜味，食盐与味精的比例在 3∶1 或 4∶1 范围内，可达到圆润柔和的口味，做凉拌菜时应该先溶解。因为味精的溶解温度为 85 ℃，低于此温度，味精难以分解。

需要注意的是，味精不要在滚烫的锅中加入，而要在菜肴快出锅时加入。因为谷氨酸钠在温度高于 120 ℃时，会变为焦谷氨酸钠，食后对人体有害，且难以排出体外。此外，患有高血压症的病人不但要限制钠盐，也要控制味精的摄入。

(三)鸡精

鸡精是由鸡肉、鸡骨中提取出的，主要成分也是从谷氨酸钠提取的。鸡精可以用于味精应用的所有场合，适量加入菜肴、汤食、面食中均能达到效果，在汤菜上作用较为明显。

(四)姜

姜含多种营养成分,具有抗衰老、抗疲劳和其他多种药理作用。

(五)八角、茴香

具有温阳散寒、理气止痛、温中健脾的功效。

(六)花椒、胡椒

花椒含有不饱和有机酸、固醇等物质,具有温中健胃、散寒除湿、解毒杀虫、理气止痛的作用。

胡椒含有挥发油、脂肪等物质,具有温中下气、燥湿消炎、解毒、和胃的作用。

第八节 零食与健康

一、零食概述

零食顾名思义就是供零星食用的食品。一般情况下,人们生活中除一日三餐中被称为正餐的食物外,其余的一律称为零食。营养专家介绍,我们的饮食包括三个方面的内容:主食、副食、零食。其中零食,俗称"零嘴儿",包括糖果、糕点、坚果、水果等,品种多样,有荤有素,约占饮食结构的5%～10%。

相比较而言,零食虽然不像主食、副食那样受人们重视,但零食在饮食结构中的地位从来没有动摇过。零食,在人们的饮食中,正在成为不可或缺的"加餐食品";在人们外出旅游时,零食扮演了"旅游食品"的角色;在人们忙碌的工作时,零食起到了"方便食品"的作用;在人们休闲的时间里,零食还是打发时间的"休闲食品"。

随着社会生活节奏的加快,人们生活水平的提高,以及零食本身的方便、快捷的特点,零食越来越受到广大消费者的青睐。零食的种类琳琅满目、五花八门,就目前而言,大致可以分为:蜜饯类、果汁类、膨化类、乳制品类、糕饼类、甜糖类、动物蛋白类等。

二、零食对健康的影响

零食的利弊历来众说纷纭,各持己见。其对健康的影响主要取决于零食的品质与摄入量。适时、适量且健康的零食能在减少饥饿感的基础上及时补充身体所需能量,一般含维生素、粗纤维多的零食对人身体健康有利。而过量的零食会影响三餐进食,造成饮食紊乱,特别是不合格零食对健康危害更大。不合格零食往往含色素过量、含防腐剂超标、含糖精过量,而且高盐、高糖甚至含大量反式脂肪酸,危害健康。因此,应注意对零食品质的挑选,并且适量、适时进食才能有益健康。

(一)零食的养生功效

近年来,营养学家通过对零食的研究,发现零食不仅能补充人体的营养素,而且对养生健美有一定的功效。科学研究证明,适当吃一些零食,不但不会影响健康,而且对身体有益。

第一,吃零食能收到养生防病的效果。一般情况下,吃零食都是细嚼慢咽,即慢食。研究表明,慢食对人体健康很有好处,可健脑、抗衰、防病、美容。在休闲时间越来越多的当今社会,零食的作用,更多的是满足休闲时的一种口感需要。轻松进食,在亲切、自由和愉快的情感之中,体验那种特有的悠闲、惬意、美味,从而达到养生防病的作用。

第二,吃零食能起到临时充饥的作用。在特殊情况下,不能食用正餐,或正餐质量不好,有零食在手,便可在工作的间隙和学生的课间(课间餐,有条件的学校可以推广),进食自己喜欢吃的零食,起到临时充饥保健作用。外出旅游,零食是常备之物。

第三,吃零食能够锻炼牙齿和美容。多数零食"耐嚼",能起到健齿作用,既锻炼了牙齿,又有健脑作用。如果每天坚持嗑几十粒瓜子,就可以使皮肤光洁靓丽。

第四,吃零食能调节情绪。零食可以使人的精神进入最佳状态。美国耶鲁大学的心理学家发现,吃零食能够缓解紧张情绪,消减内心冲突。在手拿零食时,零食会通过手的接触和视觉,将一种美好松弛的感受传递到大脑中枢,产生一种难以替代的慰藉感,有利于减轻内心的焦虑和紧张。神经科医生常常向人们提出建议:在紧张工作或学习的间隙,吃点零食,可以转移人的思维,使人的精神得到更充分的放松。

正常情况下,我们可以通过一日三餐来满足生理对营养素的需要,但一些特殊人群(老年人、学龄儿童、怀孕妇女、糖尿病患者等)就须补充一些零食才能维持身体健康。

老年人。老年人的消化系统功能减退,如胃液分泌减少及消化道各种消化酶分泌减少,导致消化和吸收功能在一定程度上降低。消化机能减退,每餐饱食肠胃就难以消化吸收,相反会成为负担,出现消化不良等症状。如果每餐吃七成或八成饱,在两餐之间感到饿了,吃一点易消化、富于营养的零食,既可保证老年人正常营养需要,又不会给胃肠造成过重负担。

学龄儿童。此阶段的孩子正处于长知识、长身体的时期;但由于上学时间紧张,早餐简单而营养较差,或口味单调影响儿童的食欲,这样就直接影响学习效果。在这种情况下,如果在上午10点左右吃一点零食,不仅可以提高学生学习效果,也可增强身体素质。

怀孕妇女。孕妇由于特殊情况,营养需要量高于一般同龄人。但是,由于怀孕后期胎儿压迫消化系统,食后饱胀感重,以致影响食入量。而这时期的营养需要量又相当大,营养不足会直接危害胎儿和孕妇。可以采用吃零食的办法,即常说的"少量多餐"的办法来解决。

糖尿病患者。糖尿病患者一顿吃得多会造成血糖迅速持续升高,对病情不利。而将一日三餐的食量分为六餐或七餐来吃,即可解决糖尿病人忌讳的血糖持续迅速升高的问题。医生常常嘱咐糖尿病患者出门要随身带点水果糖,以便随时救急。

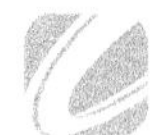

(二)常吃零食的危害

据2007年“中国居民零食专项调查”显示，60%以上3～17岁儿童青少年每天都吃零食，并且，孩子们的零食多是膨化食品、油炸食品等“垃圾食品”以及冷饮，这对他们的身体发育状况造成了诸多不良的影响。摄入过量的不健康零食，是导致儿童超重和肥胖或食欲缺乏、营养不良的重要原因之一。

因此，有人认为长期贪食零食会造成营养素缺乏，损伤人体遗传物质，使人体缺乏叶酸、维生素E、铁和锌等营养素。甚至有人在科普报刊上撰文：“吃零食是坏习惯”、“零食的危害”、“孩子不要吃零食”等等，零食成了众矢之的。

零食有害吗？从零食本身来说，应该是无害的，除了人为因素，如不卫生、污染或乱加添加剂，对人体造成危害。如果说吃零食有害的话，那是我们自身贪食或过于偏食，或者个别零食的脂肪、糖分含量过高，影响了正常的三餐进食，影响了消化和吸收。那么，经常吃哪些零食不利于人们身体健康呢？

1. 十大不利健康的零食

(1)果冻不仅不能补充营养，甚至会妨碍某些营养素的吸收。目前，市场上销售的果冻其成分是一种不能为人体吸收的碳水化合物——卡拉胶，并基本不含果汁，其甜味来自精制糖，而香味则来自人工香精。

(2)薯片的营养价值很低，还含有大量脂肪和热量，多吃影响食欲，容易导致肥胖，还是皮肤健美的大敌。

(3)爆米花营养价值尚可，但含铅量比较高，这种重金属会影响儿童的智力和体格发育，损害成年人的神经功能。

(4)水果糖、棒棒糖只有糖分，和水果没有任何关系，其水果味来自香精、色素等添加剂。多吃容易导致龋齿和肥胖。

(5)果脯、蜜饯类食品在加工过程中，水果所含的维生素C基本完全被破坏，除大量热能之外，几乎无其他营养。食用后，还会导致维生素B和某些微量元素的缺乏。

(6)话梅含盐量过高，长期摄入大量的盐分会诱发高血压。

(7)饼干属于高脂肪、高热量食品，维生素和矿物质含量比较少，多吃不利于饮食平衡，易导致肥胖。

(8)泡泡糖营养价值几乎为零，一些产品含有大量防腐剂、人工甜味剂等，特别是某些质量低劣的次品，对健康的损害很大。

(9)膨化小食品营养尚可，但含有大量色素、香精、防腐剂、人工甜味剂、赋形剂等食品添加剂，多吃不利于健康。

(10)快餐面脂肪含量很高，营养价值比较低，多吃不利于饮食平衡。

2. 垃圾食品

垃圾食品(Junk Food)，是指仅仅提供一些热量，别无其他营养素的食物，或是提供超过人体需要，变成多余成分的食品。包括冷冻甜品、饼干类食品、火腿、罐头等。

世界卫生组织公布的十大垃圾食品包括：油炸类食品、腌制类食品、加工类肉食品(肉干、肉松、香肠、火腿等)、饼干类食品(不包括低温烘烤和全麦饼干)、汽水可乐类饮料、方便类食品（主要指方便面和膨化食品）、罐头类食品（包括鱼肉类和水果类）、话梅蜜饯果脯类食品、冷冻甜品类食品（冰淇淋、冰棒、雪糕等）、烧烤类食品等。

3. 洋快餐

不要以洋快餐充当零食。“洋快餐”具有“三高”和“三低”的特点，即“高热量、高脂肪、高蛋白质”和“低矿物质、低维生素、低膳食纤维”，因此，国际营养学界称之为“垃圾食品”。美国《华盛顿邮报》曾刊登一幅画着热狗、汉堡包、薯条和雪糕的图片，上面写着“我们害死的美国人和烟草一样多”。洋快餐的故乡人美国人都有了这样的认识，我们有什么理由如此爱好洋快餐呢？

总之，人们对零食应该采取科学的态度，既不大力提倡又不能禁止，要适时、适度、适量。即选择两餐之间进零食，品种多样，控制总数。例如吃水果也要选择时间、品种和数量。对零食利弊的评价，并非是提倡和鼓励多吃。人类饮食还是主要以三餐为主，零食绝不能替代主食，食用应注意适时、适度、适量。

三、如何选择健康零食

纵观零食市场，我们如何选择适合自己的健康零食呢？一般而言，低糖、低脂肪、低卡路里、低胆固醇、不含化学添加剂（如人工色素、防腐剂、味精等）等，这类食物被称为健康食品。购买前应认真阅读零食包装袋上的说明，坚决拒绝那些高热量、高脂肪食品，免得先图一时之口福，而后为减肥、健身烦恼。

（一）健康零食

传统的思维中，零食作为一日三餐外的辅食，历来不受重视，甚至还常常被认为会影响正常膳食，对健康不利。实际上，由于工作和生活节奏的加快，进餐时间越来越短，营养摄入难免不全面，适时补充一些休闲小食品，可以补充正餐营养摄取的不足，同时还可抗拒疲劳，缓解压力，这些有益健康的零食就是健康零食。

对儿童青少年有益的四大类营养零食：

第一类是富含钙质的零食。钙质有助于儿童健康成长和骨骼的发育。

第二类是含水果和蔬菜零食。因其富含维生素、纤维以及抗氧化剂。此外，果蔬所含热量不大，而且不含脂肪，同时能补大量水分。

第三类是富含蛋白质的零食。如奶酪片、煮鸡蛋、花生酱等。蛋白质有助肌肉的发育，还有益于抵抗病毒。

第四类是富含纤维的零食。富含纤维的食物对健康大有好处，它们营养丰富，而且能产生饱腹感，避免饮食过度，纤维还能减轻便秘的症状。

（二）合理选择零食

选择零食，不仅要从口味和喜好上出发，更要选择健康的零食，这样既能享受到吃零食的快乐，又能获得均衡的营养。日常生活中有很多健康的零食种类，如奶类、豆制品、坚果、新鲜水果以及未经过加工的天然干果等。在选择时，要遵循以下原则：

第一，根据个人的身体情况及正餐的摄入状况选择适合个人的零食。如果三餐能量摄入不足，可选择富含能量的零食加以补充；对于需要控制能量摄入的人，含糖或含脂肪较多的食品属于限制选择的零食，应尽量少吃；如果三餐蔬菜、水果摄入不足，应选择蔬菜、水果作为零食。

第二，一般来说，应选择营养价值高的零食，如水果、奶制品、坚果等。这些零食所提供的营养素，可作为正餐之外的一种补充。

第三，应选择合适的时间。两餐之间可适当吃些零食，以不影响正餐食欲为宜。晚餐后 2～3 h 也可吃些零食，但睡前半小时不宜再进食。

第四，零食的量不宜太多，以免影响正餐的食欲和食量；在同类食物中可选择能量较低的，以免摄入的能量过多。

(三)几种有益健康的零食

1. 葵花子

葵花子含有蛋白质、脂肪、多种维生素和矿物质，其中亚油酸的含量尤为丰富。亚油酸有助于保持皮肤细嫩，防止皮肤干燥和生成色斑。

2. 花生

花生中富含的维生素 B_2，正是我国居民平日膳食中较为缺乏的维生素之一。因此有意多吃些花生，不仅能补充日常膳食中维生素 B_2 之不足，而且有助于防治唇裂、眼睛发红发痒、脂溢性皮炎等多种疾病。

3. 核桃

核桃中含有丰富的生长素，能使指甲坚固不易开裂，同时核桃中富含植物蛋白，能促进指甲的生长。常吃核桃，有助于指甲的秀韧。

4. 大枣

枣中维生素 C 含量十分丰富，被营养学家称作“活维生素 C 丸”。膳食中若缺乏维生素 C，人就会感到疲劳倦怠，甚至产生坏血病。

5. 奶酪

固齿奶酪是钙的“富矿”，可使牙齿坚固。营养学家通过研究表明，一个成年人每天吃 150 克奶酪，有助于达到人老牙不老的目标。

6. 无花果

无花果中含有一种类似阿司匹林的化学物质。可稀释血液，增加血液的流动，从而使大脑供血量充分。

7. 南瓜子和开心果

南瓜子和开心果富含不饱和脂肪酸、胡萝卜素、过氧化物以及酶等物质，适当食用能保证大脑血流量，令人精神抖擞、容光焕发。

8. 奶糖

奶糖含糖、钙，适当进食能补充大脑能量，令人神清气爽，皮肤润泽。

9. 巧克力

巧克力有使人心情愉悦及美容的作用，能产生如谈情说爱时一样的体内反应物质。

10. 芝麻糊

芝麻糊有乌发、润发、养血之功效，对症吃可防治白发、脱发，令人头发乌亮秀美。

11. 葡萄干

葡萄干有益气、补血、悦颜之益。但要注意卫生。

12. 薄荷糖

薄荷糖能润喉咙、除口臭、散火气，令人神清喉爽。

13. 柑橘、橙子、苹果等水果

柑橘、橙子、苹果等水果富含维生素C，能减慢或阻断黑色素的合成，增白皮肤，属碱性食品，能使血液保持中性或弱碱性，从而有健身、美容作用。

14. 乳饮料

乳饮料含有三分之一的牛奶，有时还强化维生素和微量元素，是富有营养的饮料之一。

四、零食怎样吃才健康

(一)吃零食三大原则

第一，不要让零食喧宾夺主。人体所需要的营养物质主要通过一日三餐获得，零食只能是一种补充，因此零食不能无节制地吃。许多儿童零食不离口，走路时吃、做作业时吃、看电视时吃、聊天时还吃。这样吃零食不仅影响了正餐，甚至还以零食代替了正餐。

我们知道，人体消化系统的工作是有规律的，在人体“生物钟”的调控下维持体内的生态平衡。例如，该吃饭时没吃饭，你便会觉得“饿了”，有时腹中还会发出“咕噜”的声音；可是，过了吃饭时间以后，你又觉得“不饿了”，俗称“饿过劲了”，这就是“生物钟”的作用。“生物钟”受人的大脑中潜意识的支配，同时也受人的生活习惯和规律的影响，所以，当人的生活规律发生变化时，如经常吃零食，他们的胃里不断有食物进入，总不能被排空。这样，在吃正餐时，就会缺乏食欲，吃得很少甚至根本就不吃。由于正餐进食太少，很快又会出现饥饿，他们就要再吃零食。久而久之，消化系统正常的工作节律被破坏，消化功能紊乱，必然会影响他们的身体健康。

第二，合理安排吃零食的时间。两餐之间，上午九十点钟和下午三四点钟，离正餐时间已有2个多小时。如儿童代谢较成人快，此时，孩子们可能会出现轻微的饥饿感。如果能够让他们适量地吃些零食，就会起到防止饥饿和增加营养的作用，也不会出现影响正餐进食的情况。

第三，选择有营养的食品。要选择富有营养的食品作为零食，如牛奶、酸奶、水果、蛋糕、肉松、牛肉干等。各种薯片、话梅干、果冻等食品营养价值比较低，不宜长期作为零食食用。

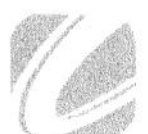

(二)吃零食的七大不宜

1. 不宜吃夜食

不少人在晚餐之后吃零食,或者边看电视边吃零食,或者边听音乐边吃零食,更有甚者躺在床上吃零食。这样吃零食会过量进食,长此以往会导致体重超标,身体素质下降。

2. 不宜过多吃油炸食品

当前我国儿童的营养特点是:蛋白质和热量供给充足,脂肪和食盐过多,而钙、铁、锌、维生素A、维生素B_2以及膳食纤维供给不足。因此,应适当减少脂肪供给,如炸薯片、薯条、炸鸡翅、炸羊肉串、锅巴以及油炸方便面等食物应少吃。油炸食品还对食物中的维生素破坏较大,不宜吃得太多。

3. 不宜过多食用高糖食品

所谓高糖食品,不仅包括加入蔗糖太多的甜食和糖果,也包括以淀粉为主要成分的食品,如膨化食品和饼干等。

4. 不宜过多喝含糖饮料

当前市场上销售的饮料绝大多数含糖量较高,如各种果汁饮料、碳酸饮料、茶饮料等。同时,这些饮料中还包含对儿童、青少年生长发育可能有不良影响的色素、香精和防腐剂等。

5. 不宜大量进食冷饮

天热炎热时,吃些冷饮使人体热消散,起到防暑降温作用。但大量食用冷饮,会使胃肠道温度骤降,局部血液循环减少,易引起消化功能紊乱,同时还可以诱发经常性的轻微腹痛。冷饮虽含有一些营养物质,但并不全面,不符合平衡膳食要求,长期嗜食冷饮会影响正常营养的摄入,从而影响生长发育和身体健康。

6. 不宜以洋快餐充当零食

麦当劳、肯德基等洋快餐脂肪含量太高,营养不均衡(缺乏蔬菜、水果),长期食用对儿童正常生长发育不利。有些儿童常吃这些食品造成肥胖。

7. 不宜购买附带玩具的小食品

近年来,不少厂家为了引诱儿童购买他们的小食品,在包装袋内附带游戏卡或各种小饰品、小玩具。这些附带物没有经过消毒,不符合食品卫生要求,极易传染疾病。再有这些玩具存在极大的安全隐患,容易误吸误食。我国已明令禁止食品中附带玩具。

(三)吃零食注意口腔健康

经常吃含糖零食,特别是黏性甜食,容易形成牙菌斑。牙菌斑是由黏附在牙面上的细菌和食物残渣形成的生物膜,其中的细菌将糖分解产酸,酸性产物长期滞留在牙齿表面,逐渐腐蚀牙齿,使牙齿脱钙、软化,造成组织缺损,形成龋洞。吃甜食次数越多,发生龋齿的机会就越大。因此,要注意口腔清洁,养成早晚刷牙、减少吃零食次数、吃零食后漱口和睡前不吃零食的习惯。

此外,长期固定用门牙某处嗑瓜子会造成牙齿过度磨损,形成“瓜子牙”,影响牙齿健康。

五、DIY 零食举例

很多人都喜欢吃零食，但又顾虑到大部分零食多有添加色素、防腐剂等，吃起来既不卫生，又很不经济。其实，很多零食都是可以自制的，而且还有一些小窍门，做起来超级简单，又很有生活的乐趣。下面和大家介绍一些零食的制作方法，教大家如何在家里 DIY 零食。

(一)DIY 小零食一：奶茶

原料：红茶包、纯牛奶、炼乳。

红茶包泡水，喜欢茶味道多一些的就多泡一会儿，然后加适量纯牛奶，再加一勺炼乳，搅匀即可。

(二)DIY 小零食二：水果冰激凌

原料：水果(喜欢吃什么水果就用什么)、鲜奶油(超市有卖的盒装淡奶油)、柠檬汁、相应的果汁(喜欢味道浓就放)。

水果洗净切小块(有籽去籽，有皮去皮)，盛好放冰箱冷冻室里冻上三小时以上，冻成硬块。取出放适量在搅拌机内，加少量淡奶油(柠檬汁和水果汁想放就放，不放也可以)，开机搅拌，过稠就加奶油，过稀就放水果，用勺挖出成球就可以了。

(三)DIY 小零食三：自制沙拉酱

原料：蛋黄、植物油、白醋、糖粉。

蛋黄打入碗里，加糖粉，用打蛋器打发。到蛋黄的体积膨胀，颜色变浅，呈浓稠状。加入少许油，用打蛋器搅打，使油和蛋黄完全融合、乳化，搅打到蛋黄糊已经浓稠到用打蛋器提起来不会掉下去的地步(此时已经可以称沙拉酱了)。如果觉得酱太浓，不好搅拌，可添加 1 小勺白醋，搅拌均匀。如果觉得稀一些，少量多次地添加油，酱又重新变得浓稠起来，搅拌完成沙拉酱就做好了。

(四)DIY 小零食四：南瓜饼

原料：南瓜、糯米面、炼乳。

挑那种甜糯的南瓜，将南瓜切块蒸烂捣成泥状，然后加上一些糯米面(就是包汤圆的那种面)搅拌均匀后，可以包上炼乳上锅蒸，也可以直接放油锅里炸，还能自己捏造型。

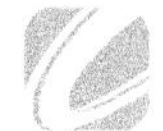

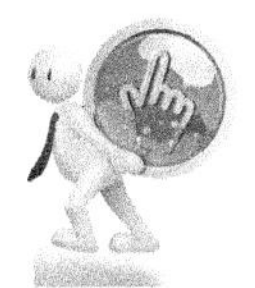

案例交流与讨论

案例一：水果浑身是“药”能吃么？

2011 年 5 月 13 日，江苏省丹阳市 700 多亩现代高效设施农业示范园里，许多西瓜未成熟就竞相爆裂。经专家调查发现，这可能跟西瓜在栽培的过程中使用膨大剂、催熟剂之类的植物激素有关。珠海、西安等地商贩也爆出带花黄瓜抹了避孕药的潜规则，而这样做的目的是保持小黄瓜鲜艳水嫩，卖相好看。有广州消费者爆料说，在番禺等地的部分草莓园，为了第二天收到颜色鲜艳、漂亮的草莓，农户在晚上会悄悄喷洒催熟剂。有的香瓜，闻着挺香，吃起来却有些发涩，而且刚买了两三天，瓜皮就开始发黄，有些蔫了。有业内人士透露，为了跟上迅速增长的消费需求，目前有不少蔬菜、水果在生长种植过程中都使用了催熟剂、膨大剂、生长激素、防腐剂等“高科技”手段来增产、增量、保鲜。更有专家表示：“一个瓜果从小到大用十几类激素，没有水果是‘干净’的。”人们普遍担心，使用了膨大剂，西瓜会爆炸，这是现代版的“拔苗助长”，植物激素存在滥用风险，用激素催熟的瓜果会对人体有害。

问题：

1. 何为膨大剂、催熟剂、生长激素、防腐剂？
2. “药”在蔬菜、水果中使用后，我们能不能吃？这些药有没有副作用？
3. 怎样识别蔬菜、水果是否使用了催熟剂、膨大剂、生长激素、防腐剂等“高科技”手段？

案例二：如何鉴别“注水猪、注水肉”

当前，屠宰场（肉联厂）等频繁出现“注水猪、注水肉”事件。给畜产品质量安全工作带来不良的影响，严重威胁着消费者的食肉安全。为了让人们认清什么是“注水猪、注水肉”，以及如何鉴别注水肉，下面谈一些有关“注水猪、注水肉”的知识。

注水肉是人为加了水以夸大重量增加利润的生肉，主要见于猪肉和牛肉。可以通过屠宰前一定时间给动物灌水，或者屠宰后向肉内注水制成，注水可达净重量的 15%～20%。“注水肉”在业内其实是盛行已久的潜规则，对人体的危害甚至超过“瘦肉精”。在“注水肉”里，可能添加了阿托品、矾水、卤水、工业色素和防腐剂等。注水使肉品易腐败变质，产生细菌毒素，还可能传播动物疫情。

那么，如何去鉴别肉是否有“注水”呢？我们可以通过以下方法去辨别。

①看：注水肉颜色暗淡，会有一些血水流出。正常保鲜肉颜色鲜红，表面比较干燥，无汁液流出。②按：注水肉按下去没有弹性，不能迅速恢复，而新鲜肉按下去之后有弹性，能恢复。③割：用刀将注水肉割开之后，在很短的时间内，就有汁液和血水流出，而保鲜肉没有汁液和血水流出。④贴：用餐巾纸贴在肉上，如果是注水肉，餐巾纸马上就变湿。

问题：

1.何为“注水猪”、“注水肉”？

2.食用“注水肉”对人体的危害有哪些？

3.如何通过简便的方法去鉴别“注水肉”？

【热点知识链接】

1. http://www.hh816.com/

2. http://food.39.net

3. http://jkyd.net/

4. http://www.meishichina.com/

5. http://www.xinshipu.com/

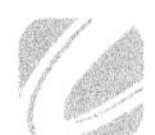

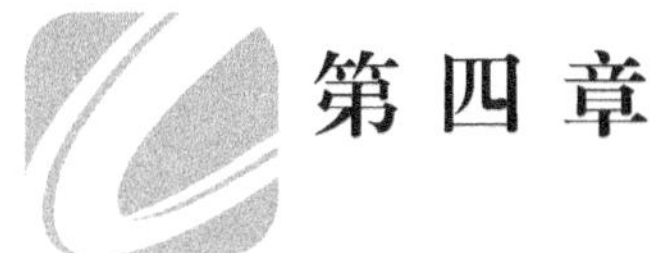

第四章

安全饮食

提　要

本章主要介绍消费者在外就餐、居家饮食的注意事项；预防食物中毒的基本知识；发现食品安全问题及处理方式等内容。进一步普及餐饮服务食品安全知识，引导消费者理性消费，倡导安全饮食的健康生活理念，为保障消费者安全提供一定的指导和帮助。

健康小贴士

煮鸡蛋不宜用冷水浸

人们常用不科学的方法煮鸡蛋，即把鸡蛋煮熟后立即投入冷水中浸一会儿，并以为这样煮蛋时蛋壳容易剥去，却不知这样做冷水会进入蛋内使鸡蛋容易腐败变质。

新鲜、干净的鸡蛋表面有一层胶质性的壳上膜，它可以防止细菌等微生物的侵袭和蛋内水分蒸发。煮鸡蛋时，这层膜就被除去；另外，鸡蛋煮熟后再投放入冷水中浸时，鸡蛋壳内形成负压，将冷水汲入蛋内，于是那些随着冷水一起进入蛋内的微生物，在适宜的温度下会很快地大量繁殖，分解蛋白，使鸡蛋腐败变质。

第一节　消费者就餐注意事项

一、选择合适的餐馆

消费者在选择餐馆时，除了关注美味的饭菜、幽雅的环境以及良好的服务等因素外，还应注重选择安全放心的餐馆就餐。

(一)选择有许可证的餐饮服务单位

《食品安全法》已于2009年6月1日正式实施。根据该法规定，餐饮服务单位取得《餐饮服务许可证》后，方可从事餐饮服务经营活动，且须在经营场所亮证经营。餐饮服务单位经营的范围应符合许可证核定的项目。《食品安全法》施行前已经取得《食品卫生许可证》的，该许可证在有效期内有效。

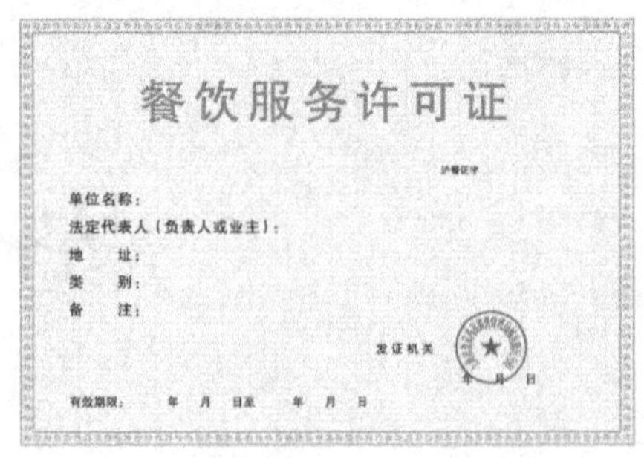
餐饮服务许可证

单位名称：
法定代表人（负责人或业主）：
地　　址：
类　　别：
备　　注：

发证机关
年　月　日

有效期限：　年　月　日至　年　月　日

图4-1-1　国家食品药品监督管理局制

消费者到餐馆用餐，首先要看餐馆吧台或其他显著位置有无悬挂餐饮服务许可证（或卫生许可证），有证的单位具备了相应的开业条件；如没有取得许可证，则属于违规经营。另外，还要注意餐饮服务许可证（或卫生许可证）上的许可备注内容，如是否注有“凉菜”、“生食海产品”等。因为“凉菜”、“生食海产品”等属于高风险食品，较易引起食物中毒，经营“凉菜”、“生食海产品”等，必须具备特定的加工操作条件，并在许可证备注栏中予以注明。

(二)选择信誉等级较高的餐饮单位

自2002年起，我国在各地陆续实施餐饮单位食品卫生监督量化分级管理制度。监管部门根据餐馆的基础设施和食品安全状况，评定A、B、C、D四个信誉度等级，四个级别相对应的食品安全信誉度依次递减、风险等级依次增加。

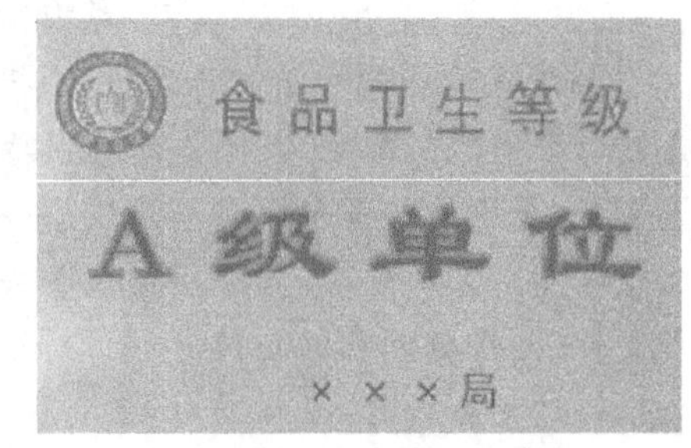

图4-1-2　食品卫生等级

挂“A级食品卫生单位”标牌的为食品安全信誉度最高、风险度最低、安全条件最好的单位；挂B级牌的是食品安全状况较为放心的单位；挂C级牌的餐馆为食品安全状况一般的单位，也是餐饮服务监管机构强化监管的单位。建议消费者尽量到风险性较低、食品安全信誉度较高的餐馆就餐。

为了以简洁、方便的方式向社会公布餐饮服务单位的食品安全监督信息，部分省市陆续推行餐饮服务单位监督公示制度。监管部门在餐饮服务单位经营场所醒目位置设置公示标志（笑脸、平脸、哭脸），向消费者动态公布监督检查结果，以便消费者在知情的前提下做出消费选择。消费者应尽量到“笑脸”或“平脸”的餐馆就餐。

(三)观察是否超负荷运营

消费者选择餐馆，尽量不光顾客流量陡增的饭店，因为突然集中增大的供应量，可能导致餐馆超负荷加工，给食品安全埋下隐患。

二、注意饮食卫生与安全

(一)就餐前应洗手

人的双手每天接触各种各样的东西，会沾染多种细菌、病毒和寄生虫卵，因此要养成就餐前(或吃东西前)洗手的习惯，这样能降低“病从口入”的风险。正确的洗手方式如下：

第一步：以流动的自来水把手弄湿；

第二步：涂上洗手液(或肥皂)，双手互相搓擦至少 20 秒(如图 4-1-3)，应擦出足够的泡沫，确保手掌、手背、拇指四周、指甲边及指间清洁；

第三步：彻底冲洗双手；

第四步：用抹手纸抹干双手或用烘手机烘干双手。

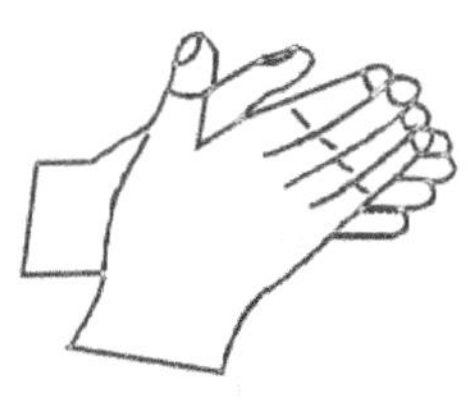

掌心对掌心搓擦

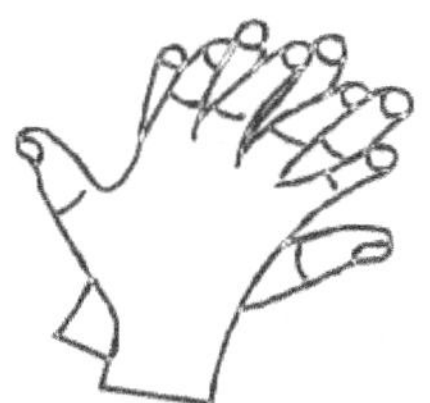

手指交错掌心对手背搓擦

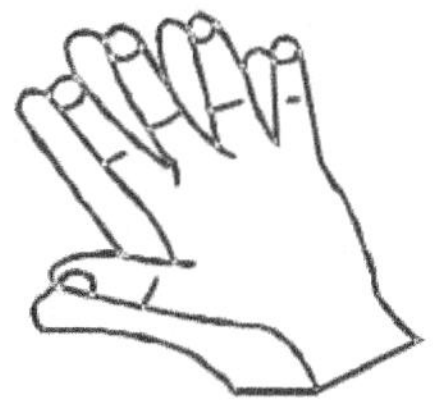

手指交错掌心对掌心搓擦

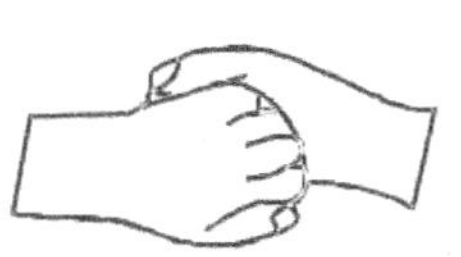

两手互握互搓指背

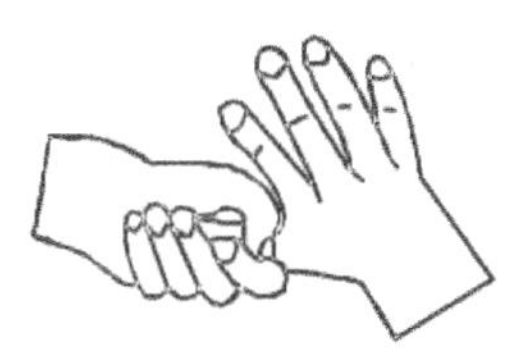

拇指在掌中转动搓擦

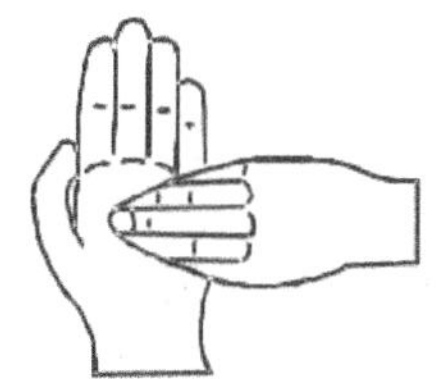

指尖在掌心中搓擦

图 4-1-3　正确的洗手方式图组

(二)就餐前应注意餐具卫生

就餐前要观察餐具是否经过消毒处理，经过清洗消毒的餐具具有光、洁、干、涩的特点；未经清洗消毒的餐具往往有茶渍、油污及食物残渣等。现在餐桌上出现一些塑膜包装的套装小餐具，这些餐具都是由集中清洗消毒单位清洗消毒的，套装消毒餐具包装膜上应标明餐具清洗消毒单位名称、详细地址、电话、消毒日期、保质期等内容。

(三)辨别食物状况

用餐时应注意分辨食品是否变质、是否有异物和异味。

颜色异常鲜艳的食物，有可能是违法添加了非食用物质或超量、超范围使用了食品添加剂。

不吃违禁食品，少吃或不吃生食海产品。

(四)其他注意事项

倡导文明、健康用餐，大力提倡使用公筷或实行分餐制。

夏秋季节避免过多食用凉拌菜、改刀熟食等易受病原菌污染的高风险食物。

对某种食物过敏的，应避免食用此类食物。

胃肠道功能欠佳的，应避免食用冷饮、海鲜、辛辣食品、高蛋白食品等刺激胃肠道或不易消化的食品。

不暴饮暴食。

三、剩余食品打包注意事项

(一)不宜打包的食品

蔬菜不宜打包，因为蔬菜富含维生素，而维生素反复加热后会迅速流失。另外，蔬菜中的硝酸盐反复加热后，会生成含量较高的亚硝酸盐，对身体造成危害。

凉菜、色拉等不宜打包，因为凉菜在制作过程中没经过加热，很容易染上细菌；同时凉菜也不宜重新加热。

因此，蔬菜和凉菜最好当餐吃完，如有剩余，也不宜打包再食用。打包的菜肴最好是适合重新加热的。

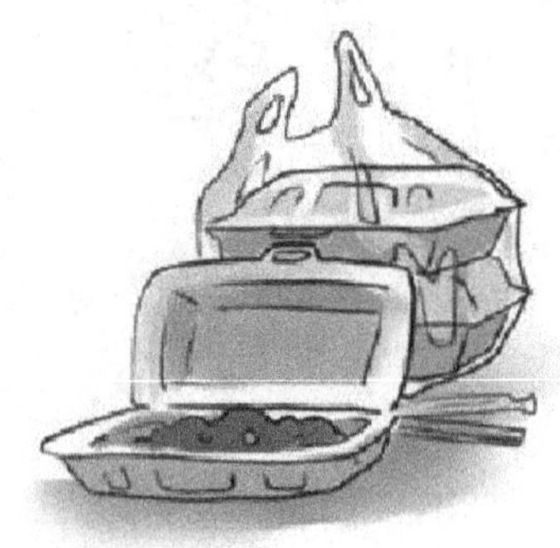

图 4-1-4　食品打包

(二)剩菜保存方法

剩菜的存放时间以不隔餐为宜，早上剩的菜中午吃，中午剩的菜晚上吃，最好能在 5 至 6 个小时内吃掉。因为在一般情况下，通过 100 摄氏度的高温加热，一定时间内是可以杀灭大部分致病菌的。但是，如果食品存放的时间过长，食品中的细菌在繁殖的过程中会释放出大量的毒素，加热不能完全破坏和降解这些毒素。

剩菜最好按类别分开储存，因为在不同食品中，微生物的生长速度不同，分开储存有利于避免食品交叉污染。温度较高的食品需放凉后再放入冰箱，因为热的食品突然进入低温环境后，产生的冷凝水易污染食品。

海鲜富含蛋白质，最受各种细菌欢迎，不宜久放。打包回家的富含淀粉的食品如年糕等，容易被细菌寄生，而有些细菌的毒素在高温加热下也不容易被杀死和分解。

(三)剩菜加热方法

冰箱中存放的食品取出后要回锅加热或用微波炉加热，加热时要使食品的中心温度至少达到 70 摄氏度。这是因为冰箱的温度只能抑制细菌繁殖，不能杀灭它们。如果食用

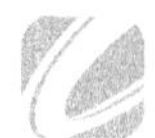

前没有充分加热，食用后易发生细菌感染，可引起腹泻等。在加热以前可以通过感觉判断一下食品是否变质，如果感觉有异常，千万不要再食用。

海鲜更容易滋生细菌，所以必须加热后食用。但是如果加热时间过长，所含的优质蛋白、脂肪和丰富的维生素也会损失较大。因此，打包的海鲜类加热时间控制在 4 到 5 分钟比较合适。加热过程中，还可以加些酒、姜、大蒜等佐料，可以起到杀菌作用。

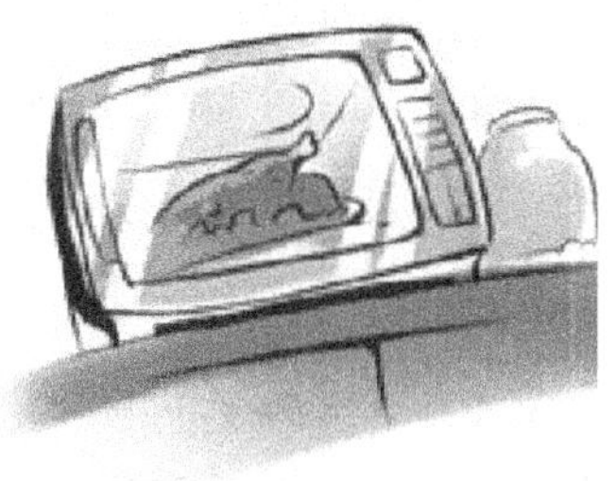

图 4-1-5　剩菜加热

肉类食品打包回去后再次加热，最好是加上一些醋。因为这类食品都含有比较丰富的矿物质，这些矿物质加热后，会随着水分一同溢出。在加热的时候加上一些醋，这些物质遇上了醋酸就会形成结合物，被固定下来，有利于被身体吸收和利用。

四、各类用餐形式的不同特点

(一)火锅

在秋冬季节，不论在家或外出，热腾腾的火锅自然是广大消费者喜欢的就餐形式。火锅的原料五花八门，其中以海鲜、禽肉、牛羊肉最受欢迎。不过，火锅原料若未经妥善处理和彻底煮熟而贸然吃下，各种致病原便会有机可乘，潜入体内，引发疾病。故此，消费者无论在火锅店或在家中选吃火锅，应注意食品安全，以保障身体健康。进食火锅食品时应注意：

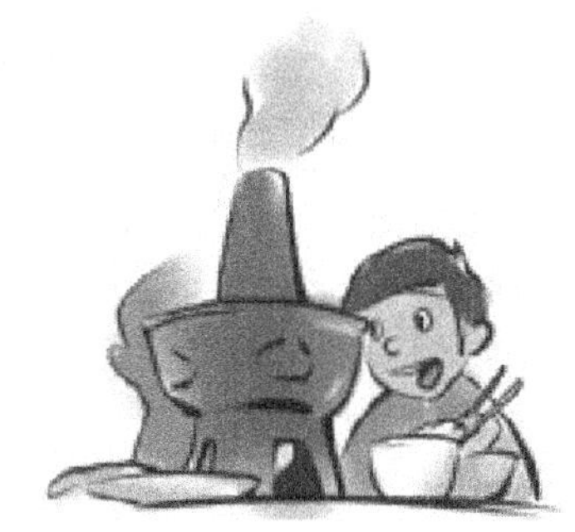

图 4-1-6　火锅

1. 火锅底火务必要旺，以保持锅内汤汁滚沸为佳。菜料食物若未煮熟即吃，病菌和寄生虫卵未被彻底杀死，易引发疾病。

2. 贝类应选择鲜活的，洗擦干净贝类的外壳，浸养在清水中至少半天以上，待其自行清滤出体内的污物；死的贝类含大量致病微生物，不能食用。

3. 生熟食物要分开盛放，使用两套筷子、用具和餐具分别来处理生和熟的食物，避免在桌上摆放过多食物，防止交叉污染。

4. 每次添水或汤汁后，应待锅内汤汁再次煮沸后方可继续煮食。

5. 食用时食品不宜滚烫，口腔、食道和胃黏膜通常只能耐受 50 ℃～60 ℃的温度，太烫的食物，就会损伤黏膜，致使急性食道炎和急性胃炎。从锅中取出滚烫的涮食时，最好先放在小碟晾凉。

6. 吃火锅不要冷热搭配，冷饮和热食交互食用，容易使胃肠道受损；患有高血压等心血管疾病者，则要注意热汤和酒类，这些饮品容易让身体温暖，但一接触到冷空气后，血管易急速收缩，而且喝酒一段时间后身体温度反而会降低。

7.不要喝或尽量少喝火锅汤，火锅汤进入肠胃消化分解后，经肝脏代谢生成尿酸，过多的尿酸沉积在血液和组织中，易引发痛风病。吃火锅后应多饮水，以利于尿酸的排出。

8.注意均衡饮食，不宜过量进食胆固醇含量较高的动物内脏。

9.用明火烹煮火锅时，会产生大量二氧化碳，要确保空气流通；若用炭炉烧火锅，一定要打开窗户，让空气流通，否则室内缺氧，木炭燃烧不透时，会产生大量的一氧化碳，容易使人中毒。

(二)烧烤

烧烤食品近年来火爆，深受年轻消费者喜爱。但烧烤食品含较多致癌物质，尤其是烤焦的部位，建议消费者尽量少吃或不吃。烧烤食品主要存在以下危害：

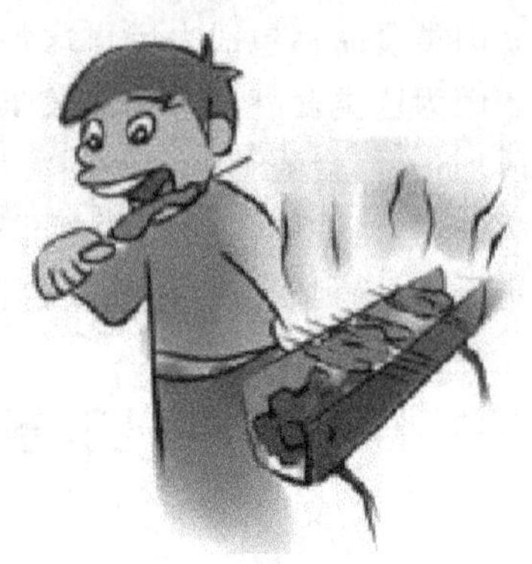

图 4-1-7 烧烤

1.烧烤中产生的苯并芘，对健康有害。特别是街头烧烤食品由于设施简陋，易使烘烤温度过高、烘烤时间过长等，从而导致苯并芘含量较高。

2.烧烤肉类易产生亚硝胺类物质。用来烤制的肉类在烤制前一般要经过腌制，如果腌制时间过长、储存不当等加工烹调过程不符合食品安全要求，易产生亚硝酸盐，并与肉中蛋白质分解所产生的胺类发生作用，会产生具有致癌性的亚硝胺类物质。

3.烧烤用具存在安全隐患。穿制用的竹棍或铁条大多未经消毒，且反复使用，容易感染病毒和细菌，有些小摊位用含铅高的旧自行车条穿制肉串等，经过烤制后，穿条中的铅可渗透到食物，可导致慢性铅中毒。

4.烧烤环境危害健康。烧烤场所的呛人烟气中含有多种有害物质，如一氧化碳、硫氧化物、氮氧化物、颗粒物、苯并芘、二恶英等，在这样的环境中就餐可增加患病概率。

食用烧烤食品时应注意以下几点：

(1)生、熟食物器具要分开。烧烤时生、熟食物所用的碗、盘、筷子等器具要分开，否则容易导致生熟食物的交叉污染而吃坏肚子。因此，最好事先准备好两套餐具，以避免熟食受到污染。放生食时要注意和快烤熟的食品有一定距离，防止污染熟食。

(2)烧烤要充分。有些食物不易烤熟，例如鸡翅内部，最好可将其切开后再进行烧烤；肉类摆放时尽量放置在炉子的中部，烤的过程中要经常改变肉的位置，勤于翻动，以保证整块肉同时被烤熟。

(3)烧烤时应避免食品直接接触火焰。在烤肉的时候，滴下的油脂遇火会产生致癌物质苯并芘，并附着在肉类的表面。此时应及时移开烤肉。烤焦的食品对人身体有危害，不要食用。

(4)燃料应充分燃烧。加炭时要注意应等到木炭完全燃烧后再烧烤，因为炭在没完全燃烧时易产生有害气体，不利于健康。

(三)自助餐

自助餐以用餐时根据自己的喜好随意选取食品的自我服务为主,可选性比较广,客人各取所需,随到随吃。由于餐前准备较为充分,因此可以同时接待众多客人用餐,是一种省时、方便的用餐形式。但自助餐与一般餐饮饭菜相比,具有更高的食品安全风险。比如自助餐的生鱼片、凉拌菜等往往会在室温下放置较长时间,而且是直接暴露在空气中,容易滋生细菌。另外,自助餐不是现炒现吃,而往往是一批次加工制作出大量热菜供顾客选用,存在较大的食品安全隐患。

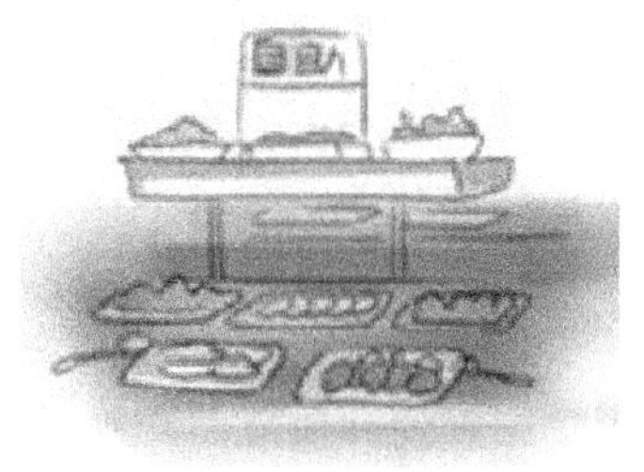

图 4-1-8　自助餐

吃自助餐应注意以下几点:

1. 不要因吃自助餐而刻意长时间饿肚子,饿过头反而吃不下,而且易伤胃,可以在前一餐吃些面条等容易消化的食物。

2. 吃自助餐时先吃少量主食,再吃海鲜和肉类,这样有利于消化,不伤肠胃;最后吃甜食。饮料少喝,可以用水果代替。

3. 采用低热量荤食与果蔬相间的吃法对于爱美女性来说是不错的选择,因为这种搭配方式不太容易长胖而且比较养生、健康;而对于本身体质寒凉的人群而言,建议如果吃了适量的刺身、贝类以后,不要再吃冷饮,否则太过寒凉很容易造成胃部不适,导致腹泻发生,建议喝些温汤或热饮暖暖胃。

(四)食堂

集体食堂具有就餐人群集中、就餐时间集中、就餐地点集中等特点,且食堂饭菜一般为“大锅菜”,每一锅的炒菜量较大,如炒制时间短,便容易造成部分菜肴未能烧熟煮透。部分菜肴提前加工,使得烧熟后存放时间过长,个别食堂甚至有供应隔顿(隔夜)饭菜且不彻底回烧的现象。

消费者在食堂就餐要注意以下几点:

1. 食用四季豆、扁豆、豇豆、刀豆等豆荚类食品时,要注意其是否烧熟煮透。因为豆荚类食品没有彻底烧熟煮透时,其含有的皂素、红细胞凝集素等有毒物质不能被完全破坏,被人体摄入后会引起食物中毒。如果食用这类食品,尽量选择色泽较暗、明显烧熟的。

图 4-1-9　食堂用餐

2. 食用鲐鱼等青皮红肉鱼,要注意其是否新鲜。海产鱼类中的青皮红肉鱼,如鲐鱼、金枪鱼、沙丁鱼、秋刀鱼等鱼体中含有较多的组氨酸。集体食堂往往提前大量进货,且储存条件往往不能达到冷藏要求。当鱼体不新鲜或腐败时,组氨酸就会分解形成组胺,组胺一旦形成，一般的烹调烧煮难以将其破坏，因此较易引起食物中毒。如果食用这类食品，尽量选择新鲜度较高的。

(五)盒饭

盒饭由于其食用方便、价格低廉，拥有很大的市场消费量。但由于盒饭从加工分装完成到消费者食用的时间间隔较长，其食品安全风险非常高。消费者食用盒饭要注意以下几点：

1. 不食用无资质单位生产的盒饭。无资质单位生产的盒饭的加工分装场所卫生条件往往很差，食品原料安全性不能保证，加工过程不规范，极易引发食物中毒。消费者切忌为了贪图方便和便宜而食用无资质单位生产的盒饭。

2. 不食用含有凉拌菜、改刀熟食、生食水产品等品种的盒饭。因为这些菜肴极易受致病菌污染，从而影响盒饭的安全性。

3. 冷藏的盒饭其包装盒上应标有加工时间和保质期限，消费者应注意识别，不食用过期盒饭。食用前应重新加热，使其中心温度超过 70 ℃。若是采用微波炉加热的，应注意饭盒是否标有可以微波炉加热的标记或说明。

第二节　消费者居家饮食注意事项

一、家庭自办宴席注意事项

家庭自办宴席一般存在食品加工场所狭小，设施简陋，容器、加工用具生熟不分、清洗消毒不彻底，操作人员食品安全意识不高，熟食凉菜制作、储存不当，隔顿、隔夜加热不够彻底等问题，加上家庭自办宴席冷藏条件不达标，致病菌易于生长繁殖，使得家庭自办宴席极易发生食物中毒。

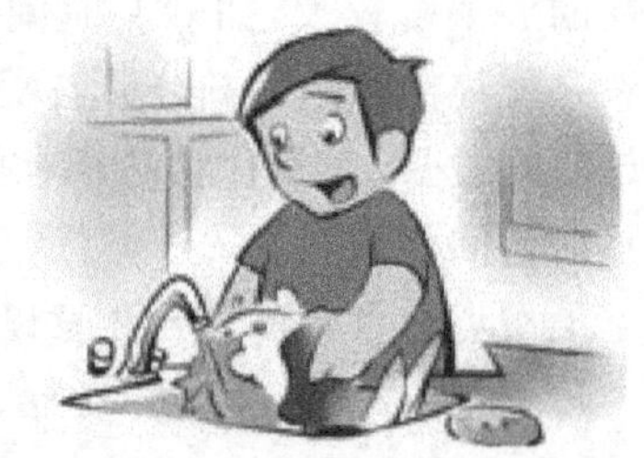

图 4-2-1　自办宴席

鉴于家庭自办宴席存在较大的食品安全风险，建议广大居民尽量选择具有资质的餐饮单位举办宴席。确实需要自办宴席的家庭，应注意以下几点：

1. 食品加工场地要与加工的品种和数量相适应，并保持整洁、卫生。

2. 餐具和接触熟食的用具、容器在使用前须严格清洗消毒，最好是煮沸或蒸煮消毒，消毒时煮沸或蒸气应保持 10 分钟；使用化学消毒的，应达到消毒剂说明书中规定的浓度和时间要求，消毒后要妥善保管，防止污染。

3.应在冷藏条件下储存容易变质的食品原料和熟食;配备足够一餐使用的餐具,避免因餐具数量不足而使用未经清洗消毒的餐具。

4.食物须烧熟煮透,饭菜应尽量做到当餐加工、当餐食用;不能当餐用完的应及时冷藏,并在下一餐食用前回锅加热彻底。

5.烹调操作时刀、砧板等工具及装食品的容器要生熟分开,避免交叉污染;同一场所或设施(如冰箱)内同时存放生、熟食的,应按"熟上生下"的方式存放,以免熟食受到污染。

6.加工操作人员应身体健康,近两周内无腹痛、腹泻、呕吐、发热、咳嗽等症状或化脓性皮肤病等疾病。

7.购买包装食品时要注意查看食品的保质期,瓶装的饮料和塑料真空包装的各类小食品一旦打开包装,最好即时食用完毕;打开后如未食用,应冷藏储存。

二、家中自行加工食品应注意的问题

消费者在家中自行加工食品,要注意从食品采购、贮存、烹煮、清洁等各个环节防范食品安全风险,积极预防食物中毒的发生。

(一)购买

1.应在信誉良好的店铺购买食物,索取并保留相关购物单据;不要从无证摊处贩购买食物,也不要购买来源可疑的食物,如售价过低的食物或感官异常的食物。

2.要选购新鲜、安全的食物。蔬果无破损或表面无淤伤。不要挑选有农药味的蔬菜水果、腐烂的蔬菜和表皮破损的水果。一般情况下不要购买已削皮或切开的水果。

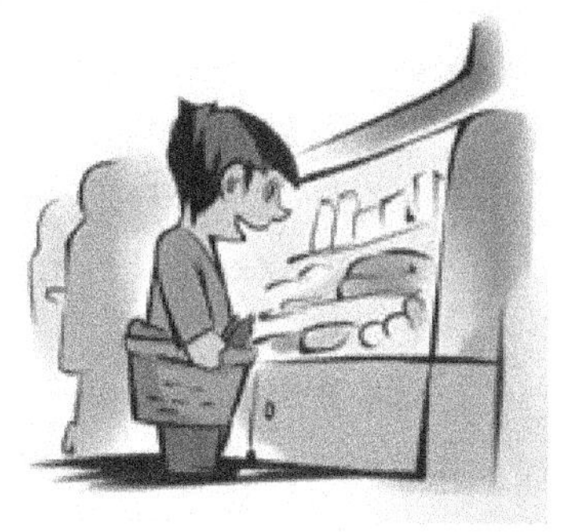

图 4-2-2 自行加工选购食品

3.要注意罐装食物的罐体有无膨胀或凹陷,瓶装食物的瓶体有无裂缝或瓶盖是否松动。包装盒内的蛋类有无裂缝或渗漏。

4.要选购以正确方式贮存的食物,特别是即食食物、熟食或易腐败食物。如寿司一般贮存在 5 ℃或以下,冷冻食品一般贮存在零下 18 ℃或以下。

5.购买散装食品时,要进行色、香、味感官检查,不买已变质或可疑食品。

6.选购预包装食品应查验标签内容是否齐全,标注有品名、产地、厂名、生产日期、批号或者代号、规格、配方或者主要成分、保质期限、食用或者使用方法等。不要选购已过保质期的食物,并依从标签指示进行保存、加工和食用。

7.注意生熟分开。选购食品时,应先选购预包装食品和罐装食物,后选购生的肉类、家禽和海产品。在购物手推车和购物袋内,生的肉类、家禽、海产品应与其他食物分开摆放,避免污染其他食物。

(二)贮存

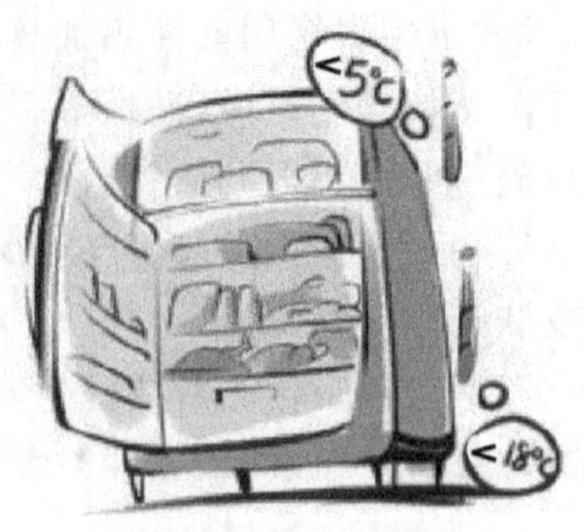

图 4-2-3　食品贮存

1.确保食物处于安全温度。在两小时内把熟食及易腐坏的食物放进冰箱。用温度计检查冰箱内的温度,确保冷藏格的温度保持在 5 ℃或以下,冷冻食品一般贮存在零下 18 ℃或以下。

2.生熟分开。在冰箱内,以有盖的容器贮存食物,避免生食与即食或已经煮熟的食物接触;把即食或已经煮熟的食物放在上层,生的肉类、家禽及水产品放在下层,以免生食的汁液滴在即食或已经煮熟的食物上。

3.食品存放时间不宜过久。冰箱不是“保险箱”,放入冰箱的食品不宜过满,食品之间要留一定空隙,以便冷气对流,定期除霜,以确保冷藏温度。

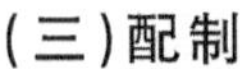

(三)配制

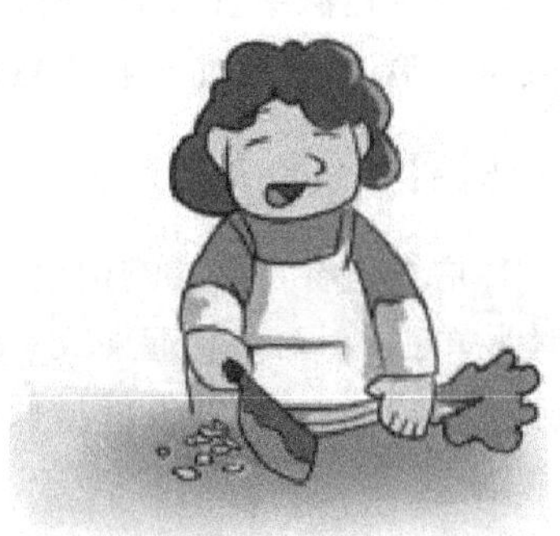

图 4-2-4　食品配制

1.配制食物时要保持个人卫生,清洗双手。处理食物前、处理生的肉类或家禽后和进食前都要洗净双手,配制食物期间也要勤洗手。如打喷嚏、处理垃圾、如厕、与宠物玩耍和吸烟之后都应洗净双手。

2.在每次使用工具和工作台后,使用干净的布或刷子(不建议使用海绵)以热水和清洁剂清洗,以清除食物残渣和油脂。

3.保持厨房清洁,防止厨房受到虫鼠及其他动物滋扰。盖好食物或把食物放在盖密的容器内。盖好垃圾桶,并及时清倒垃圾。

4.保持厨房状况良好,例如修补墙身的裂缝或缺口。使用毒饵或杀虫剂消灭虫鼠,但要慎防污染食物。防止宠物进入厨房。

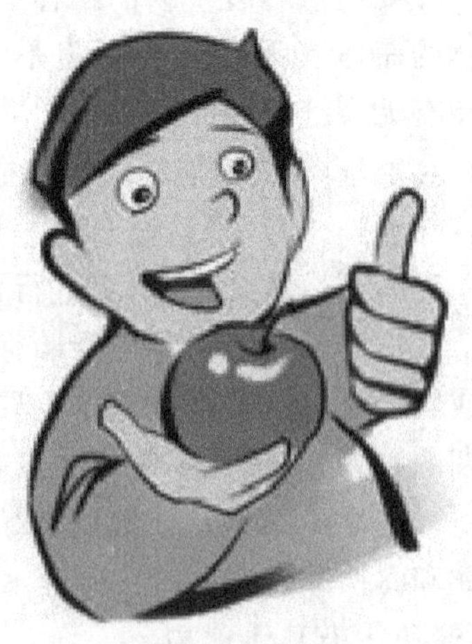

图 4-2-5　洗净果蔬食品

5.新鲜水果蔬菜食用前应仔细用水冲洗。为了减少脏物、农药残留,可去除蔬菜或水果的外皮。带叶蔬菜最外层的叶片应摘除,水果和瓜果类蔬菜可用洗涤剂擦洗;根茎类和瓜果类蔬菜如胡萝卜、土豆、番茄、莴笋、冬瓜、西葫芦等,去皮后应再用清水冲洗,水果也应洗净后削皮再吃。有些蔬菜,如芹菜、花菜、菠菜、刀豆等洗净后最好先用开水烫一下,再进行烹制。

6.猪肉不宜长时间用水浸泡。有人认为猪肉表面很脏,常常放在水中,甚至放在热水中浸泡、冲洗,这是不正确的。猪肉的肌肉组织和脂肪组织里,含有

大量的肌溶蛋白和肌凝蛋白。把猪肉长时间置于水中浸泡，肌溶蛋白溶于水很容易就被排出，在肌溶蛋白里含有酸肌和谷酸肌，还含有谷氨酸、谷氨酸钠盐等香味成分，这些化学物质被浸泡出猪肉后，猪肉的味道会受到影响，营养价值也会降低。

（四）烧煮食物

1. 冷冻食物要先解冻后烧煮，可采用自然解冻，放在冰箱冷藏格内让其缓慢解冻，也可在微波炉内快速解冻。

2. 应彻底煮熟或翻热食物至滚烫：肉类和家禽的肉汁必须清澈，不应呈红色，切开已煮熟的肉时不应有血丝；蛋黄已经凝固；汤羹及焖炖类食物煮沸并至少维持一分钟。

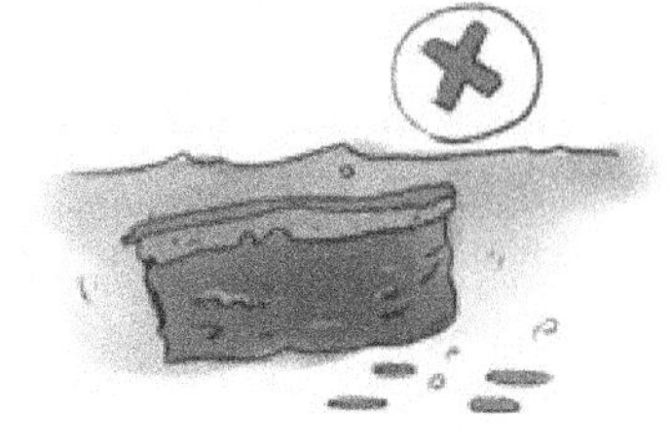

图 4-2-6　冷冻食物先解冻后烧煮

3. 如使用微波炉煮食，应盖好食物，并在烹煮期间取出食物搅动或翻动数次，确保食物彻底煮熟。

4. 应正确烹制肉类。肉类有轻度异味或发生变质后不能再食用，因为有些致病菌产生的毒素是耐高温的，加热后也不能破坏。家禽和水产品以选购鲜活为好，其贮存和烹制方法与肉类食品相仿。

（五）剩余食物的存放及处理

1. 食物煮熟后应及时进食，切勿让煮熟的食物置于室温超过两小时。

2. 尽量把剩余的食物冷却，并在两小时内放进冰箱。可以用下列方法迅速冷却剩余食物：把大块的肉切成小块；用清洁的器皿盛放剩余的食物。

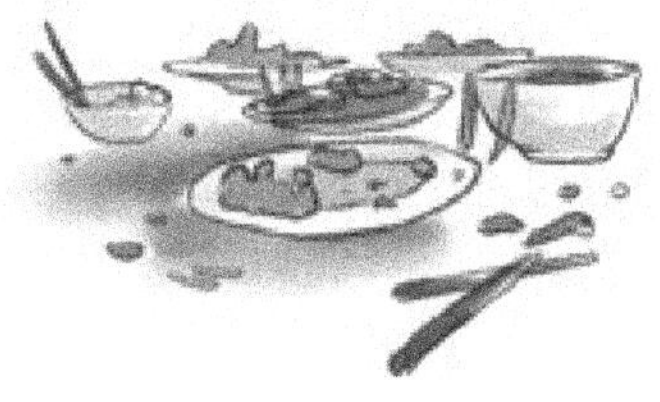

图 4-2-7　剩余食物及时处理

3. 煮熟的食物如没有及时进食，在食用前应热存于 60 ℃以上或再次加热。

4. 剩余的食物保存在冰箱冷藏柜中不应超过三天。

5. 进食剩余的隔顿或隔夜食物前，应彻底加热至滚烫，且不应多次加热。

6. 改刀熟食应及时食用，未经改刀的剩余熟食要冷藏，再次食用前要彻底加热处理。

三、选购食品如何进行质量鉴别

（一）如何鉴别病死畜禽肉

健康畜禽肉呈鲜红色，切面有光泽富有弹性，无血液流出，肌肉间脂肪洁白。因放血良好，血管一般不残留血液；病死的畜禽肉因放血不全，血管中有较多血液呈紫红色，血液中可见气泡，挤压时有血液流出，皮带暗红色。

(二)如何鉴别含“瘦肉精”猪肉

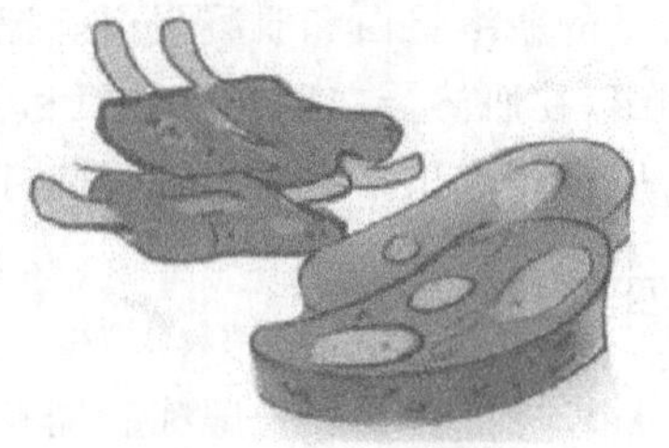
图 4-2-8 选购食品鉴别质量

如果发现猪肉肉色较深、肉质鲜艳，后臀肌肉饱满突出，脂肪非常薄，这种猪肉则可能使用过“瘦肉精”。

(三)如何鉴别注水肉

正常的新鲜肉，肌肉有光泽，红色均匀，脂肪洁白，表面微干；注水肉，肌肉缺乏光泽，表面有水淋淋的亮光。正常的新鲜肉，用刀切开后，切面无水流出，冻肉间无冰块残留；注水肉，切面有水顺刀流出。

用普通纸贴在肉面上，正常肉有一定的黏性，贴上的纸不容易揭下；注水肉没有黏性，贴上纸容易揭下。

用卫生纸贴在刚切开的切面上，新鲜肉纸上没有明显的湿润；注水肉则湿润明显。

另有一简单方法，取一张薄的纸片捂在肉的切面上，等纸片浸润后，点燃纸片，如纸片起火说明该肉未注水，因为浸湿纸片的是油脂；如纸片不起火，说明该肉曾注水，因为浸湿纸片的是水。

(四)如何鉴别老母猪肉(即母种猪肉)

根据肉品安全管理有关规定，老母猪肉不可直接食用，应作加工复制原料处理。因为老母猪肉含有危害人体的物质——免疫球蛋白，特别是产仔前的老母猪体内的免疫球蛋白含量更高，食用易引起贫血、血红蛋白尿、溶血性黄疸等疾病。老母猪在生长及哺乳期间，曾用大量的药物，这些药物会残留在母猪体内。由于老母猪肉内含有大量的雌性激素，少年儿童经常食用会影响身体正常发育。并且老母猪肉营养差，无香味。可以从老母猪肉的特征去识别：老母猪肉一般肉体较大，皮糙而厚、肌肉纤维粗、横切面颗粒大。经产母猪皮肤较厚、皮下脂肪少、瘦肉多，骨骼硬而脆、乳腺发达、腹部肌肉结缔组织多、切割时韧性大、俗称“滚刀肉”。

(五)如何鉴别鱼是否新鲜

1.看鱼嘴。新鲜鱼嘴紧闭，口内清洁无污物；而新鲜度差的鱼则糊嘴，这是因粘蛋白分解所致。

2.看鱼鳃。新鲜鱼鳃盖紧闭，鳃呈鲜红色，清洁无黏液或臭味；而新鲜度差的鱼则鳃盖松开、色泽呈暗灰色。

3.看鱼眼。新鲜鱼眼睛稍凸，眼珠黑白分明，眼面明亮、清洁、无白蒙，而新鲜度差的鱼则黑眼珠发浑，有白蒙、眼珠下塌或瞎眼。

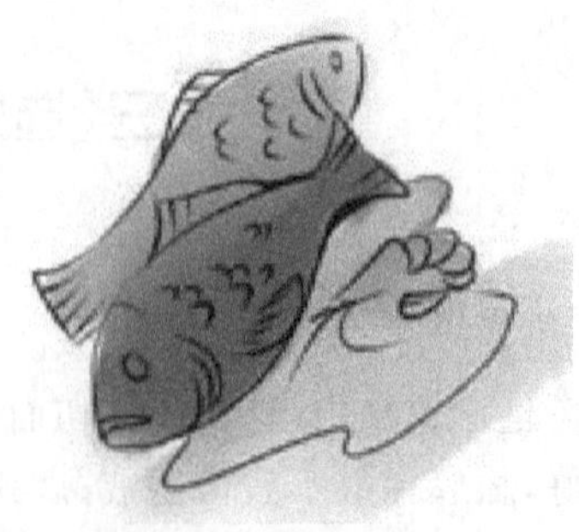
图 4-2-9 购买新鲜鱼

4.看鱼体。新鲜鱼鱼体表面黏液清洁、透明，略有腥味，鱼体肉质发硬、结实、有弹性，肉骨不分离，放在水中不沉；鲜鱼形体直，鱼肚充实完整，鳞片紧附鱼

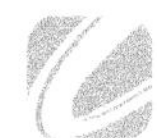

体，不易脱落。而新鲜度差的鱼则鱼体失去光泽，黏液增多，黏度加大，出现黄色，有较浓的腥臭味，鱼体变软；肉质松而无弹性。

(六)如何鉴别蔬菜水果的质量

从蔬菜色泽看，各种蔬菜都应具有本品种固有的颜色，大多数有发亮的光泽，显示出蔬菜的成熟度及鲜嫩程度。除杂交品种外，不能有其他因素造成的色泽异常。

从蔬菜气味看，多数蔬菜具有清香、甘辛香、甜酸香等气味，可以凭嗅觉鉴别不同品种的质量，不应有腐烂变质的亚硝酸盐味和其他异常气味。

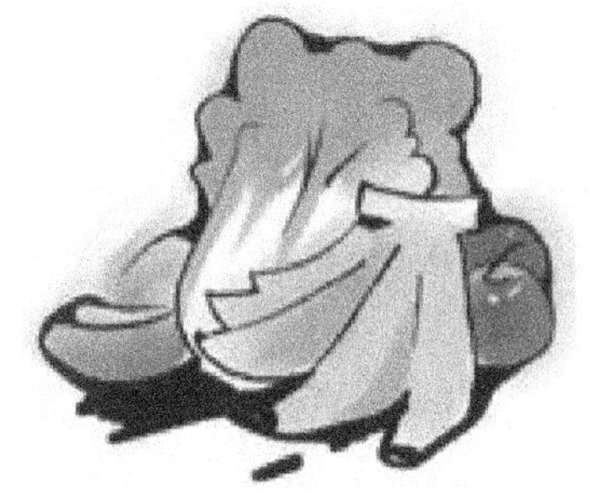

图 4-2-10　购买新鲜蔬菜

从蔬菜味道看，多数蔬菜滋味甘淡、甜酸、清爽鲜美，少数具有辛酸、苦涩等特殊风味以刺激食欲。如失去本品种原有的滋味即为异常，但改良品种应该除外，如大蒜的新品种就没有“蒜臭”气味或该气味极淡。

鲜果品的感官质量鉴别方法主要是目测、鼻嗅和口尝。其中目测包括三方面的内容：一是看果品的成熟度和是否具有该品种应有的色泽及形态特征；二是看果型是否端正，个头大小是否基本一致；三是看果品表面是否清洁新鲜，有无病虫害和机械损伤等。鼻嗅则是辨别果品是否带有本品种所特有的芳香味，有时候果品的变质可以通过其气味的改变直接鉴别出来，如坚果的哈喇味和西瓜的馊味等，都是很明显的特征。口尝不但能感知果品的滋味是否正常，还能感觉到果肉的质地是否良好。

干果虽然较鲜果的含水量低，但其感官鉴别的原则与指标都基本上和前述三项大同小异。

(七)如何鉴别大米质量

1. 色泽鉴别

进行大米色泽的感官鉴别时，应将样品在黑纸上撒一薄层，仔细观察其外观并注意有无生虫及杂质。

良质大米：呈清白色或精白色，具有光泽，呈半透明状。

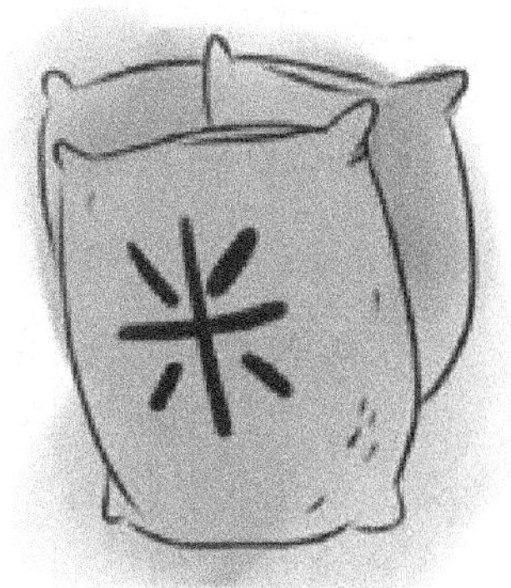

图 4-2-11　购买优质大米

次质大米：呈白色或微淡黄色，透明度差或不透明。

劣质大米：霉变的米粒色泽差，表面呈绿色、黄色、灰褐色、黑色等。

2. 外观鉴别

良质大米：大小均匀，坚实丰满，粒面光滑、完整，很少有碎米、爆腰(米粒上有裂纹)、腹白(米粒上乳白色不透明部分叫腹白，是由于稻谷未成熟，淀粉排列疏松，糊精较多而缺乏蛋白质），无虫，不含杂质。

次质大米：米粒大小不均，饱满程度差，碎米较多，有爆腰和腹白粒，粒面发毛、生虫、有杂质，带壳粒含量超过 20 粒/千克。

劣质大米：有结块、发霉现象，表面可见霉菌丝，组织疏松。

3. 气味鉴别

进行大米气味的感官鉴别时，取少量样品于手掌上，用嘴向其中哈一口热气，然后立即嗅其气味。

良质大米：具有正常的香气味，无其他异味。

次质大米：微有异味。

劣质大米：有霉变气味、酸臭味、腐败味及其他异味。

(八)如何鉴别面粉质量

1. 看色泽

凡符合国家标准的面粉，在通常情况下粉色呈乳白色，其面制品色泽玉白，看上去较为细洁，并非越白越好。如果面粉面制品颜色白得出奇像石灰或白纸，则说明已使用了食品增白剂，如吊白块。吊白块的化学名字叫甲醛合亚硫酸钠，亚硫酸钠在食品加工中具有还原漂白作用，可使食品增白。国家明令禁止使用吊白块。

2. 辨精度

凡符合国家标准的面粉面制品，手感细腻，粉粒匀细，而伪劣面粉产品摸上去手感粗糙，面粉抱团，说明超过国家规定的加工精度标准和水分标准。

3. 闻气味

凡符合国家标准的面粉面制品，有一股小麦固有的天然清香味。如果有霉杂异味，说明已掺了其他物质。若是添加剂过量，也会破坏小麦原有的清香味，食用后会感到口干舌燥。

4. 认品牌

在感官鉴别的同时，还应注意认准面粉产品生产厂家和品牌。一般而言，专业面粉厂生产的面粉产品质量较为可靠，而一些小作坊，由于缺乏必要的加工手段和技术条件，面粉质量就难以保证。

(九)如何鉴别豆腐质量

1. 色泽鉴别

良质豆腐：呈均匀的乳白色或淡黄色，稍有光泽。

次质豆腐：色泽变深直至呈浅红色，无光泽。

劣质豆腐：呈深灰色、深黄色或者红褐色。

2. 组织状态鉴别

进行豆腐组织状态的感官鉴别时，应先取样品直接看其外部情况，然后用刀切成几块再仔细观察切口处，最后用手轻轻按压，以试验其弹性和硬度。

良质豆腐：块形完整，软硬适度，富有一定的弹性，质地细嫩，结构均匀，无杂质。

次质豆腐：块形基本完整，切面处可见比较粗糙或嵌有豆粕，质地不细嫩，弹性差，有黄色液体渗出；表面发黏，用水冲洗后即不粘手。

劣质豆腐：块形不完全，组织结构粗糙而松散，散之易碎，无弹性，有杂质；表面发黏，用水冲洗后仍然粘手。

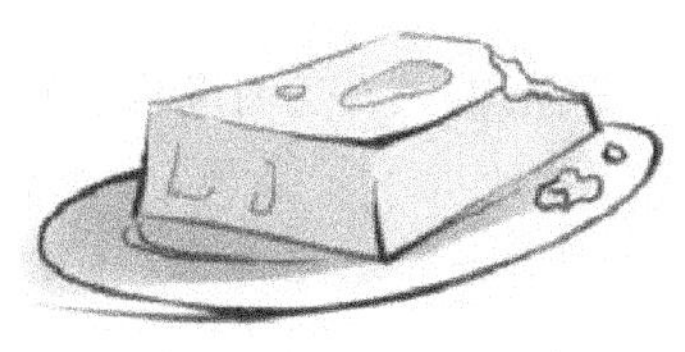

图 4-2-12　鉴别豆腐质量

3. 气味鉴别

良质豆腐：具有豆腐特有香味。

次质豆腐：豆腐特有的香气平淡。

劣质豆腐：有豆腥味、馊味等不良气味或其他外来气味。

4. 滋味鉴别

良质豆腐：口感细腻鲜嫩，味道纯正清香。

次质豆腐：口感粗糙，滋味平淡。

劣质豆腐：有酸味、苦味、涩味及其他不良滋味。

(十)如何鉴别酱油质量

优质酱油应具备以下特点：

色泽：普通酱油所具有的棕褐色，不发乌，有光泽。

香气：指酱油应当有一定的酱香气，无其他不良气味。

滋味：酱油咸甜适口、味鲜回甜，无苦、酸、涩等异味。

生白：酱油表面生出一层白膜，是一种产膜性酵母引起的。

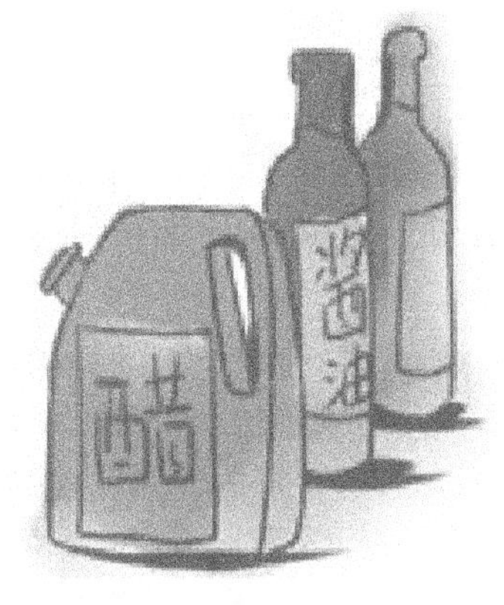

图 4-2-13　鉴别酱油和醋

(十一)如何鉴别食醋质量

优质食醋应具备以下特点：

色泽：食醋应具有与加工方法相适应的产品固有色泽。

气味：食醋应具有酸甜气味，不得混有异味。

滋味：食醋应具有酸甜适口感，不涩，无其他不良滋味。

劣质食醋会出现以下情形：

霉花浮膜：食醋表面由微生物繁殖所引起的一层霉膜。

醋鳗、醋虱：食醋在生产过程中被污染，在醋中有两种形态不同的生物存活，即醋鳗和醋虱。

(十二)如何鉴别食用植物油质量

一看:首先看透明度,纯净的油应为透明,在生产过程中由于混入了杂质,导致透明度下降;二是看色泽,纯净的油应该是无色,在生产过程中由于油料中的色素溶于油中,油才带色;三是看沉淀物,沉淀物主要成分是杂质,在一定条件下沉于油的底层。购油时应选择透明度高、色泽较浅(但芝麻油、小磨油除外)、无沉淀物的油为最好。

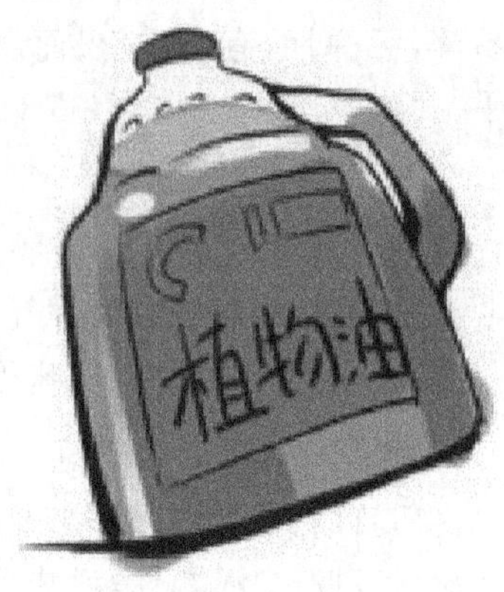

图 4-2-14 鉴别植物油

二闻:每种油都有各自独特的气味,打开油桶盖时,鼻子靠近即可闻到。也可以在手掌上滴一两滴油,双手合拢摩擦,发热时仔细闻其气味。有异味的油,说明质量有问题;掺矿物油的油,有矿物油的气味,不能买。

三尝:用干净的筷子或玻璃棒,取一两滴油,涂在舌头上仔细品尝其味道。口感带酸味的油是不合格产品,有焦苦味的油已发生酸败,有异味的油可能是掺假油。

四问:问商家的进货渠道,必要时索看进货发票、产品合格证明文件或查看食品安全监管部门抽样检测报告。

(十三)如何鉴别鲜鸡蛋质量

看:鲜蛋壳清洁、毛糙,有一层"白霜",无裂纹。陈蛋壳光滑,雨淋的蛋壳上有霉点,臭蛋壳乌黑,有油渍。

听:把蛋夹在两指之间,放到耳边轻轻摇动,声音沉实的是好蛋;音空的是空头蛋;有啪啦声的为裂纹蛋;有敲瓦罐声的为贴壳蛋、臭蛋。

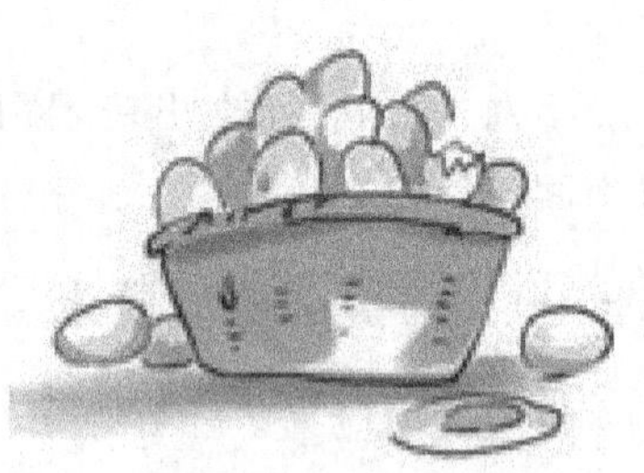
图 4-2-15 鉴别新鲜鸡蛋

照:在日光下照看,微红色、半透明、蛋黄轮廓清晰的是好蛋;像云彩的为散黄蛋;昏暗不透光,或有黑点的为变质蛋、臭蛋。在灯光下照看,内部透明清亮,蛋黄位居正中、蛋膜紧包凝成一团,蛋内无任何斑点的是新鲜好蛋;蛋黄散开,或贴壳的为变质蛋;部分变黑或完全变黑的为坏蛋、臭蛋。

浸:将蛋浸入10%食盐水中,重而沉下水底的是新鲜蛋,轻浮上水面的为变质蛋、臭蛋。

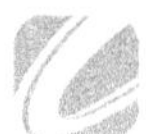

第三节　预防食物中毒基本知识

一、食物中毒基本概念

(一)食物中毒定义

食物中毒,指食用了被有毒有害物质污染的食品或者食用了含有毒有害物质的食品后出现的急性、亚急性疾病。

(二)常见的食物中毒类型

细菌性食物中毒:是指人们食用被细菌或细菌毒素污染的食品而引起的食物中毒。常见的有沙门氏菌食物中毒、金黄色葡萄球菌肠毒素食物中毒、副溶血弧菌食物中毒等。

化学性食物中毒:是指人们食用被有毒有害化学品污染的食品而引起的食物中毒。常见的有"瘦肉精"食物中毒、有机磷农药食物中毒、亚硝酸盐食物中毒、桐油食物中毒等。

有毒动植物中毒:是指人们食用了一些含有某种有毒成分的动植物而引起的食物中毒。常见的有河豚中毒、高组胺鱼类中毒、四季豆中毒、豆浆中毒、发芽马铃薯中毒、毒蘑菇中毒等。

(三)食物中毒特征

一般发病突然,发病人数多且较集中,少则几人、几十人,多则数百人、上千人。

潜伏期根据中毒种类的不同可从数分钟到数十小时,大多数食物中毒的病人在进食后经2～24小时内发病,通常化学性食物中毒潜伏期较短,细菌性食物中毒潜伏期较长。

病人的症状表现类似。大多数细菌性食物中毒的病人都有恶心、呕吐、腹痛、腹泻等急性胃肠道症状,但根据进食有毒物质的多少及中毒者的体质强弱,症状的轻重会有所不同。

人与人之间无传染性。

中毒患者有共同的就餐史,病人往往均进食了同一种有毒食品而发病,未进食者不发病。

细菌性食物中毒季节性较明显,5—10月份气温较高,适宜细菌生长繁殖,是细菌性食物中毒的高发时期。大部分的化学性食物中毒和动植物性食物中毒季节性不明显。

二、细菌性食物中毒的预防

细菌性食物中毒是最为常见的食物中毒，预防细菌性食物中毒对于控制食物中毒的发生、保障消费者身体健康非常重要。

（一）细菌性食物中毒的发生途径

1. 生熟交叉污染

生的肉、水产品或其他食品原料、半成品，往往带有各种各样的致病菌，在加工处理过程中如果生、熟食品混放，或者生、熟食品的加工用具混用，就会使熟食受到致病菌的污染，而熟食在食用前一般不再经过加热，因此一旦受到致病菌污染，极易引发食物中毒。

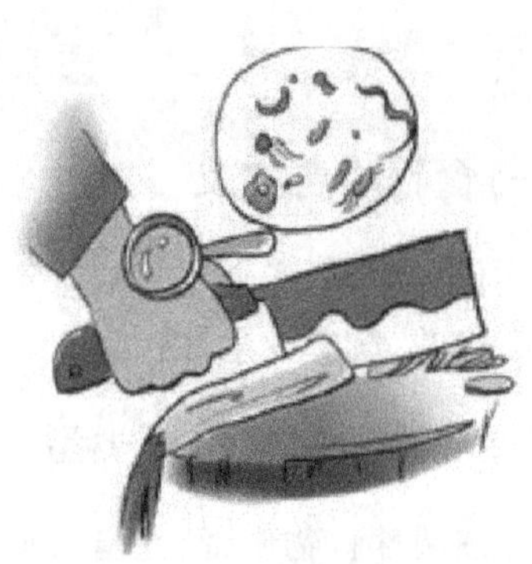

图 4-3-1 预防细菌性食物中毒

2. 患病操作人员带菌污染

一旦操作人员手部皮肤有破损、化脓，或患有感冒、腹泻等疾病，会携带大量致病菌。如果患病的操作人员仍在继续接触食品，极易使食品受到致病菌污染，从而引发食物中毒。

3. 食物未烧熟煮透

生的食物即使带有致病菌，通过彻底的加热烹调，也能杀灭绝大多数的细菌，确保食用安全。但如果烹调前未彻底解冻、一锅烧煮量太大或烧制时间不足等，使食品未烧熟煮透，就会导致致病菌未被杀灭，从而引发食物中毒。

4. 食品贮存温度、时间控制不当

细菌达到一定数量就会引起食物中毒，而细菌的生长繁殖需要一定的温度和时间。一般致病菌在25～35 ℃的温度条件下，每过15～30分钟就能分裂一次，即细菌数量翻一番。如熟食上原有100个致病菌，存放在室温条件下，经过4小时，就会超过100万个，足以引起食用者发生食物中毒。而细菌在低于5 ℃的温度下，基本停止了生长繁殖；在高于65 ℃的温度下，也基本无法存活。

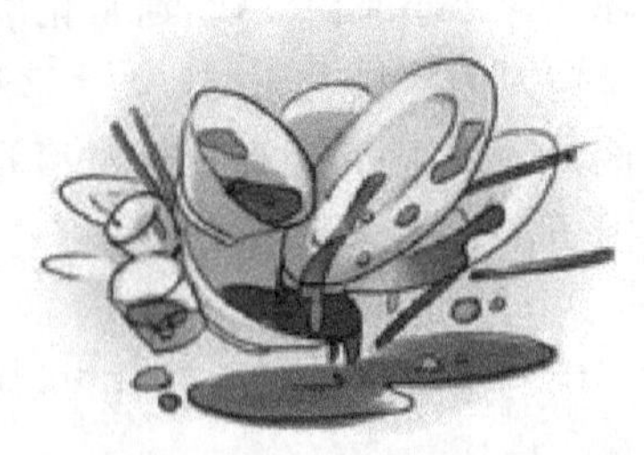

图 4-3-2 餐具清洗消毒

5. 餐具清洗消毒不彻底

盛放熟食品的餐具或其他容器清洗消毒不彻底，或者消毒后的餐具受到二次污染，致病菌通过餐具污染到食品，也可以引起食物中毒。

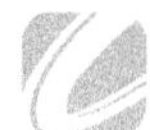

(二)如何预防细菌性食物中毒

针对上述常见的食物中毒发生途径,应从以下三方面采取措施预防细菌性食物中毒。首先是防止食品受到细菌污染,其次是控制细菌生长繁殖,最后也是最重要的是杀灭病原菌。具体的措施包括:

1. 防止食品受到细菌污染

(1)保持清洁

保持与食品接触的砧板、刀具、操作台等表面清洁。

保持厨房地面、墙壁、天花板等食品加工环境的清洁。

保持手的清洁,不仅在操作前及受到污染后要洗手,在加工食物期间也要经常洗手。

避免老鼠、蟑螂等有害动物进入库房、厨房,并接近食物。

特别提示:熟食操作区域以及接触熟食品的所有工用具、容器、餐具等除应清洗外,还必须进行严格的消毒。

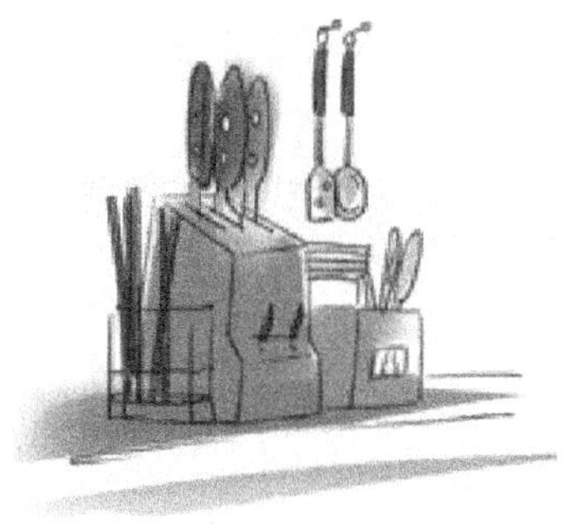

图 4-3-3　餐具防二次污染

(2)生熟分开

处理凉菜要使用消毒后的刀和砧板。

生熟食品的容器、工用具要严格分开摆放和使用。

从事粗加工或接触生食品后,应洗手消毒后才能从事凉菜切配。

特别提示:生熟食品工具、容器分开十分重要;熟食品工具、容器应经严格消毒,存放场所与生食品应分开。

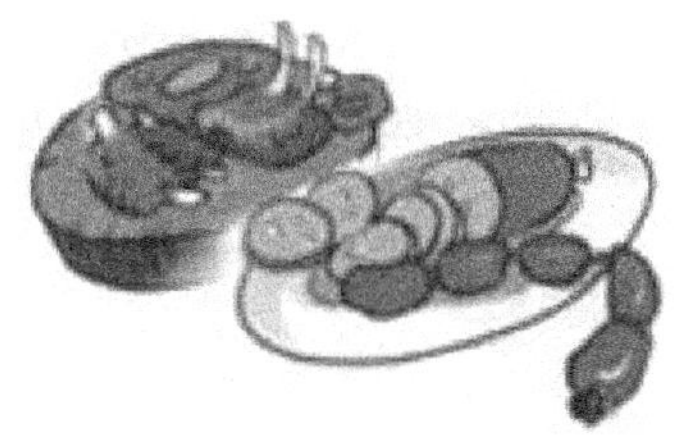

图 4-3-4　生熟食品分开

(3)使用洁净的水和安全的食品原料

熟食品的加工处理要使用洁净的水。选择来源正规、优质新鲜的食品原料。生食的水果和蔬菜要彻底清洗。

特别提示:操作过程复杂的改刀熟食、凉拌或生拌菜、预制色拉、生食海产品等都是高风险食品,要严格按食品安全要求加工操作,并尽量缩短加工后至食用前的存放时间。

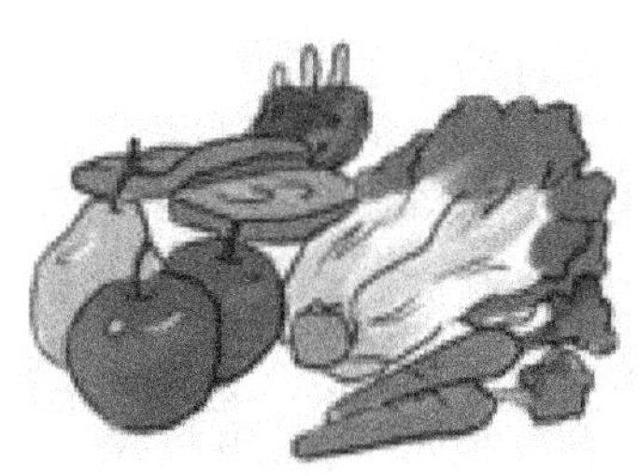

图 4-3-5　生食果蔬彻底洗净

2. 控制细菌生长繁殖

(1)控制温度

菜肴烹饪后至食用前的时间预计超过 2 小时的,应使其在 5 ℃以下或 60 ℃以上条件下存放。

鲜肉、禽类、鱼类和乳品冷藏温度应低于 5 ℃。

冷冻食品不宜在室温条件下进行化冻,保证安全的做法是在 5 ℃以下温度解冻,或在 21 ℃以下的流动水中解冻。

特别提示:快速冷却能使食品尽快通过有利于微生物繁殖的温度范围。冰箱内的环境温度至少应比食品要达到的中心温度低 1 ℃。食品不应用冰箱进行冷却,有效的冷却方法是将食品分成小块并使用冰浴。

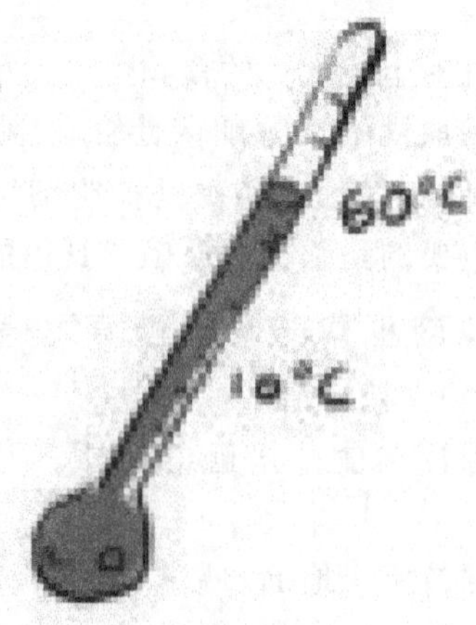

图 4-3-6 控制温度

(2)控制时间

不要过早加工食品,食品制作完成到食用最好控制在 2 小时以内。熟食不宜隔餐供应,改刀后的熟食应在 4 小时内食用。生食海产品加工好至食用的间隔时间不应超过 1 小时。冰箱中的生鲜原料、半成品等,储存时间不要长,使用时要注意先进先出。

特别提示:生鲜原料、半成品(如上浆的肉片)可以在容器上贴上时间标签以控制在一定时间内使用。

图 4-3-7 控制时间

3. 杀灭病原菌

(1)烧熟煮透

烹调食品时,必须使食品中心温度超过 70 ℃。

在 10～60 ℃条件下存放超过 2 小时的菜肴,食用前要彻底加热至中心温度达到 70 ℃以上。已变质的食品可能含有耐热(加热也不能破坏)的细菌毒素,不得再加热食用。

冷冻食品原料宜彻底解冻后加热,避免产生外熟内生的现象。

特别提示:肉的中心部位不再呈粉红色,或肉汤的汁水烧至变清是辨别肉类烧熟煮透的简易方法。

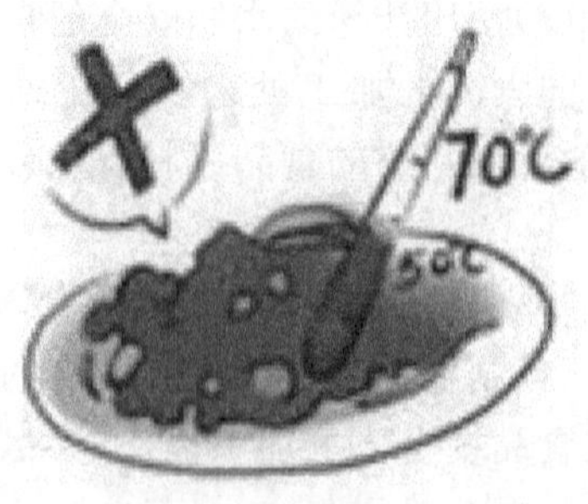

图 4-3-8 加热灭菌

(2)严格清洗消毒

生鱼片、现榨果汁、水果拼盘等不经加热处理的直接入口食品,应在清洗的基础上,对食品外表面、加工用具等进行严格的消毒。

餐具、熟食品容器要彻底洗净消毒后使用。

接触直接入口食品的工具、容器、双手要经常清洗消毒。

特别提示:餐具、容器、工具最有效和经济的消毒方法是热力消毒,即通过煮沸或者蒸汽加热方法进行消毒。

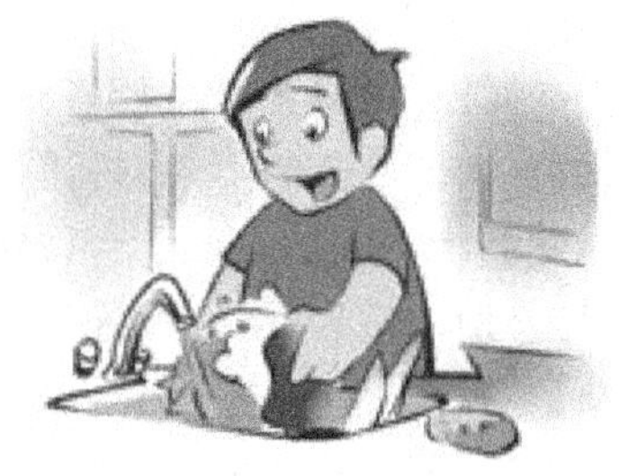

图 4-3-9　严格清洗消毒

(3)控制加工量

应根据自身的加工能力决定制作的食品数量,特别是不要过多地“翻台”。这是一项综合性的措施,如果超负荷进行加工,就会出现食品提前加工、设施设备、工具餐具不够用等现象,从而不能严格按保证食品安全的要求进行操作,上述各项关键控制措施就难以做到,发生食物中毒的风险会明显增加。

三、化学性食物中毒的预防

常见的化学性食物中毒主要有以下几种:

(一)“瘦肉精”中毒

中毒原因:食用了含有瘦肉精的猪肉、猪内脏等。

主要症状:一般在食用后 30 分钟至 2 小时内发病,症状为心跳加快、肌肉震颤、头晕、恶心、脸色潮红等。

预防方法:选择信誉良好的供应商,如果发现猪肉肉色较深、肉质鲜艳,后臀肌肉饱满突出,脂肪非常薄,这种猪肉则可能含有瘦肉精。

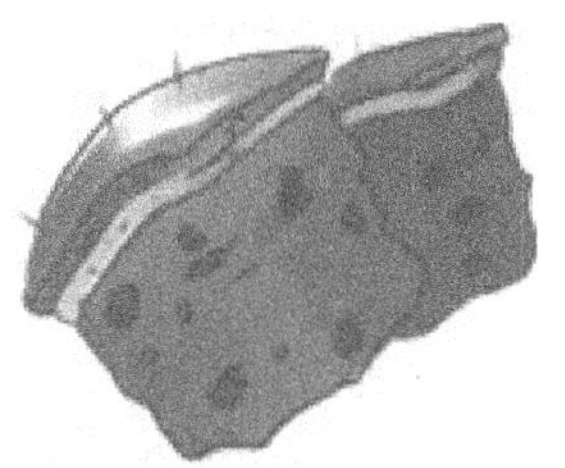

图 4-3-10　瘦肉精中毒

特别提示:尽量选用带有肥膘的猪肉,猪内脏最好要选择有品牌的定型包装产品,不要采购市场外无证摊贩经营的产品。

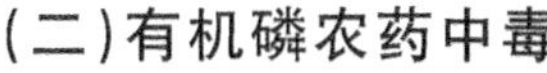

(二)有机磷农药中毒

中毒原因:食用了残留有机磷农药的蔬菜、水果等。

主要症状:一般在食用后 2 时内发病,症状为头痛、头晕、腹痛、恶心、呕吐、流涎、多汗、视力模糊等,严重者瞳孔缩小、呼吸困难、昏迷,直至呼吸衰竭而死亡。

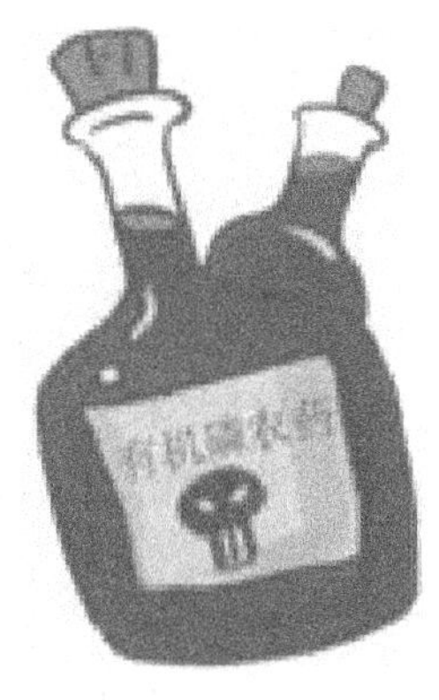

图 4-3-11　有机磷农药中毒

预防方法:选择信誉良好的供应商,蔬菜粗加工时用蔬果洗洁精溶液浸泡 30 分钟后再冲净,烹调前再经烫泡 1 分钟,可有效去除蔬菜表面的大部分农药。

(三)亚硝酸盐中毒

中毒原因:误将亚硝酸盐当作食盐或味精加入食物中,或食用了刚腌制不久的腌制菜。

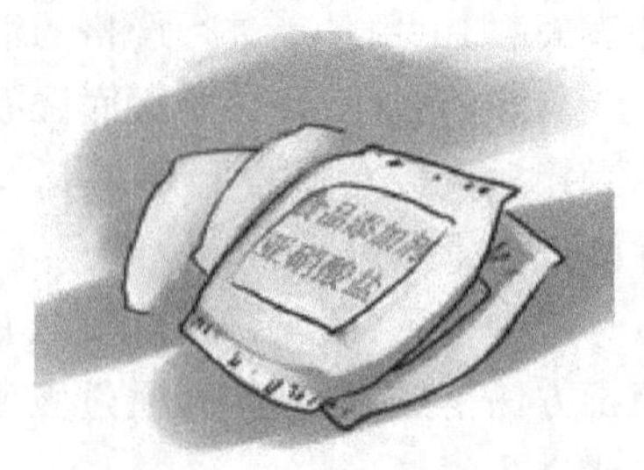

图 4-3-12 亚硝酸盐中毒

主要症状:一般在食用后 1 至 3 小时内发病,主要表现为口唇、舌尖、指尖青紫等缺氧症状,自觉症状有头晕、乏力、心律快、呼吸急促,严重者会出现昏迷、大小便失禁,最严重的可因呼吸衰竭而导致死亡。

预防方法:如自制肴肉、腌腊肉,严格按每公斤肉品 0.15 克亚硝酸盐的量使用,并应与肉品充分混匀;亚硝酸盐要明显标志,加锁存放;不使用来历不明的“盐”或“味精”;尽量少食用暴腌菜。

特别提示:尽量不自制肴肉、腌腊肉等肉制品,避免误用和超剂量使用亚硝酸盐。

(四)桐油中毒

中毒原因:误将桐油当作食用油使用。

主要症状:一般在食用后 30 分钟至 4 小时内发病,症状为恶心、呕吐、腹泻、精神倦怠、烦躁、头痛、头晕,严重者可意识模糊、呼吸困难或惊厥,进而引起昏迷和休克。

预防方法:桐油具有特殊的气味,应在采购、使用前闻味辨别。

特别提示:不使用来历不明的食用油。

四、有毒动植物中毒的预防

常见的有毒动植物食物中毒主要有以下几种:

(一)河豚中毒

中毒原因:误食河豚或河豚加工处理不当。

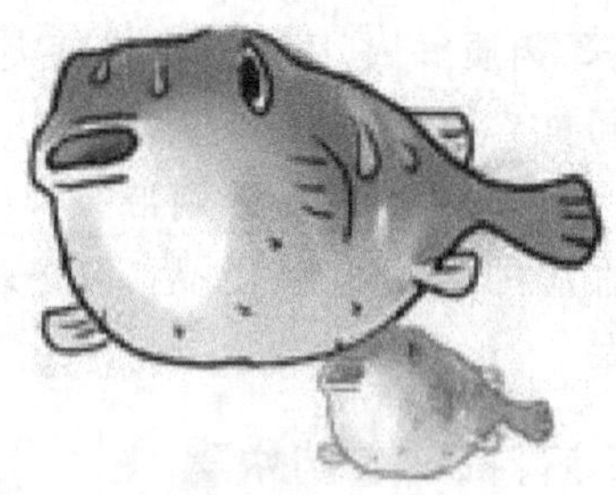

图 4-3-13 河豚中毒

主要症状:一般在食用后数分钟至 3 小时内发病,症状为腹部不适、口唇指端麻木、四肢乏力继而麻痹甚至瘫痪、血压下降、昏迷,最后因呼吸麻痹而死亡。

预防方法:不食用任何品种的河豚(巴鱼)或河豚干制品。国家禁止在餐饮服务单位加工制作河豚。

(二)高组胺鱼类中毒

中毒原因:食用了不新鲜的高组胺鱼类(如鲐鱼、秋刀鱼、金枪鱼等青皮红肉鱼)。

主要症状:一般在食用后数分钟至数小时内发病,症状为面部、胸部及全身皮肤潮红,

眼结膜充血，并伴有头疼、头晕、心跳呼吸加快等，皮肤可出现斑疹或荨麻疹。

预防方法：采购新鲜的鱼，如发现鱼眼变红、色泽黯淡、鱼体无弹性时，不要购买；储存要保持低温冷藏；烹调时放醋，可以使鱼体内的组胺含量下降。

特别提示：注意青皮红肉鱼的冷藏保鲜，避免长时间室温下存放引起大量组胺产生。

(三)豆荚类中毒

中毒原因：四季豆、扁豆、刀豆、豇豆等豆荚类食品未烧熟煮透，其中的皂素、红细胞凝集素等有毒物质未被彻底破坏。

主要症状：一般在食用后 1 至 5 时内发病，症状为恶心、呕吐、腹痛、腹泻、头晕、出冷汗等。

预防方法：烹调时先将豆荚类食品放入开水中烫煮 10 分钟以上再炒熟。

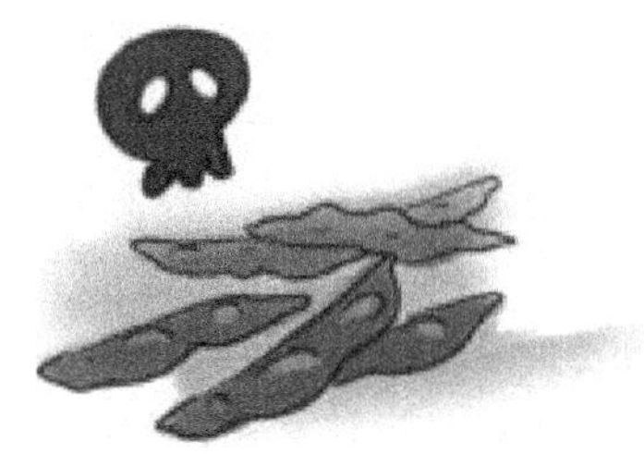

图 4-3-14　豆荚类中毒

(四)豆浆中毒

中毒原因：豆浆未经彻底煮沸，其中的皂素、胰蛋白酶等有毒物质未被彻底破坏。

主要症状：在食用 30 分钟至 1 小时内，出现胃部不适、恶心、呕吐、腹胀、腹泻、头晕、无力等中毒症状。

预防方法：生豆浆烧煮时将上涌泡沫除净，煮沸后再以文火维持沸腾 5 分钟左右。

特点提示：豆浆烧煮到 80 ℃时，会有许多泡沫上浮，这是“假沸”现象，应继续加热至泡沫消失，待沸腾后，再持续加热数分钟。

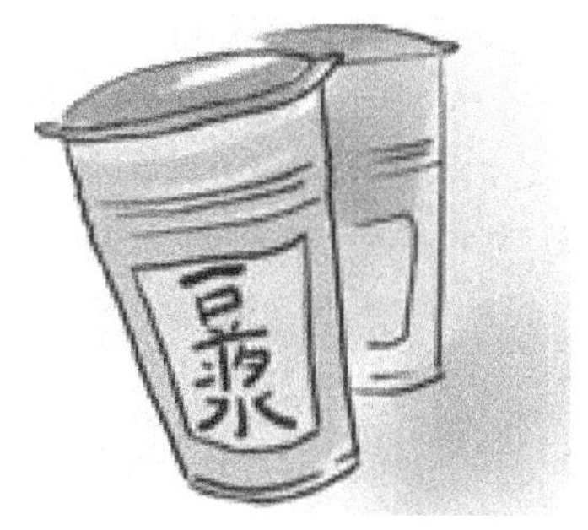

图 4-3-15　豆浆中毒

(五)发芽马铃薯中毒

中毒原因：马铃薯中含有一种对人体有害的称为“龙葵素”的生物碱。平时马铃薯中含量极微，但发芽马铃薯的芽眼、芽根和变绿、溃烂的地方，龙葵素含量很高。人吃了大量的发芽马铃薯后，会出现龙葵素中毒症状。

主要症状：轻者恶心呕吐、腹痛腹泻，重者可出现脱水、血压下降、呼吸困难、昏迷抽搐等现象，严重者还可因心肺麻痹而死亡。

预防方法：如发芽不严重，可将芽眼彻底挖除干净，并削去发绿部分，然后放在冷水里浸泡 1 小时左右，龙葵素便会溶解在水中。炒马铃薯时再加点醋，烧熟煮烂也可除去毒素。

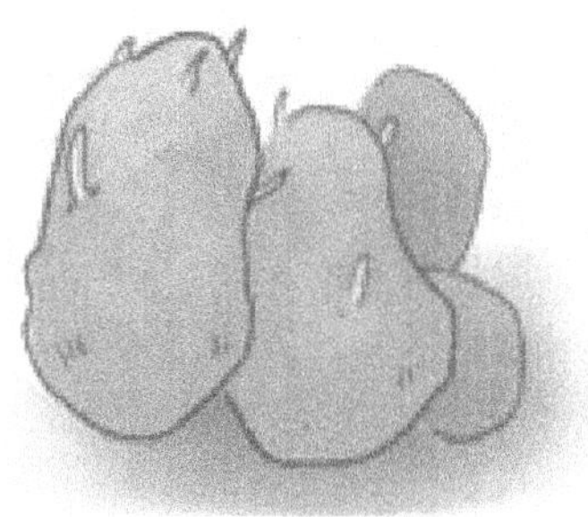

图 4-3-16　发芽马铃薯中毒

(六)毒蕈中毒

蕈类又称蘑菇。我国食物中毒诊断标准仍将毒蕈中毒作为植物性食物中毒处理。我国已鉴定的蕈类中,可食用蕈有近 300 种;有毒蕈约有 80 多种;能威胁人类生命的有 20 多种;极毒者只有 10 种。毒蕈的有毒成分十分复杂,一种毒蕈可以含有几种毒素,而一种毒素又可存在于多种毒蕈之中。毒蕈中毒全国各地均有发生,多发生在高温多雨的夏秋季节,以家庭散发为主,有时也可在一个地区连续发生多起,常常是由于误采毒蕈食用而中毒。

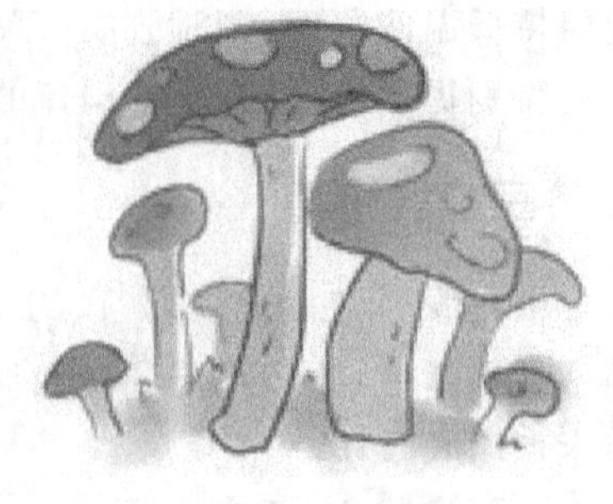
图 4-3-17　毒蕈中毒

中毒原因:毒蘑菇在自然界到处都有,从外观上却很难与无毒蘑菇分别开来,毒蘑菇一旦被误食,就会引起中毒,甚至引起死亡。

主要症状:由于毒蘑菇的种类很多,所合毒素的种类也不一样,因此中毒表现有多种多样,主要表现出四种类型。胃肠炎型大多在食用 10 多分钟至 2 小时左右发病,出现恶心呕吐、腹痛腹泻等症状。单纯由胃肠毒引起的中毒,通常病程短,愈后较好,死亡率较低;神经精神型多出现精神兴奋或错乱,或精神抑制及幻觉等表现;溶血型除了胃肠道症状外,在中毒一两天内出现黄疸、血红蛋白尿;肝损害型由于毒蘑菇的毒性大,会出现肝脏肿大、黄疸、肝功能异常等表现。

预防方法:切勿采摘、进食野生蘑菇,也不要购买来源不明的蘑菇。

五、消费者发现食品安全问题如何处置

消费者在就餐时若发现食品安全问题,应将食品保持原状,并立即与餐馆负责人交涉。如果所点饭菜尚未食用,或尚未造成健康问题,可参照《食品安全法》、《消费者权益保护法》等规定,与餐馆协商妥善解决,同时妥善保存消费单据、发票等证据,及时向餐饮服务食品安全监管部门举报。

如出现恶心、呕吐、发烧等食物中毒典型症状时,应及时就诊并保留病历卡、检验报告、吐泻物、剩余食品等相关证据;一旦发生疑似食物中毒,应立即向餐饮服务食品安全监管部门投诉举报,避免因错过最佳的调查时机而导致食物中毒无法认定。

《食品安全法》还规定消费者的民事赔偿可优先得到满足;另外,如购买了不符合标准的食品,虽未受到损害仍可要求获得 10 倍赔偿;如造成人身、财产或其他损害后果的,可依法要求企业承担赔偿责任。

……

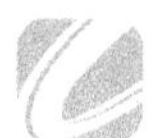

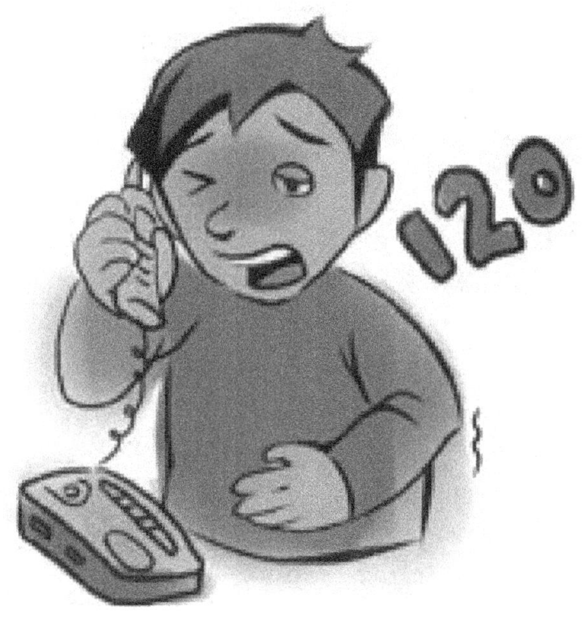

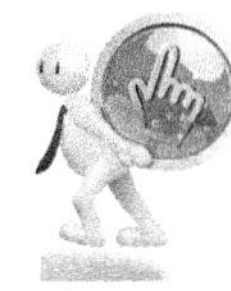

案例交流与讨论

案例一

2004 年 2 月 13 日，某县一所中学有十几名学生因出现消化道不适症状，到该县中医院诊治。县卫生监督所接到报告后，立即派监督员到县中医院和该中学进行调查处理。

经查，12 日晚 10 时左右，该校近百名学生下晚自习后，到王某经营的学生宿舍楼商店购买了一种“即食粉丝”冲泡食用。进食后 4.5 个小时左右，就有部分学生开始出现恶心、呕吐、腹泻、腹痛、头晕等症状，学校当即组织学生到附近的县中医院就诊。

卫生监督员对该校学生宿舍楼商店销售的剩余“即食粉丝”进行了抽样送检，结果酸价和过氧化值均超标。对在同一学校住宿并就餐，但未食用“即食粉丝”的 52 名学生调查，未发现上述症状。

问题：

1. 哪些原因能引起食物的变质？
2. 如何预防食物的变质？

案例二：塑料制品对食品的污染

2007 年 5 月，国家质检总局公布，在我国 9 个省、直辖市 100 家企业抽检的 100 种食品包装用塑料复合膜(袋)合格率为 69%，小型企业产品合格率为 61%，主要问题是溶剂残留总量和苯系溶剂残留量不合格，苯系溶剂主要来自印刷油墨。2006 年 1 月，甘肃某食品厂发现生产的薯片有很浓的怪味，经检测发现，怪味来自食品包装印刷油墨里的苯，含量是国家允许的 3 倍。近几年来，各地塑料食品包装袋抽检合格率普遍偏低，只有

50%～60%,不合格的原因主要是苯残留超标。

食品软包装的组成主要为塑料薄膜和铝箔、黏合剂和油墨,其中塑料薄膜占包装总成分的70%,黏合剂占10%,油墨占10%,其他占10%。在食品包装印刷上色所用的各种油墨中也含有铅、镉、汞、铬等重金属。

问题:

1. 目前已知的食品包装材料中含有哪些有毒物质?
2. 这些有毒有害物质的来源是什么?

【热点知识链接】

1. http://www.nfqs.com.cn/
2. http://www.foodmate.net/
3. http://www.cfqn.com.cn/
4. http://www.gdfs.gov.cn/rdgz/

【参考资料】

1. 高永清,吴小南等:《营养与食品卫生学》,科学出版社2008年版。

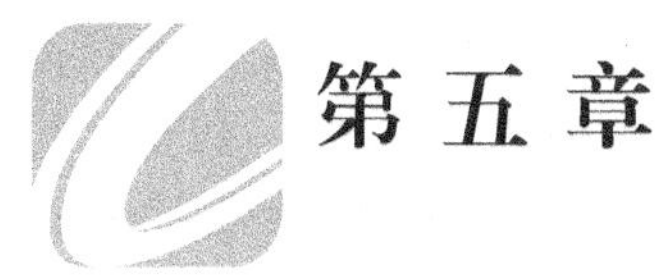

第五章

地域饮食(闽台小吃)

提　要

本章主要对福建小吃和台湾小吃进行介绍。福建各地特色小吃,品种繁多,色味芳芬,十分诱人,深受海内外的旅游者欢迎。台湾众多的小吃美食,组成了台湾饮食文化中一道相当独特的风景线。让读者了解福建及台湾各地的特色小吃的同时,也对闽台小吃文化有所了解。

健康小贴士

1岁以内婴幼儿食用蜂蜜需谨慎

蜂蜜甜味可口,营养丰富,主要含有60多种人体所需的无机物和有机物、葡萄糖、果糖、酶值、蛋白质以及18种氨基酸。但1岁以内婴幼儿不适合食用蜂蜜,因为蜜蜂在采花粉过程中有可能把被肉毒杆菌污染的花粉和蜜带回蜂箱。肉毒杆菌芽孢适应能力很强,在100 ℃的高温下仍然可以存活。婴幼儿肠胃功能较弱,肝脏的解毒功能又差,尤其是小于6个月的婴儿,肉毒杆菌容易在肠道中繁殖并产生毒素,从而引起中毒。

中毒症状常发生于吃完蜂蜜或含有蜂蜜食品后的8～36小时,症状常包括便秘、疲倦、食欲减退。

第一节　福建小吃

福建简称“闽”,位于中国东南沿海,东隔台湾海峡与台湾省相望。闽字最早出现于周朝,闽与八闽,分别是福建省的简称和别称。福建地跨南亚热带和中亚热带,多丘陵山地,海域广阔,岛屿众多,气候独特。地势总体上西北高东南低,横断面略呈马鞍形。因受新华夏构造的控制,在西部和中部形成北东向斜贯全省的闽西大山带和闽中大山带,两大山带之间为互不贯通的河谷、盆地,东部沿海为丘陵、台地和滨海平原。

福建省陆地平面形状似一斜长方形,东西最大间距约480千米,南北最大间距约530

千米。按其地理区域划分，可分为闽中、闽东、闽南、闽西、闽北。闽中指福州十邑一带或莆田、大田、尤溪、沙县、德化、永安一带的福建中部地区；闽东指福建东部地区，包括宁德等地；闽南指泉州、厦门、漳州、龙岩新罗区部分与漳平市部分等地区；闽西指福建最西边的龙岩及三明两地市的部分辖区；闽北指南平、武夷山等地市，是福建通往全国的主要门户之一。福建地广山多，古代交通不发达，连隔壁山的方言都不同，吃的东西也自然各有特色。

福建小吃是中国著名小吃的一种，名目繁多，其历史可以追溯到明代以前。福建小吃最大的特点就是具有众多乡土风味的地域性小吃，在中国菜系当中极具特色。福建各地特色小吃，品种繁多，色味芳芬，十分诱人，深受海内外的旅游者所欢迎。福建小吃分为福州小吃、厦门小吃、泉州小吃、莆田小吃、漳州小吃、龙岩小吃、南平小吃、三明小吃、宁德小吃、沙县小吃等。

一、闽中(福州)小吃

福州小吃是福州菜的重要组成部分，它的历史和影响与福州菜一样引人注目，彰显福州地方特色，是福州食文化的重要组成部分。鱼丸、扁肉燕、海蛎饼、鼎边糊被称为福州小吃的“四大金刚”；“扁肉燕”和“太极芋泥”被中国烹饪协会认定为“中华名小吃”，令海内外所有的福州人和远方来客口齿留香，百尝不厌。福州的小吃与福州民俗文化有密切的关系。如春节要办春酒、食春饼；元宵节要食元宵丸；拗九节和二月二要食甜咸两种粥；清明要食菠菠粿……每年立夏这一天，是福州一年中以风味小吃为主的美食节。这一天，家家户户都磨麦、磨米浆；做煎饼、炊碗糕、井糕、煮鼎边糊。一家人像吃团圆饭一样品尝自家做的风味小吃，同时还与乡里互相馈赠、交流。老辈福州人有句话叫“七遛八遛莫离福州”，意谓福州饮食的风味独好，乡人不忍离去，福州的风味小吃和名点在省内独树一帜。

(一)鱼丸

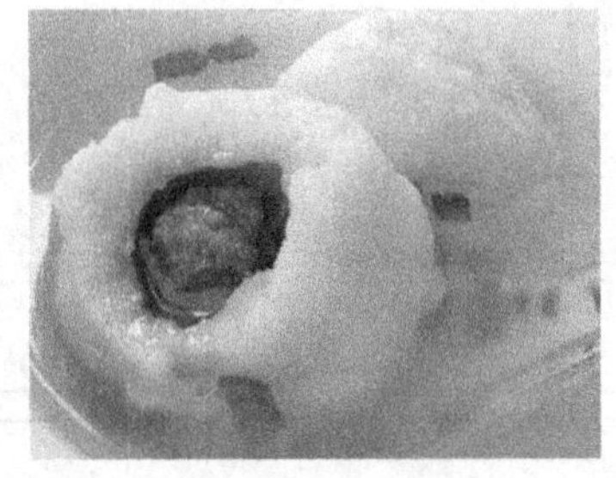
图 5-1-1　鱼丸

福州著名的风味小吃。一般用鳗鱼、马鲛等鱼肉捣成泥糊状，调拌优质薯粉为皮，用精肉、虾仁等作馅，捏成丸子。煮熟后泡以美味高汤，加上葱花，浮于汤面，称“七星鱼丸”。它具有色泽洁白、质有弹性、肉馅香松、口味清爽等特点，素负盛名。除店卖以外，还有走街串巷肩挑叫卖者，他们以调羹敲打小碗招徕顾客。作为地方风味特产，外地人到榕也多以品尝鱼丸为乐。鱼肉营养丰富，具有滋补健胃、利水消肿、通乳、清热解毒、止嗽下气的功效；鱼肉含有丰富的镁、铁、钙、磷等元素，对心血管系统有很好的保护作用，有利于预防高血压、心肌梗死等心血管疾病。

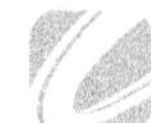

(二)太平燕

做燕皮要精选猪后腿瘦肉，剔去肉筋和骨膜，切成细条，用木槌捣成肉泥，徐徐加入用细孔绢筛筛过的薯粉和适量清水，反复搅拌，不断压匀，初成硬坯，然后放在条板上，轧碾成薄片。包馅前，用刀切燕皮成约二寸左右方片。馅选瘦猪肉和虾米、荸荠、紫菜等共剁成酱，后加少许酱油、葱白调味，取燕皮方片包成小扁，表如石榴状，蒸熟即成肉燕。福州人常将“扁肉燕”与去壳鸭蛋相配，因福州话“蛋”叫“卵”，“鸭卵”音谐“压乱”，取“压”了“乱”就会平安之意，故称“太平燕”。扁肉燕深受台湾同胞和海外福州侨胞喜爱，到福州来，必带燕皮回去馈赠亲友。

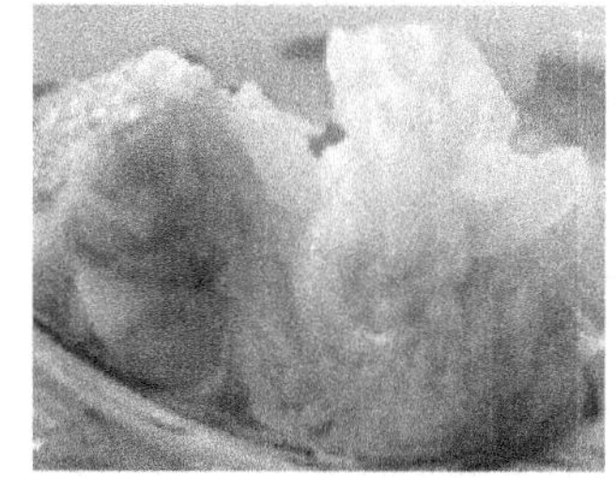

图 5-1-2　太平燕

(三)锅边糊

又称“鼎边糊”或“锅边”，是福州独有的小吃。其主料为米浆，锅汤烧开后，将米浆淋置锅边，稍干后用小铲刮入锅中，与鸡鸭肝杂、虾干、墨鱼干、香菇、黄花菜等配料煮成的汤合成。其特点是面薄而卷，汤清不糊，味美适口。旧时，福州南台、下渡一带百姓三月“迎大王”(土神)时，家家户户都做锅边糊。锅边糊至今仍为福州人习见并爱食的早点。

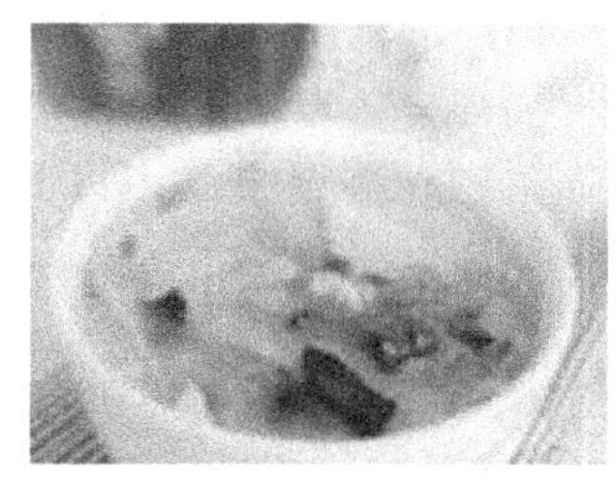

图 5-1-3　锅边糊

(四)芋泥

以槟榔芋煮熟捣烂加红枣、樱桃、瓜子仁、冬瓜糖、白糖、桂花和熟猪油等辅料制成。芋泥中的上品称为“太极芋泥”和“八宝芋泥”。由于猪油蒙盖，制成后貌似冷食，实则热食。在酒宴上常在收席前作为甜点推出，是福州地区典型的甜食。福州民间盛传，当年福州籍爱国英雄林则徐曾在广州以家乡风味芋泥“宴请”洋人，让其烫破嘴皮而出丑。

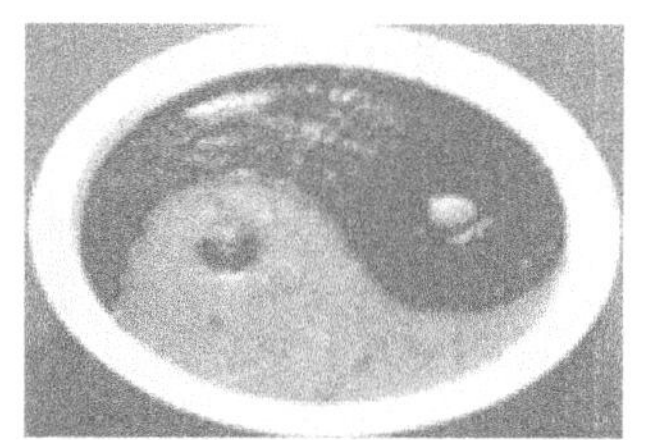

图 5-1-4　芋泥

(五)炒肉糕

炒肉糕是福州的传统名小吃，就是用地瓜粉、白糖和水调和成浆，然后放铁锅里用猪油炒出来的膏状甜食，色泽白透，富有弹性，形态有点像果冻。过去福州一带农家娶媳妇，新娘子进门下厨，婆婆考的第一项厨艺，便是要做一道“炒肉糕”，这个做合格了，做媳妇也算合格了。

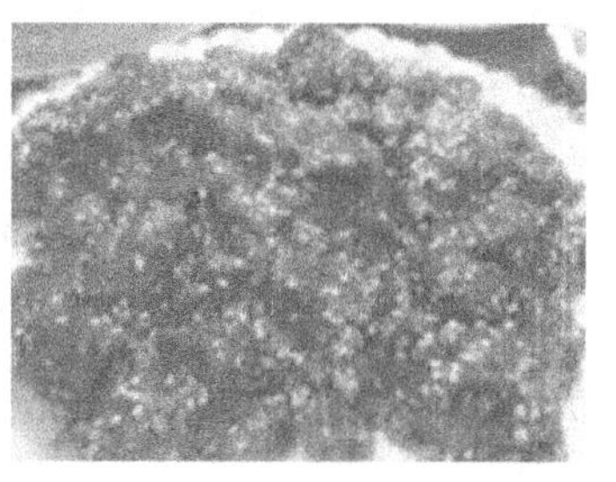

图 5-1-5　炒肉糕

(六)光饼

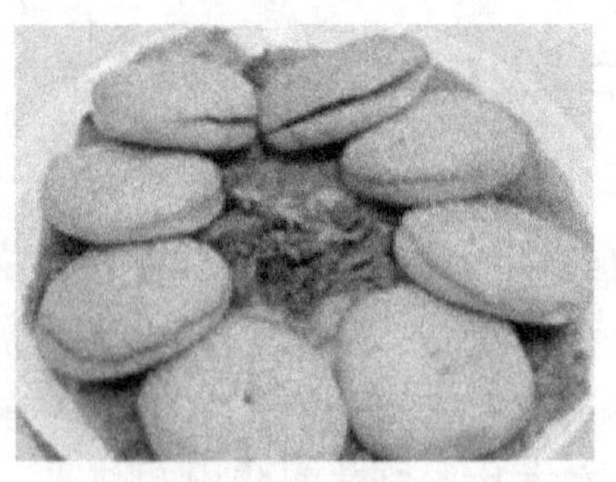
图 5-1-6 光饼

又称“征东饼”或“光饼”。立夏时,孩童们将模仿各种飞禽走兽形象制成的光饼挂在脖子上,追逐嬉戏,增添节日气氛。将光饼掰开,夹入韭菜、鲜蛏、嫩笋、紫菜等即成“咸烧饼”;如加糖则为“甜烧饼”。外地客走过福州,旅外侨胞返乡省亲,也都要尝尝。

(七)线面

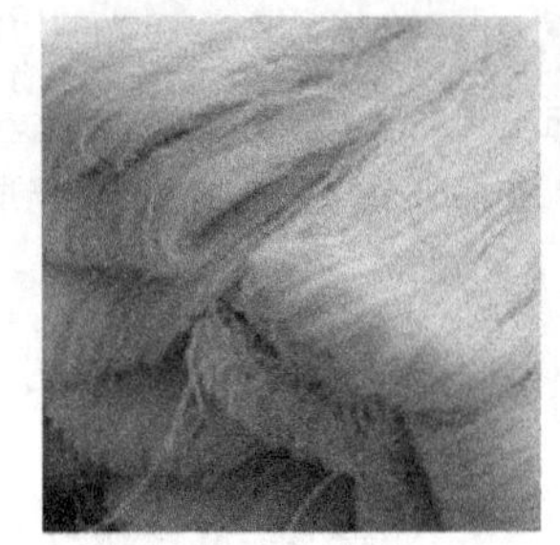
图 5-1-7 线面

采优质面粉加盐等辅助料精制而成,色泽洁白,线条细匀,质地柔润,落汤不糊,香爽可口。有高汤线面和凉拌线面,又叫“长面”和“寿面”,由于福州话“长面”和“长命”谐音,故福州人又叫它“长命”。在福州地区,线面广为民众喜爱。大年初一,人们都要吃一碗线面,祝福健康长寿。线面还有以下别称:祝寿送线面称“寿面”;妇女分娩坐月子以其为主食,佐以蛋酒、鸡汤而称“诞面”,结婚定亲男方送女家的叫“喜面”;远离家门返归或远客入门煮线面加两个蛋款待,谓“太平面”。

(八)春卷

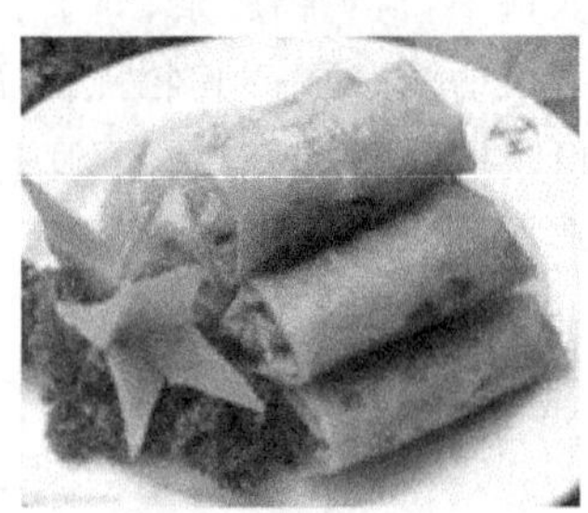
图 5-1-8 春卷

俗称春饼,选用精粉煎成,皮薄似蝉翼,“饼可映字”,又轻又薄。馅选鲜嫩的豆芽,佐以韭菜、笋碎、肉丝、豆腐干片等,炒熟备卷。食时,选摊开薄饼,自取包馅,先卷一边,两头覆紧,再卷成条状,便可入口。如果把春卷投入油锅一炸,捞起便成油炸春卷,俗称炸春。

(九)糍团

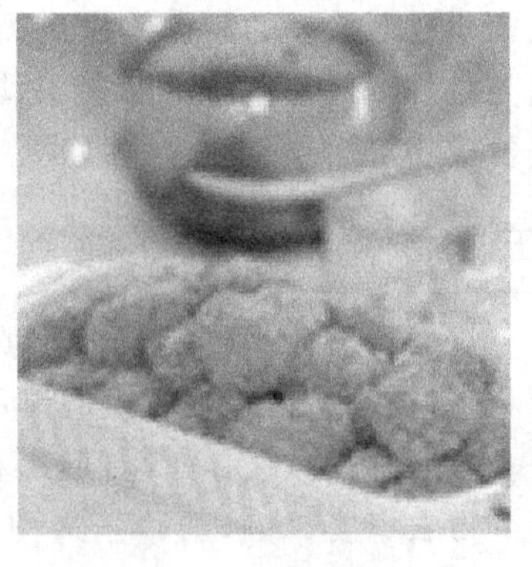
图 5-1-9 糍团

每逢春节,福州农家有做糍团的习俗。特别在夏季,冰凉爽口的糍团,质地柔滑,可解暑气。制法:(1)将糯米洗净,去砂和其他杂质,置清水中浸泡半天后沥干。然后碾成粉末,加水揉搓成团,以手指轻按,以粉团有柔软的感觉为准。再把米粉团分别搓捏成12个圆球,按扁后放沸水中焯至上浮,放钵中,用煎匙或光滑的木棍趁热搅散,越散越好。最后搁3小时,凉后即可。(2)把芝麻放在炒锅内炒熟,凉后和白砂糖拌匀。(3)用筷子或汤勺把制好的糍团取下一小块,在馅中滚一下,沾满芝麻和白糖,即可食用。特点:外香甜,内滑软。

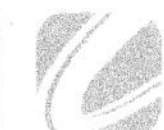

(十)芋粿

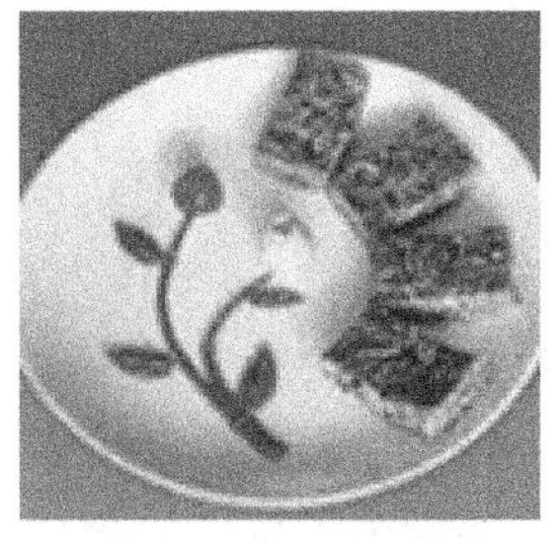

图 5-1-10　芋粿

芋粿,福州传统风味小吃。以早米、白芋为主料,故名“芋粿”。做法是:将早米浸泡后磨浆,白芋刨成细丝,调和搅匀加花生、芝麻、盐巴等配料上蒸笼蒸熟,切成小块,下锅油炸而成。皮呈金黄色,外酥香,内软嫩,味美适口,多与鼎边糊、肉粥、鸭羹粥、豆浆等配食。

(十一)马蹄糕

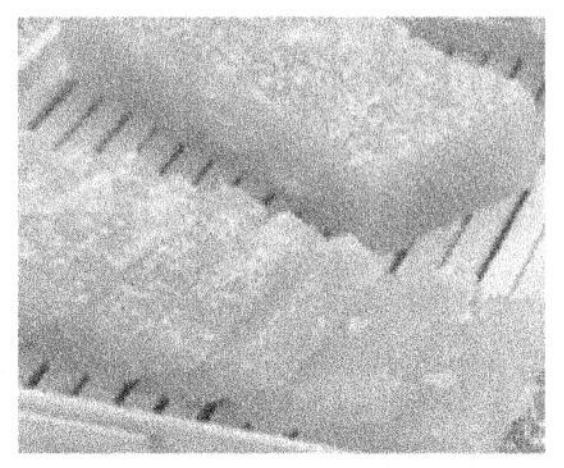

图 5-1-11　马蹄糕

马蹄糕,福州的传统甜点小吃。主料为地瓜粉,加水、白糖搅拌均匀,装入模具,上面撒些荸荠,猛火蒸熟,取出即可食用,其制作简便,吃来香甜扑鼻,松软可口。

(十二)拗九粥

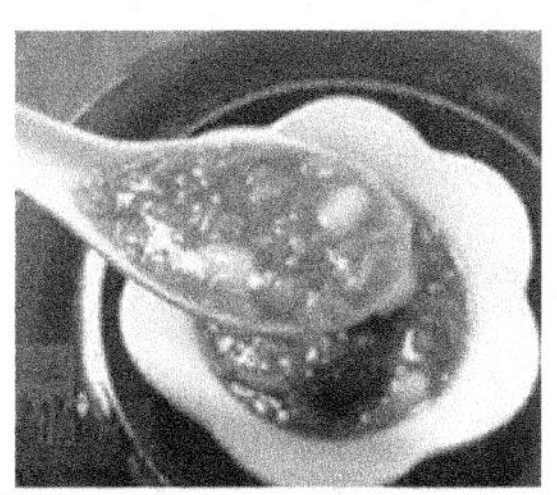

图 5-1-12　拗九粥

拗九粥的做法以荸荠、花生、红枣、桂圆为主,可加入莲子、白果等,与白米、糯米加红糖同煮至熟或烯烂成粥即可食用。拗九节(正月廿九日),是福州特有的民间传统节日。“拗九节”又称“后九节”、“孝九节”和“送穷节”。这天清早,家家户户都用糯米、红糖,再加上花生、红枣、荸荠、芝麻、桂圆等原料,煮成甜粥,称为“拗九粥”,用来祭祖或馈赠亲友。

(十三)葱肉饼

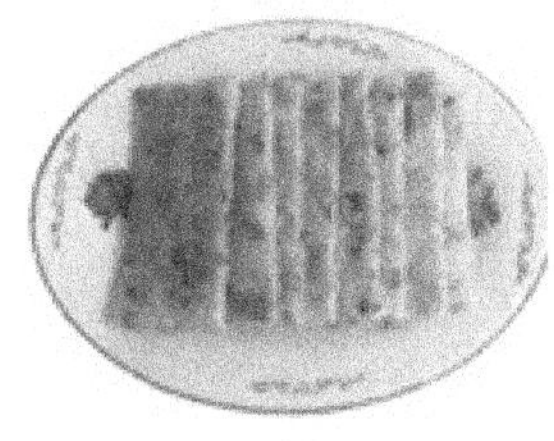

图 5-1-13　葱肉饼

葱肉饼,福州传统风味小吃。以面粉为主料,以猪肥膘肉、葱花、生芝麻为辅料制成的一种烤炉酥饼。福州传统风味小吃中还有一种叫虾干肉饼,制法与葱肉饼相似,形状大小与光饼相同,加虾干碎、肉丁、椒盐等为馅,贴炉烤制而成,香酥可口,已有三四百年历史。

二、闽东(宁德等地)小吃

闽东地区依山傍海,重峦叠嶂,景色秀丽,旅游资源丰富多彩,独具特色。闽东物产丰富,茶叶、油茶、花菇、竹荪、太子参、槟榔芋、四季柚、猕猴桃、晚熟龙眼和荔枝及大黄鱼、石斑鱼、二都蚶、剑蛏等众多名优特产品享誉海内外。另外,闽东地区各地的小吃也是名目繁多，极具特色。

(一)宁德芦叶(菅)粽

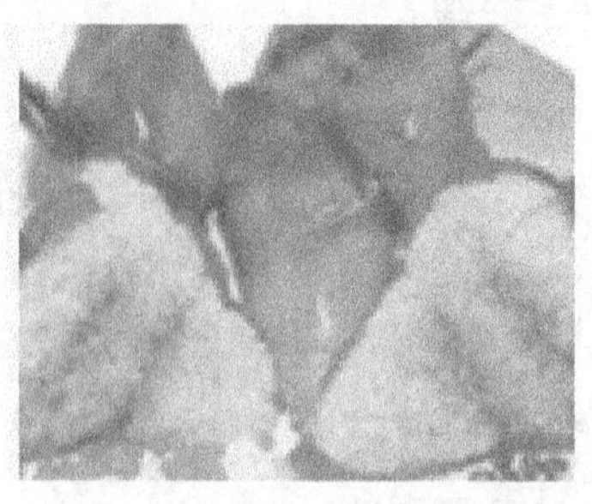
图 5-1-14 宁德芦叶(菅)粽

芦叶(菅)粽，畲族特色食品。用芦叶包裹经黄碱水泡过数小时的糯米，煮熟而成。粽成矩形，约 20 厘米长，煮熟的芦叶粽为浅黄色，既有黏性又不含糊。要是在糯米中掺少许的豌豆或金甲豆、羊胡子豆之类做成的“豆粽”，更是芬芳而不腻，既悦目又别有风味。

(二)地瓜糖

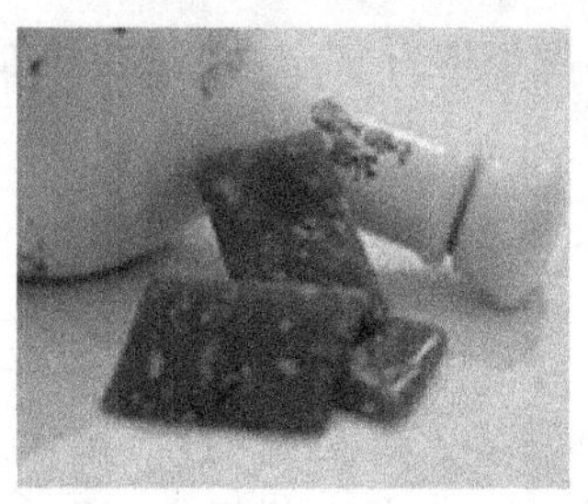
图 5-1-15 地瓜糖

地瓜糖是用“新种花”地瓜与麦芽做的。把洗净的“新种花”刨成条状的地瓜米，倒入锅内，和着七成的水煮熟后，装进大圆木桶。接着把一篮嫩绿的麦芽舂碎，掺入缸里，搅拌均匀后，盖紧桶口，发酵两个小时，再用编织袋滤去渣。然后将汁液搁下锅里加热、蒸发，直至汤水中出现“牛眼泡”或“米筛花泡”时，用筷子打横向锅里一沾，迅速拿起，对着嘴轻轻吹气，倘若汁液不滴落，表明火候到了，糖熟了。

(三)泥钉冻

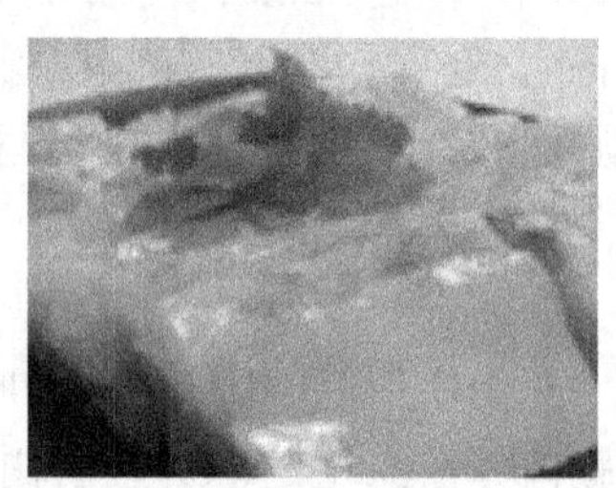
图 5-1-16 泥钉冻

每年秋收后，退潮时，福安白石镇荷屿一带的乡民挎个小鱼篓，带上特制的短柄小木锄，到海边滩涂上去寻找一种长约 5～7 厘米的明状动物，这就是人们所说的“泥钉”。“泥钉”刚挖出土时，呈深灰色，与滩涂的泥巴色泽相同，很不易分辨；用水洗干净后，则呈灰白色。把洗净的“泥钉”放入锅里煮熟后加入七八倍的水和适当的食盐。待水烧滚后把“泥钉”连同浓浓的汤汁装入碗中，放在阴凉通风处晾干。由于“泥钉汤”含有较高的胶原物质，8 至 12 小时后，整碗的汤汁就冻结起来了，当地乡民把这种东西叫作“泥钉冻”。

(四)糯米米时

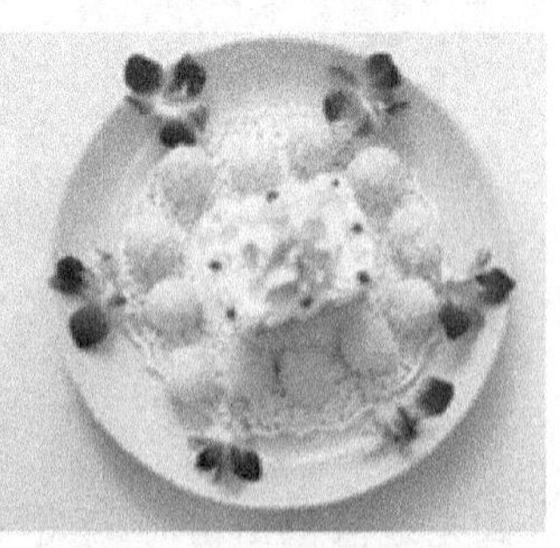
图 5-1-17 糯米米时

将糯米洗净浸泡 8 小时，置蒸笼蒸熟，取出后放石臼中，舂至嫩食用，也可取成团放在碾成末的地瓜粉上，待冷硬后自然成圆饼。也可把炒熟的米、豆、花生仁、芝麻碾成粉，加白糖拌匀，将舂好的糯米米时切成小粒置粉上沾食；成圆饼的，切成块状油炸或蒸软沾粉食用。

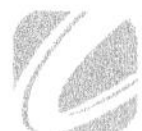

(五)鸡冠松

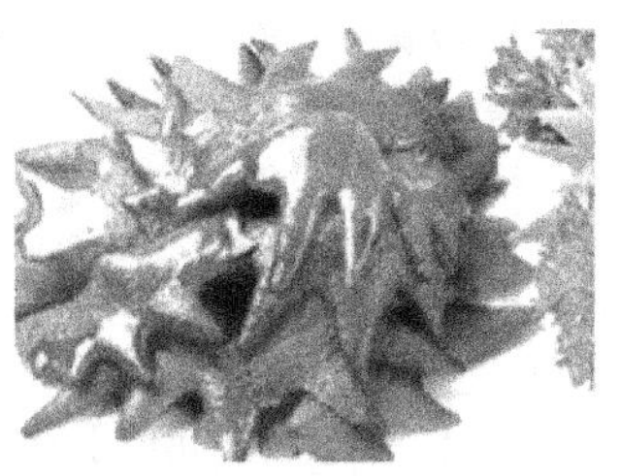

图 5-1-18　鸡冠松

形似鸡冠而得名。主要原料有面粉、糖、猪油,经过加工制成半咸半甜的食品,以香、甜、酥、脆为特色。流传至今有七八十年历史。

(六)继光饼

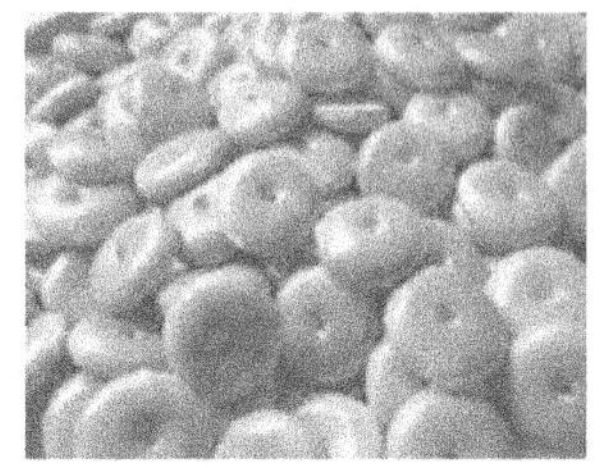

图 5-1-19　继光饼

俗称光饼,圆形,有小碗口大小,中间留细孔,穿线成串可挂,又称挂饼。相传明嘉靖年间,倭寇屡犯闽、浙沿海一带,总兵戚继光领兵来至福安沿海平寇,因倭寇来自海上,戚家军就在海边设伏,福安百姓制作大量饼挂在将士们脖子以充饥,使戚家军顺利平定倭寇,嘉靖帝赐名"继光饼"。继光饼以面粉为主,经发酵后,佐以精盐、芝麻、葱丝等,揉匀成圆状,经火烤而成,味道香脆略带咸味,十分可口。

(七)芋蛋面

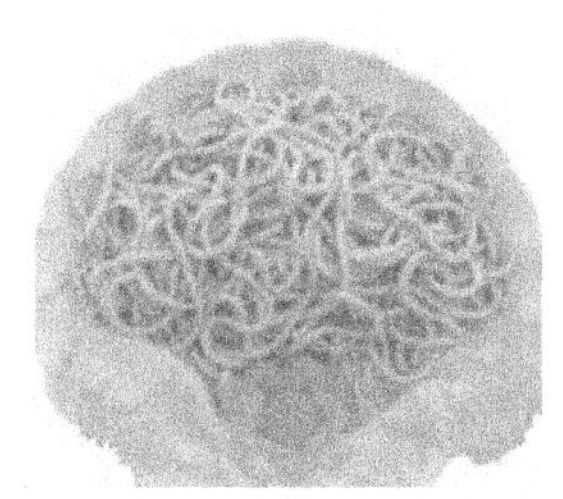

图 5-1-20　芋蛋面

以煮熟的古田小芋与薯粉相混搅团,用"番薯切"切成圆状条,放入滚烫的锅中,边切边煮,拌以牡蛎、芹菜等佐料,即成色味独特的美食。为古田呼朋聚友的"喜乐面"。

三、闽南(泉州、漳州、厦门等地)小吃

闽南人历来讲究饮食,形成"鲜、香、淡"的独特风味,在色香味上独树一帜。如今,闽南各地大街小巷,云集着各种各样的小吃,吸引海内外大量游人前往品尝。闽南风味小吃蕴含着丰富的历史文化内涵,流传着许多"食"文化的故事。小吃注重口味、营养、多样,一般喜酸甜不喜辛辣,喜清淡不喜油腻。小吃品种繁多,式样翻新,造型美观,且用料考究、美味可口,做工精细,有小菜、热菜、汤羹、主食、甜点、水果六种类别。厨师利用丰厚的特产,融合了闽南地方美食炒、炸、煎、烩等传统工艺,综合体现了闽南小吃的风味特色。闽南小吃既保留了唐宋遗风,又有创新改革。

(一)海蛎煎

俗称"蚝煎"、"蚝仔煎",风行全闽南,以厦门地区的最为有名。它选用海蛎中上品"珠蛎"为主料,将鸭蛋、地瓜粉和切碎的蒜苗调匀,再用适量的猪油在平底锅里煎至两面酥

黄，吃时佐以蒜蓉、沙茶酱等调料，香脆细腻，味美可口。冬、春两季“蚝煎”为当令食品。泉、晋一带赞食海蛎煎，“连舌头也卷入去了”。

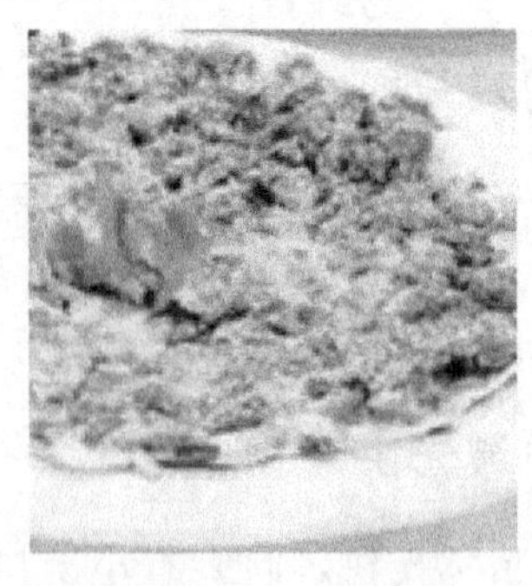
图 5-1-21　海蛎煎

(二)土笋冻

又称“土钻冻”，是厦门及晋江安海一带著名小吃，尤以安海镇西安村的成品质优味佳；龙海的“浮宫土笋冻”知名度也甚高。它是用生长在海滩泥中俗名“土笋”(长约 2 寸的星虫，状如蚯蚓，故又称“海蚯蚓”)为主料，压破洗净熬煮，烹制冷却后盛入小杯盏中，凝成胶体，再用酱油、香醋、辣酱、花生酱、芥辣、蒜蓉等佐料蘸食。它明若琼脂，状如琥珀。清初，河南人周亮工在福建为官时，曾在所著《闽小记》中盛赞过“土笋冻”。初见“土笋冻”者往往不以为佳，尝后不忍弃箸，甚至引念终身。

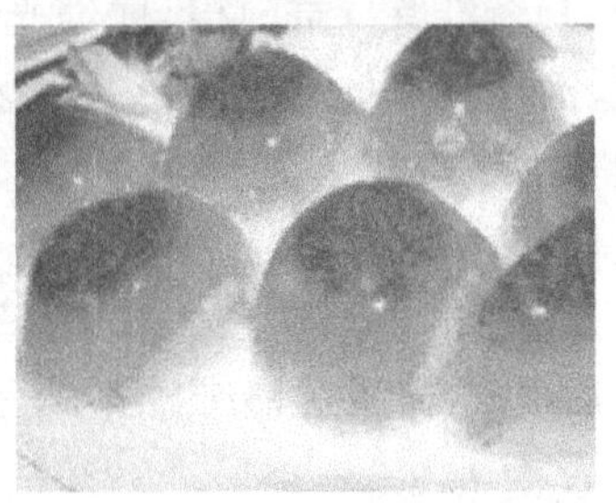
图 5-1-22　土笋冻

(三)手抓面

漳州民间传统小吃，闽南人又称“豆干面粉”或“五香面粉”。以用手抓食而得名。主料为黄油面粉，和面时加入适量树碱，擀成细面条，煮熟捞起，整成圆形备用，当地称“黄油面粉”，每片面条约一两半重，称为“一份”或“两份”。配料分为两种，一种是用刚出油锅的五香卷，另一种是用油炸豆腐干；佐料有甜面酱、花生酱、芥辣酱、蒜醋酱。进食时，将油炸豆腐干等放在黄油面粉上，均匀拌入各种酱料，然后卷起呈筒状送入口中，清香爽口，甜酸辣俱全，油而不腻。

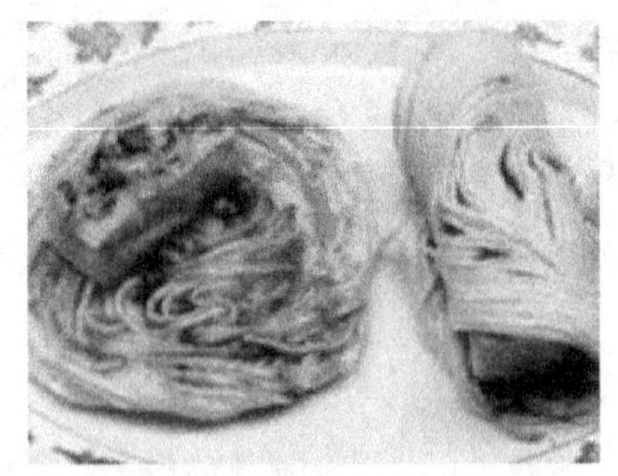
图 5-1-23　手抓面

(四)卤面

漳州一带的风味名点。原为端午节食品，现演变为日常大众小吃。它采用肉丝、笋丝、蛋丝、香菇、鱿鱼、黄花菜等配料，炒熟后，加猪骨汤煮开，放入适量味精、糖、盐和薯粉调成浓汤为卤料，再浇卤料于冲去面碱的面上，最后配上胡椒粉、油炸蒜丁、油炸鳊鱼丝、芫荽等佐料，为摊头美味小吃。

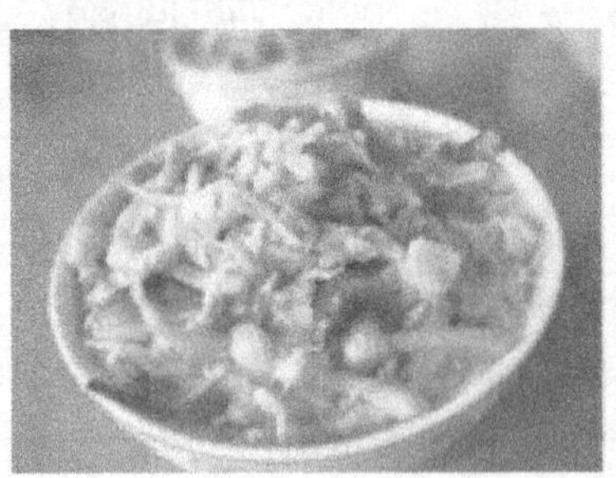
图 5-1-24　卤面

(五)深沪水丸

晋江深沪名吃，名扬泉州一带。其形状有圆形、块状、鱼形几种。系选用鳗鱼、嘉腊鱼

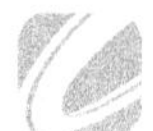

等上等鱼，将鱼肉剁烂，和以薯粉制成，色泽雪白晶亮，具有下锅膨胀力强、质地坚韧、入口清爽等特点。加工方法不同于福州鱼丸(水丸个小实心，福州鱼丸个大有馅)，另得其妙。类似的小鱼丸在闽南各地均可尝到。

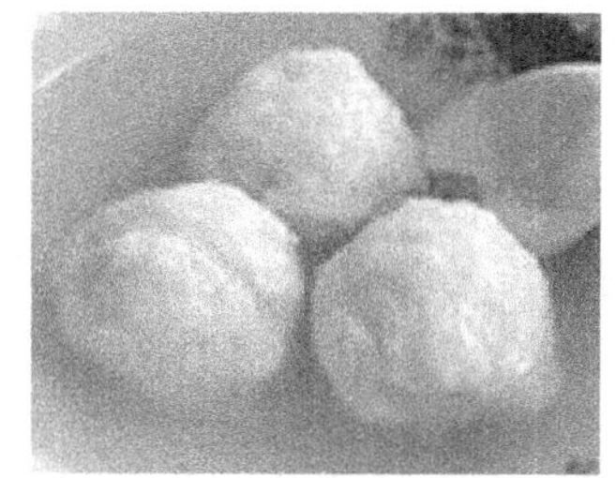

图 5-1-25　深沪水丸

(六)五香卷

漳州地方名点。它采料精细，以半肥瘦猪肉条、葱碎、荸荠碎、虾皮等原料，配上五香粉、白糖、虾油，加薯粉和水搅成糨糊状，再用豆腐皮包卷成长 4 寸、直径 1 寸左右的圆条状，放入热油锅炸熟。成品外酥内润，香味浓郁，鲜美可口。除小吃外，还可做宴席拼盘。

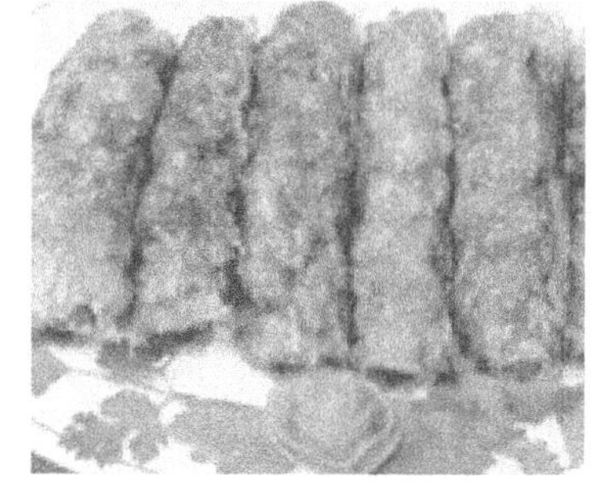

图 5-1-26　五香卷

(七)榜舍龟

永春特产。用糯米、绿豆、白糖等精心制作，形如龟。中国人以龟为长寿的象征，闽南语以“老龟粽”形容处事老练之人。故永春人遇家人或亲朋 50 岁以上寿辰时，多以垫上竹叶蒸成的龟形米糕贺其长寿，并在糕面上镌龟甲图案或“寿”字，后衍用到婚喜、祭祖、敬神仪式上。据说这一传统食品的创始人为孙榜，孙榜一好友受其恩及第取士后尊他为贵人，闽南人称贵人作“舍人”，因此将孙榜所制的龟糕称为“榜舍龟”。

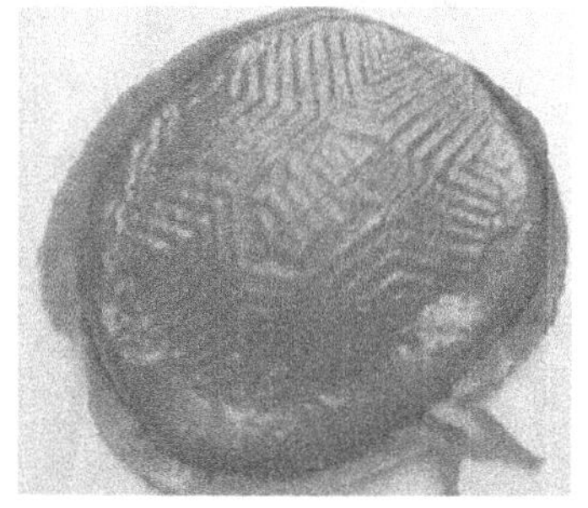

图 5-1-27　榜舍龟

(八)嫩饼

也称“润饼菜”、煎饼，类似春卷。为晋江、南安等地名点。它用面粉制成圆形薄皮，包上菜肴，卷成圆筒状而食。馅用豆腐干、猪肉、红萝卜、花菜或切成丝的包菜、豆芽、粉丝、蚵煎等，分别炒熟，混装于盘内，食时在饼皮上涂上辣酱，撒上炒过的浒苔(一种海菜)、花生末等，包上各种菜肴即可食用。此饼来由有不同说法：有说为郑成功夫人所创；有说是当年遭元人洗劫的南人，清明扫墓时为寄托哀思而做，以手捧食。较为流行的说法是，明代金门人蔡复一夫人所创，蔡为官清廉，任云贵、湖广总督时，常忙得废寝忘食，蔡夫人遂以面饼裹菜，让丈夫一手执笔批阅公文，一手拿煎饼进食，工作、进食两不误。

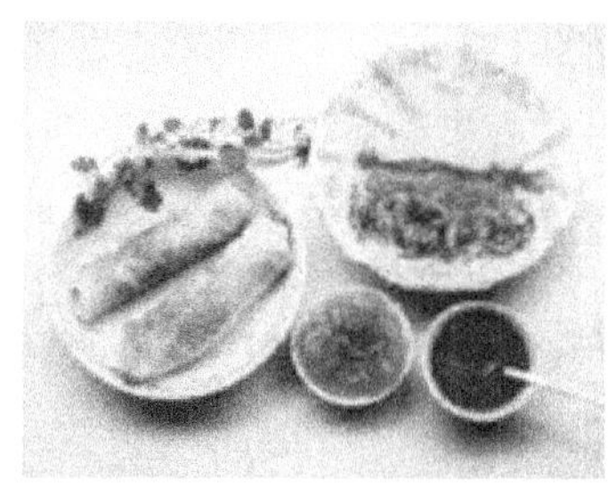

图 5-1-28　嫩饼

(九)石狮甜粿

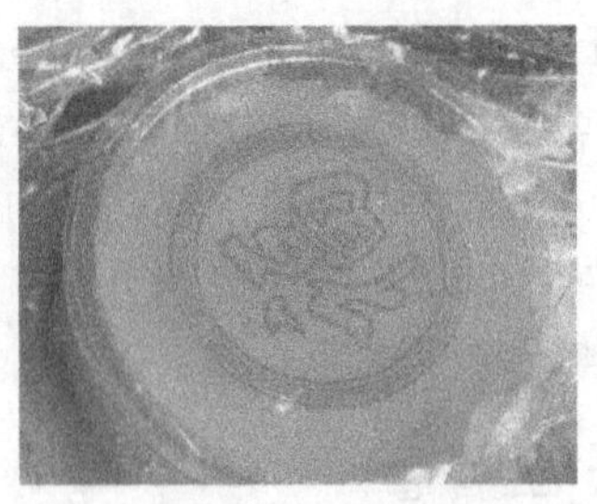
图 5-1-29　石狮甜粿

石狮甜粿形似满月,颜色洁白,质地软嫩,气味芳香,清甜可口。它以优质大冬糯米、白砂糖、蜜冬条、金橘、香料等为原料。甜粿一般是在七夕的时候吃的,差不多每家每户都得做甜粿来祭拜七夕。

(十)吉红糕

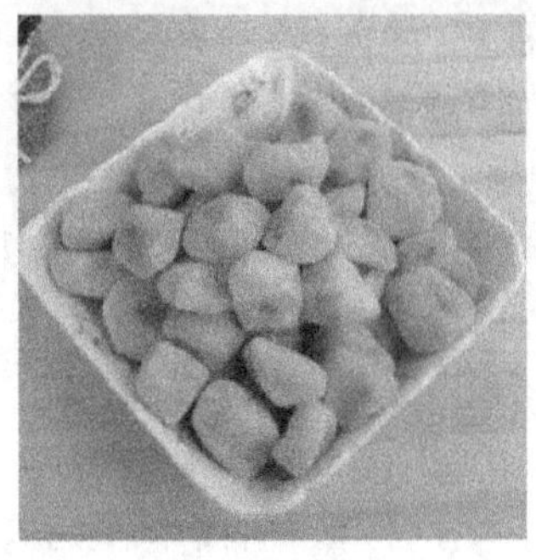
图 5-1-30　吉红糕

闽南永春县名产之一,入口鲜爽,质美味香,是最理想的送礼佳品。吉红糕俗称"新娘糖"。吉红,顾名思义,就是祝愿有情人终成眷属,爱情永固,白头偕老。吉红糕的原料简单,糯米、白糖、金橘即可。吉红糕,嫩、甜、香,富有弹性,食后有金橘甘味呃逆,为配茶之佳品。永春的吉红糕不仅仅象征了忠贞的爱情,而且它漂洋过海,成为闽南几千万旅居侨胞睹物思亲的甜果佳肴。

(十一)猫仔粥

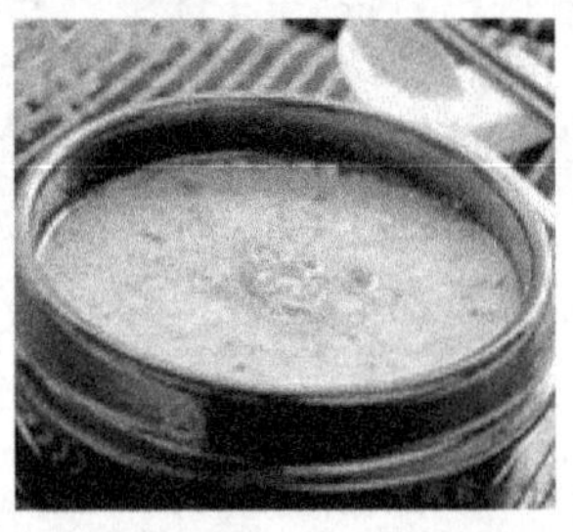
图 5-1-31　猫仔粥

主要原料有晾干的米饭(七八成熟),切片的鲜猪肝、瘦肉,应时鲜鱼、虾仁,煮熟切丝的鸡肉,切丝过油的香菇,鳊鱼等。食时,将米饭及各种原料放入盛有猪骨汤或鱼汤的小铝锅中,加热煮沸,片刻,起锅盛碗,加上味精、芫荽、葱、蒜、酱油、胡椒粉等佐料即成。其特点清淡、鲜美可口。

(十二)南胜麻枣

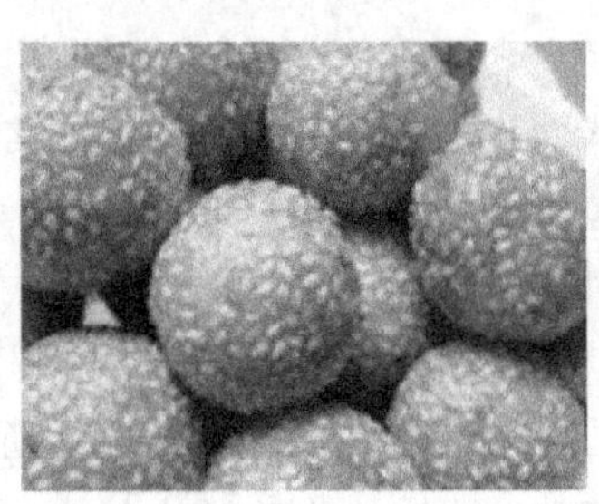
图 5-1-32　南胜麻枣

原产于南胜镇,已有 700 多年的制作历史。南胜麻枣选用上等糯米、角棕芋、白麻、白糖、饴糖、花生油等原料,分三道工序精制,先将糯米和角棕芋加工成麻枣胚(即麻枣心),然后用花生油炸涨,再配料混拌白麻作为枣糕。特点是皮酥而脆、片嫩而甜,富有韧性,有独特的风味。每年新春佳节,平和县城到处可见一盒盒、一袋袋,包装精美、风味独特的南胜麻枣,人们总爱购上几袋馈赠异地他乡的亲人,让远方的游客也能品尝到风味独特的麻枣。

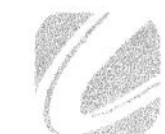

(十三)漳州豆花

冰清玉洁的豆花有着一段动人的故事：汉朝时淮南王刘安将母亲最爱的黄豆磨成浆，待冷却凝固成软冻块状之后献给卧病在床的母亲食用，后更加上医生开立药方中的石膏，才成为今天的豆花。时至今日，豆花中放入已在骨头汤里煮熟晾凉的粉丝，再配上大肠、笋干等各种佐料，咸辣清香，爽滑利口，单是豆花白玉的光泽和粉丝的透亮，就让你垂涎三尺却又不忍下口。此外还有另一种吃法：豆花中加入冰糖水，成为甜豆花，加以冰镇，丝丝顺滑，口口冰霜，滋养心田，实属夏日避暑之珍品。

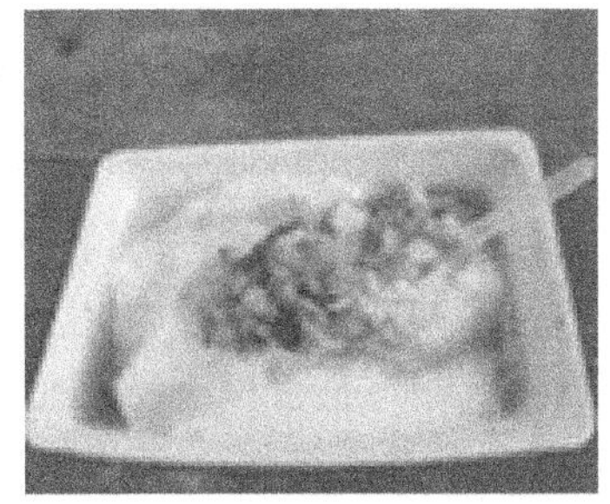

图 5-1-33　漳州豆花

(十四)厦门面线糊

面线糊系以虾、蚝、蛏、淡菜等味美质鲜的海产品熬汤，与面线煮成糊。煮时要掌握好火候，达到糊而不乱，糊得清楚。面线糊，除以海鲜作配料外，还可加鸭血或猪血或猪大肠，使油脂融入其中，再配上油条，以炸葱花、胡椒末作为调味，气味更浓烈可口。

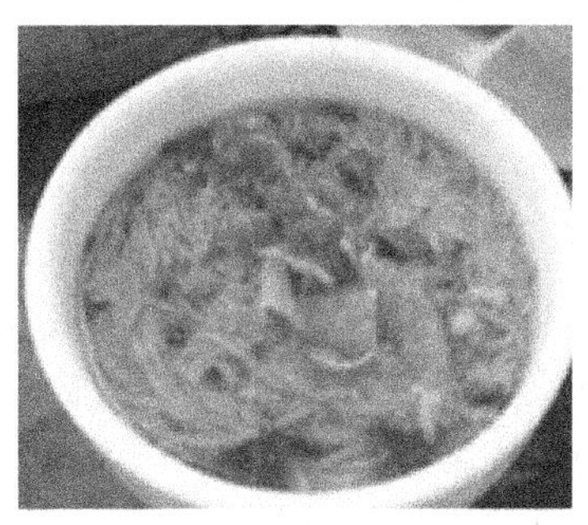

图 5-1-34　厦门线面糊

(十五)厦门炸枣

分甜、咸两种。将糯米淘洗干净，用清水浸涨 12 小时，捞起盛入箩内带水用石磨磨成米浆，灌入布袋，扎紧袋口，榨干水分取出，加入木薯粉，置案板上用力揉，边揉搓边加入白糖，反复揉，至揉透后，搓成长条。将花生仁炒熟，去膜，压碎。冬瓜糖切成丁状，放盆内，加入白糖，拌匀做馅。拿一份剂子用手压成圆片，放入馅心，包紧搓成圆形坯，如此反复。将花生油倒入锅中，置火上烧至五成热时，将圆形坯放入油锅，炸一会儿即浮起，用筷子翻面，炸至表面呈金黄色时捞起，入漏勺沥去油即成。此炸枣圆形，色泽金黄，外脆里软，馅香甜，是过年过节常做的食品。

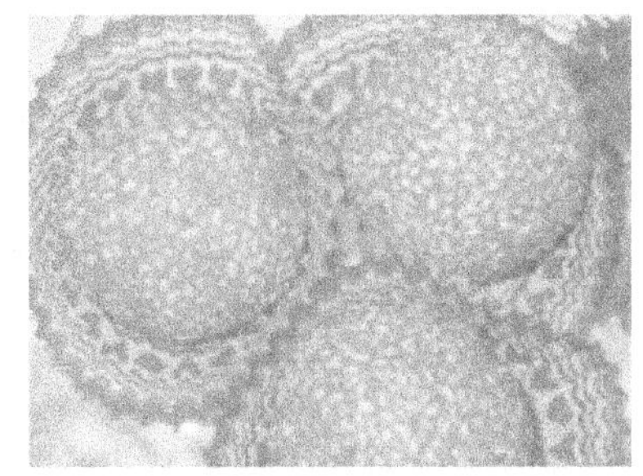

图 5-1-35　厦门炸枣

闽南地区其他糕点类名吃还有，厦门的庆兰馅饼、花生酥、沙茶面，泉州的绿豆糕，曾小鹏鸡蛋糕，惠安粉糊，安海捆蹄，南靖米香，龙海双糕润，诏安的山枣糕、鼓饼、橘饼及平和的枕头饼等等。其中漳州平和县小溪一带的“枕头饼”，用面粉、冬瓜条、麦芽糖、柑皮、猪油、葱等制成，其状如枕，色赤红，质松酥，封建时代曾作为贡品，距今已有400多年历史。

四、闽西(龙岩、三明等地)小吃

闽西是一区位的名称，古指八闽最西端的州郡——汀州，今指福建最西边的地市，即龙岩及三明两地市的部分辖区。闽西历史悠久，旅游资源也极其丰富，比如永定土楼 、连城冠豸山、天宫山、古田会议会址、历史古城长汀、古田会议旧址、七峰山、福建省苏维埃政府旧址、客家首府红色“闽都” 等等。闽西的小吃也是品种繁多，其中客家饮食文化更是极具特色。沙县更有一年一度的“沙县小吃文化节”，品种繁多的小吃让人目不暇接。

(一)龙岩雪花鱼糕

连城群众喜爱吃鱼，不仅因为鱼肉鲜嫩可口，营养丰富，而且“有鱼”象征“富足有余”的好兆头。连城菜中有多种多样的淡水鱼菜肴，其中尤以“雪花鱼糕”制作精细、造型新颖、鲜嫩可口，成为宴席中的上等菜肴。“雪花鱼糕”又称雪花银片、烊鱼，装盘后观之如银似雪，食之鲜香滑嫩。喜庆宴席中，人们常以出不出这道名菜作为宴席是否丰盛的标准，以至有“不出烊鱼不成席”之说，在闽西首届“花茶花节”评比中，此菜获风味小吃第一名。

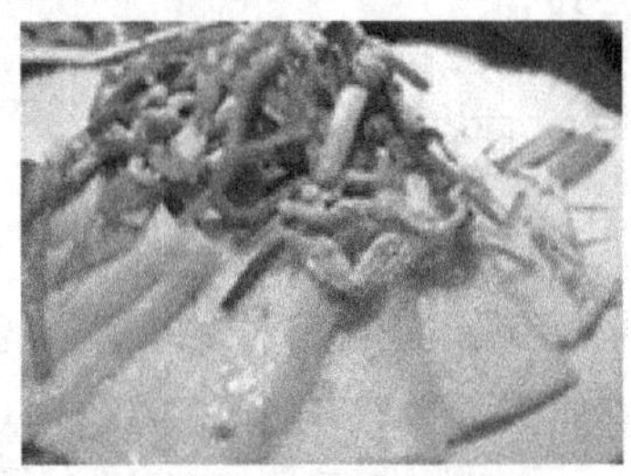

图 5-1-36　龙岩雪花鱼糕

(二)武平猪胆干

色泽紫褐，香而微甜，是宴席冷盘名菜。它含有多种糖类和维生素等营养成分，具有生津健胃、清凉解毒的功效。吃时，只要将它蒸熟，趁热搽上一层芝麻油，待冷后切成薄片再拌少许蒜片，便香气四溢，韵味无穷。当地人常将它作为宴请宾朋和馈赠亲友的佳品。港澳同胞和海外侨胞尤其喜欢这种家乡风味。每年秋末冬初，天气晴朗，是生产猪胆干的好季节。

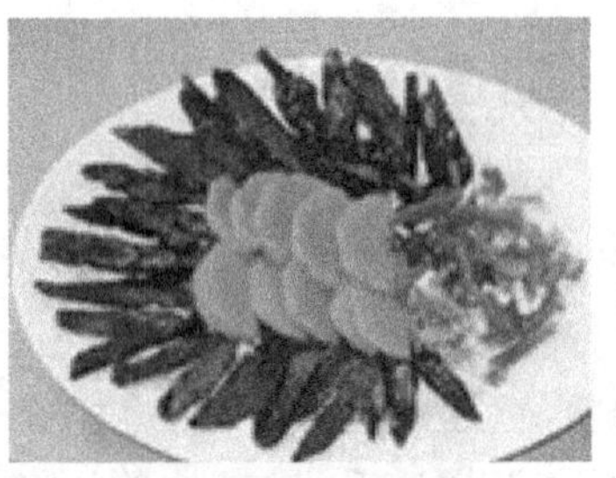

图 5-1-37　武平猪胆干

(三)龙岩客家簸箕板

簸箕板是闽西客家的一种小吃，类似广东的肠粉。就是用摊薄的米浆蒸熟，取出撒上馅料裹成圆条状，然后切成合适的长条，最后拌上葱油。

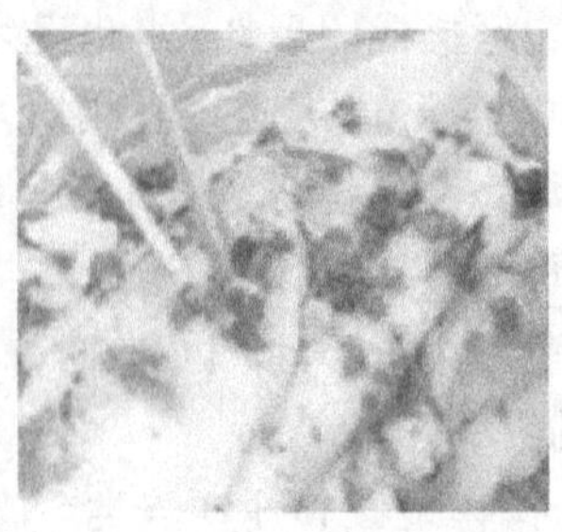

图 5-1-38　龙岩客家簸箕板

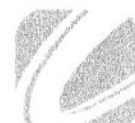

(四)龙岩烧卖

烧卖用烫面,即用开水和面,面已半熟,再加入冷水和的面,以增加成型能力。用一种中间粗、两头有把的类似棒槌的特殊擀面杖擀皮,擀出的皮薄而不平,四边如同花边,中间放馅。不用包,一提就成型,上屉蒸熟。皮薄馅大,形若杯,底为圆,腰收细,上面如同花边,美观好吃。烧卖馅料多为萝卜、白菜、瘦肉等,加入调味的鱼露、味精。吃时配以醋、蒜丝,味道可口鲜美。

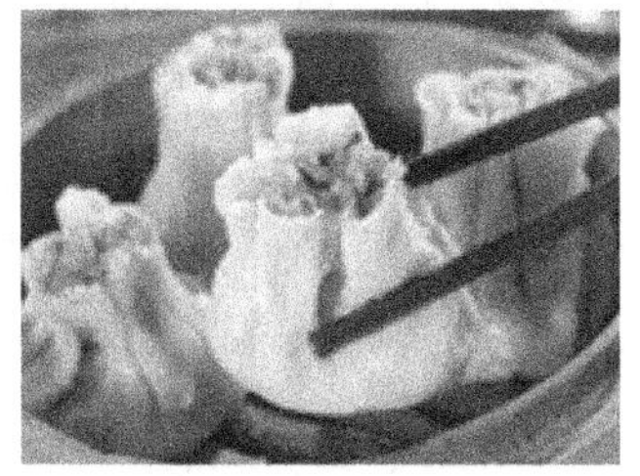

图 5-1-39　龙岩烧卖

(五)芋子包、芋子饺

客家人多居住山区,芋子是主要杂粮。所以,吃杂粮时,喜不断变换口味,芋子包、芋子饺、芋子肉丸等种种食品便应运而生。将芋子煮熟后剥皮去毛,碾成芋泥后掺进适量的地瓜粉,用擀面杖擀成面皮,包进自己喜爱的馅料,就做成了,皮嫩润滑,馅香味美的食品。它是长汀、连城的名牌风味小吃。

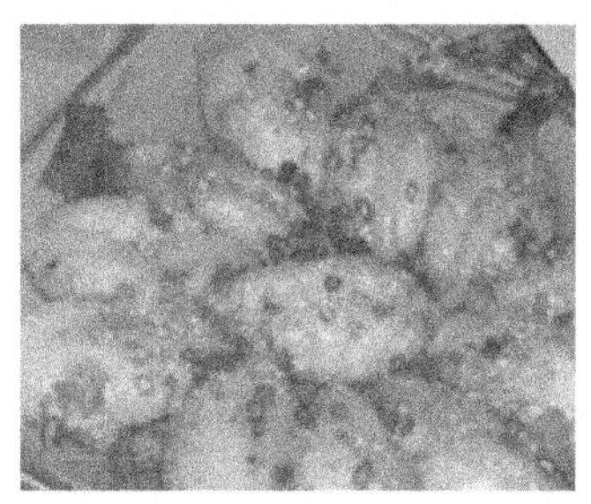

图 5-1-40　芋子饺

(六)冬瓜甑

冬瓜甑是长汀传统夏令菜肴,在清末民初时已列入筵席菜谱,20 世纪 20 年代时为东门菜馆张宏泰厨师的拿手名菜。抗日战争时期,厦门大学历史系魏应麒教授甚赞此肴,誉为消暑佳品,曾赋诗:“何以消烦暑,静居书院中,眼前无别物,瓜甑甜心中。”现在酒家餐馆、民间均会制作。

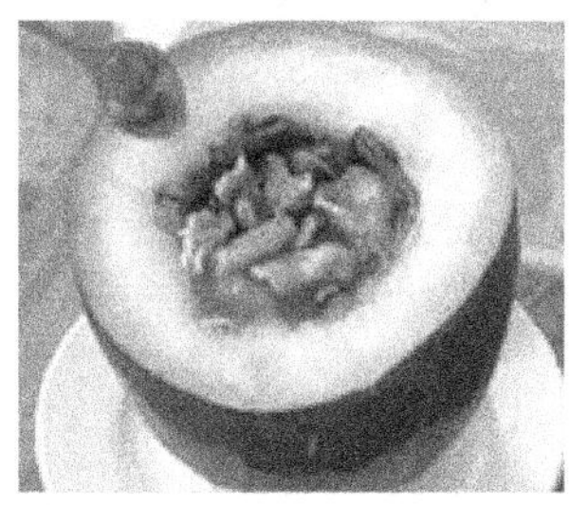

图 5-1-41　冬瓜甑

(七)龙凤腿

龙凤腿,来源于“烧肉方”、“狮子头”,早在清代即为筵席佳肴,南北各地均有。唯有长汀龙凤腿烹饪方法不同,吃法也异。长汀筵席本来多用筷、碟、汤匙,而吃龙凤腿却似西餐,以手持之,细嚼慢咽。因为龙凤腿实为“狮子头”加柄(用猪肋骨做柄)以手持握进食。别有风味。

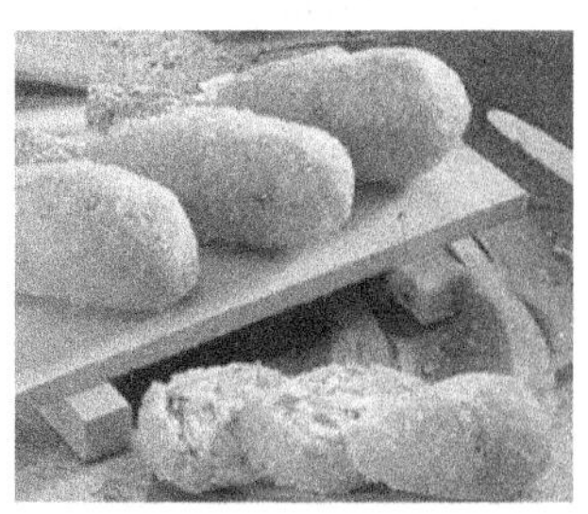

图 5-1-42　龙凤腿

(八)风鸭糊

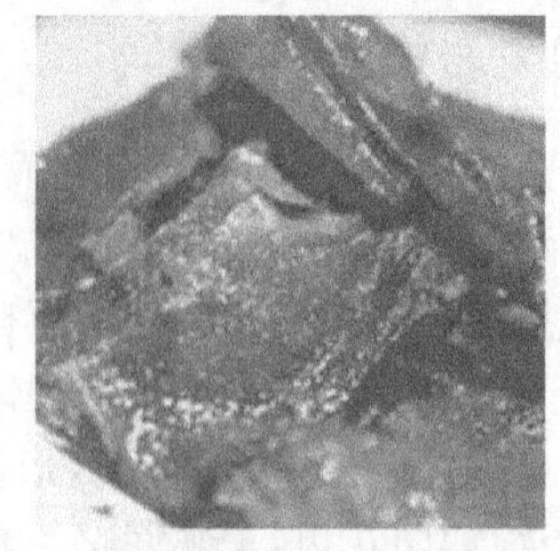
图 5-1-43 风鸭糊

在漳平，每逢入冬，家家户户杀番鸭，褪毛弃内脏后，用竹片撑开鸭肚，用五香、胡椒粉、味精、食盐等卤料抹遍鸭内外后，将鸭悬挂在通风日照的走廊过道处，任风吹日晒使鸭风干，故俗称“风鸭”。用风鸭肉丁和以冬笋丝、香菇片、碎肉、大蒜等，拌煮成糊状，谓之风鸭糊，香醇可口。

(九)鱼饺

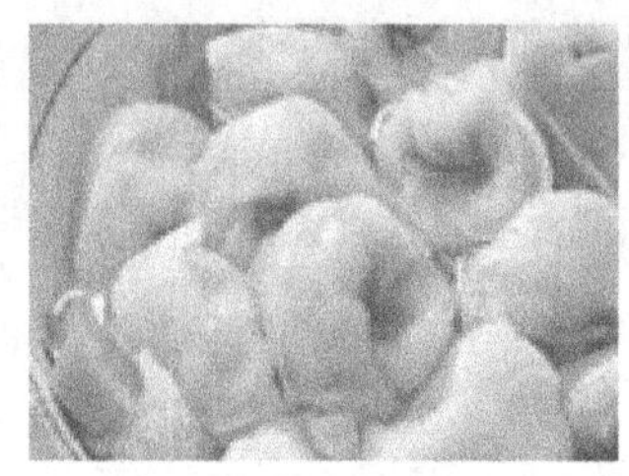
图 5-1-44 鱼饺

“鱼饺”是连城地方特色美食。以取料精良、制作精细闻名，因费时，技术要求较高，一般宴席上较少见到。“鱼饺”的主要原料是草鱼、五花猪肉、水发香菇、葱白、鲜冬笋、鸡蛋、地瓜粉等。技术工艺要求较高，特别是对刀工的要求。“鱼饺”的烹调有炸食、煮食两种方法。炸食，食之鲜嫩脆香；煮食，食之轻香滑嫩。

(十)乌楮粳米糍

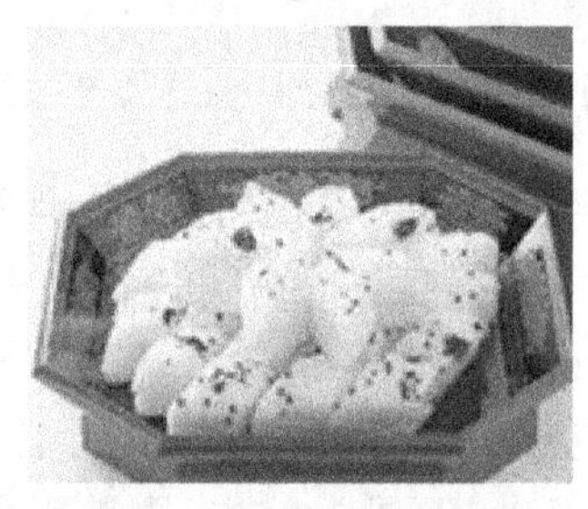
图 5-1-45 乌楮粳米糍

泰宁畲族特有的民间小吃。其做法很有趣。用“乌楮”树枝叶烧成炭灰，取碱水待用。将开水淋洗浸泡过的粳米，放入饭甑中蒸熟，倒入石臼中反复舂打，同时，添加少许乌楮灰碱水，做成小团粒，再蒸再打，经过三蒸三打后，糍团柔腻光滑。其特点色黄透明，柔中有韧，滑而不粘，味有碱香。

(十一)汀州灯盏糕

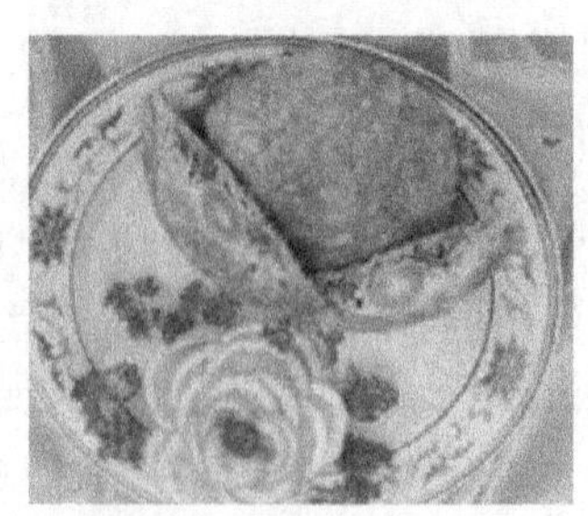
图 5-1-46 汀州灯盏糕

灯盏糕因形似古代扁圆形的豆油灯盏而得名。制作时先将大米、黄豆浸泡两个小时，然后磨成米浆，调入细盐、味精、葱花，搅拌调匀。用汤匙舀一匙米浆到特制的圆勺内，沉入已沸的油锅中。漫溢成圆状的米浆在沸油中迅速发酵，充气成圆球形，渐离圆勺浮出油面，十秒钟即熟，至底面金黄时即香酥可口。因其迅速膨胀变形而熟的过程如同变魔术一般，人称之为魔术糕。近年有汀州人在北京、上海等大城市支起油锅当场表演油炸魔糕，引来无数食客观看，被认为是烹调一绝，人人争嚼为快。

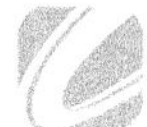

(十二)苎叶粄

苎麻是多年生的木本植物，一年四季常绿常青。苎叶粄以其浓郁的乡土气息，备受乡亲和游子的喜爱。苎叶粄一年四季均可制作，尤以春夏两季为佳。制作方法是摘取新鲜雏嫩苎叶，和适量粳米、糯米与井水于石臼捣烂、粘合，形成青翠欲滴的粄团，然后把粄团捏成小块，放在蒸笼中蒸熟。也可以油炸，油炸后金黄酥脆，清香甘润，别有风味。常吃苎叶粄，能耐饥渴、长力气，除皮肤疾患，强身健骨，是老少皆宜的天然食品。

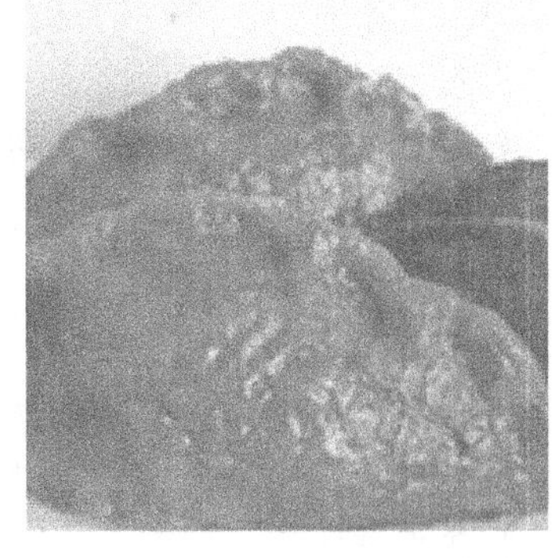

图 5-1-47　苎叶粄

(十三)米浆粿

米浆粿是漳平市的传统风味小吃，由于它可逐层剥离，形似糕点，故又称千层糕。米浆粿的制作讲究一定的技巧，主要有原料、配料、时间、火候四个要素。先将精选的优质大米浸透(2 小时左右)，磨成米浆，在米浆中加入适量的食盐、油、油葱和少许食用碱拌匀。待火势烧旺后，将米浆均匀倒入垫有白布的蒸笼蒸熟。蒸熟一层后，再添上一层等量的米浆，可蒸至二十几层。蒸好一盘的米浆粿约需 3 小时。炉火的火候也要把握恰当。这样蒸好的米浆层次分明，可逐层剥离。食时切成小方块，蘸以蒜蓉、醋、辣酱、卤汁等，别有情趣且不觉腻。米浆粿风味独特，如今已成为漳平宾馆、酒店设宴待客不可或缺的一道特色菜。旅外亲人回乡时总要尝上一口米浆粿，以了却心中的思乡情结。

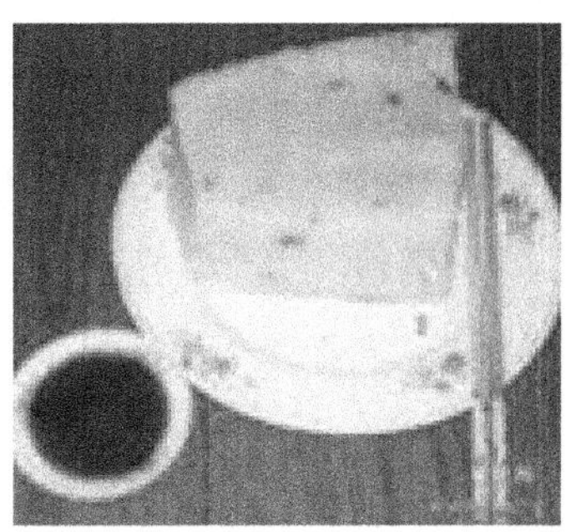

图 5-1-48　米浆粿

(十四)闽西八大干

闽西八大干是闽西地区有风味特色的八种干制食品，包括长汀豆腐干、连城地瓜干、武平猪胆干、明溪肉脯干、宁化老鼠干、上杭萝卜干、永定菜干及清流笋干。

1. 长汀豆腐干

以优质黄豆加以十几种香料、药材科学配制而成，呈酱色半透明状，柔韧，咸中带甜，甘香无比，制作精细，风味独特，远销海内外。

2. 连城地瓜干

以当地所产红心地瓜制成，不加任何色素，保持天然品质，色泽鲜红，味道甜美，质地软韧，营养丰富，是老幼皆宜的食品，也是馈赠亲友的佳品和宴客的美食。

3. 宁化老鼠干

把捕获的老鼠或架于锅内热水蒸，或放入炽热柴灰里焙，掌握火候拔光鼠毛，然后剖腹去其肠肚,用水洗净。最后用谷壳或米糠熏烤,待烤成酱黄色即可。老鼠干不但美味可口,而且含蛋白质高,营养丰富,尤有补肾之功效。

4.永定菜干

分甜菜干和酸菜干两种。甜菜干,色泽乌黑油亮,香味浓郁,味道香甜可口;酸菜干,色黄褐,酸中带甜。制作精细,便于贮存,既可清蒸、干炒,亦可泡汤。用永定菜干做的永定菜干扣肉是闽西名菜之一。

5.上杭萝卜干

采用新鲜萝卜和盐合理配制,经日晒、揉搓、腌制、密封收藏,半年后即成。色泽金黄,皮嫩肉脆,醇香甘甜,开胃消食,清凉解毒,既为上等冷盘,又为客家宴席名菜。

6.武平猪胆干

精选新鲜无破损带胆猪肝,浸泡在适量盐、五香料、白糖、甘草和烧酒配制成的溶液中,使其透味及胆汁渗透猪肝后,撑平吊晒并整形制作时,淋以烧酒、香油,置锅中蒸 30 分钟,取出晾凉,切片即成。具有生津健胃、清热降火之功能。

7.明溪肉脯干

用精瘦牛肉浸腌于自制的酱油中,加以丁香、茴香、桂皮、糖等配料,经 1 周左右,再挂在通风处晾干,然后放入烤房熏烤而成。制成后色、香、味俱佳,既有韧性又易嚼松,入口香甜,其味无穷。

8.清流笋干

俗称"闽笋",色泽金黄,呈半透明状,片宽节短,肉厚嫩脆,畅销国内外。很早以来,"闽笋"就被列为十番素物、百味山珍。传统烹调中,闽笋是久负盛名的佐料。

五、闽北(南平、建阳、武夷山等地)小吃

位于福建省北部,俗称闽北。东北与浙江省相邻,西北与江西省接壤,东南与宁德地区交界,西南与三明市毗连,是福建通往全国的主要门户之一。闽北山区用米制品加工的各种风味小吃颇具特色。

(一)邵武铁城三糕

"铁城三糕"即脚跟糍、哪吒糍(又名拿榨糍)、糯糍。脚跟糍由几块状似鞋底的薄饼叠成,大小如元宝,整齐排列于蒸笼里,搁上几块薄切的粉蒸肉,撒上葱花、香菇丁丝等蒸熟,当地人及外地客人均以一尝为快。哪吒糍状似北方水饺(外地人称之为"米饺"),但皮、馅均与水饺不同,皮是糯米与粳米参半制成,软而不粘牙;馅如其名,花色拉拉杂杂,无所不包。香菇丝、肉丝、黄花菜、芋头丝、豆芽菜,什么菜上市都可赶个新鲜用做馅。蒸熟后晶莹剔透,特别爽口。而糯糍则与"冬至圆"相类。

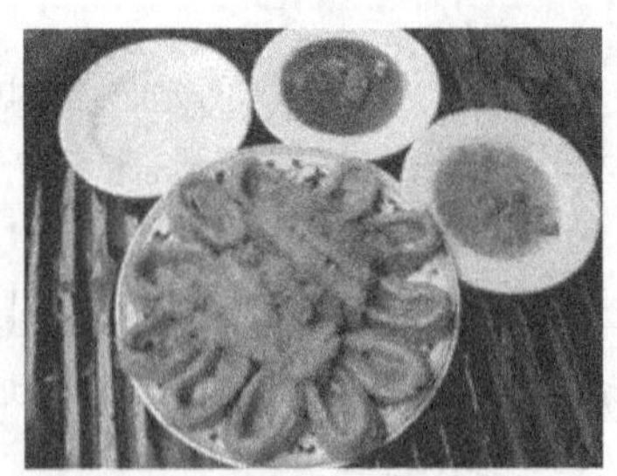

图 5-1-49 铁城三糕

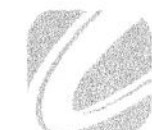

(二)武夷山“苦槠糕”、“鼠曲粿”

此小吃富于山野气息，苦槠糕以山中野生苦槠、甜槠等壳斗科植物的果仁磨成浆，加热调制成块状软糕，再加佐料食之，甜中带涩，口感甚佳。鼠曲粿是用鲜嫩的鼠曲草和米浆加热拌熟，包上香菇、笋丝等山珍及肉丝、腌菜制成的馅，成为绿色的大饺，是传统的清明小食。

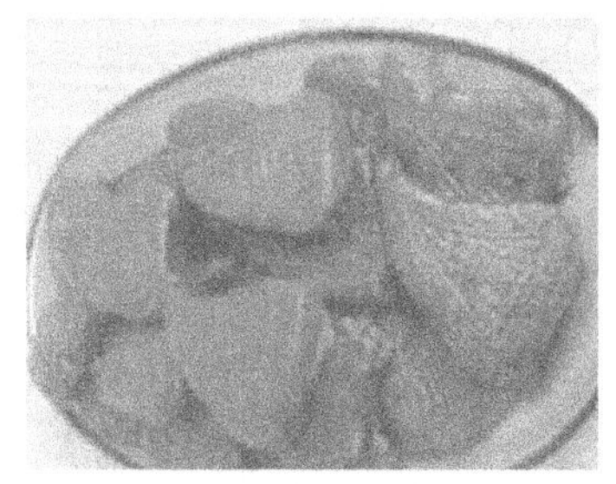

图 5-1-50　鼠曲粿

(三)板栗饼

外酥里嫩的香酥板栗饼(意大利板酥)是发源于福建闽北的一种特色小吃，由产自闽北山区野生小壳板栗为料，辅以蔗糖、精粉、花生油烘焙而成。不含香精、色素，是纯绿色食品。它营养丰富，老少皆宜，具有补中益气，补血健脾，久吃不上火等功效。成品呈金黄色，无壳、无粒、无杂质，松软可口，饼皮由多重薄皮叠成，色、香、味俱佳。食时起酥、绵软、润滑，甜而不腻，凉爽适口。

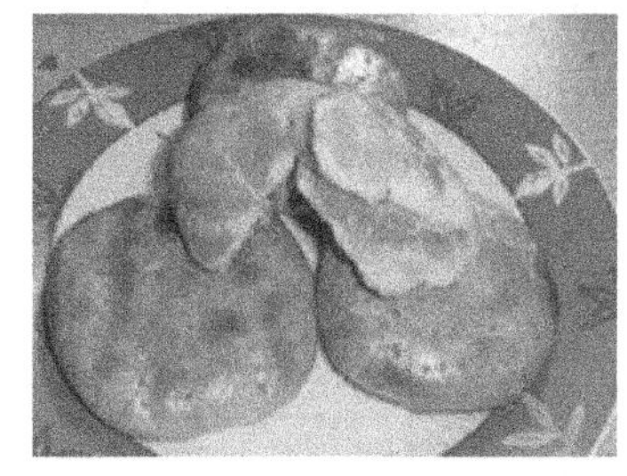

图 5-1-51　板栗饼

饼内板栗馅清甜滋润，含大量蛋白质、脂肪等营养成分，深受人们喜欢。吃到嘴里酥酥的，香酥可口。无论是做早餐、消夜，还是配茶、做零食，都特别适合，是男女老幼都喜爱的一种天然低糖素产品。板栗中含有人体所需的碳水化合物、植物蛋白、维生素 B_1 和维生素 B_2 和维生素 C，还含有膳食纤维、胡萝卜素及钙、磷、钾、铁等矿物质。

(四)建瓯纳底

纳底是福建建瓯的一种小吃，其做法是：每碗(大碗头)用瘦肉半斤，地瓜粉半斤，把肉切成小块(如黄豆一般大小)，放入地瓜粉里搅拌均匀(每颗直径约1.5厘米)。水烧开把肉拉搓碎放下，煮熟捞起放下冷水里浸泡。起油锅放下葱头熬出香味，加些白菜丝、冬笋、酱油、盐下锅炒一会，肉粒搓碎放下，再加适量水煮开，地瓜粉加适量水调匀拌下，煮成糊状，起锅前用个鸡蛋调匀渗入，另加些胡椒粉、黄酒、味精、麻油等调料即可。其味香甜鲜嫩，其口感鲜爽口，实为佳品。

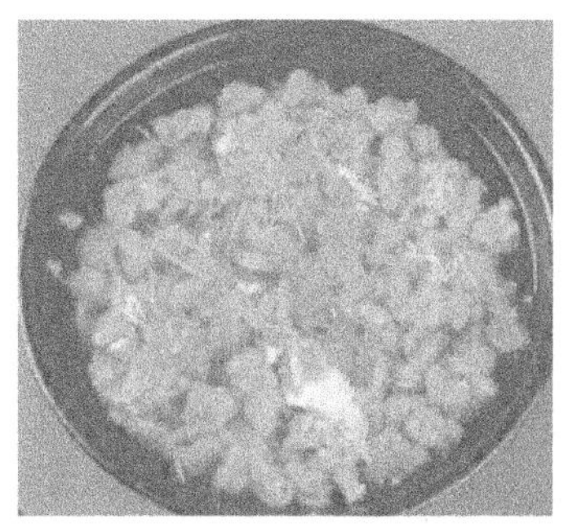

图 5-1-52　建瓯纳底

(五)胡麻饭

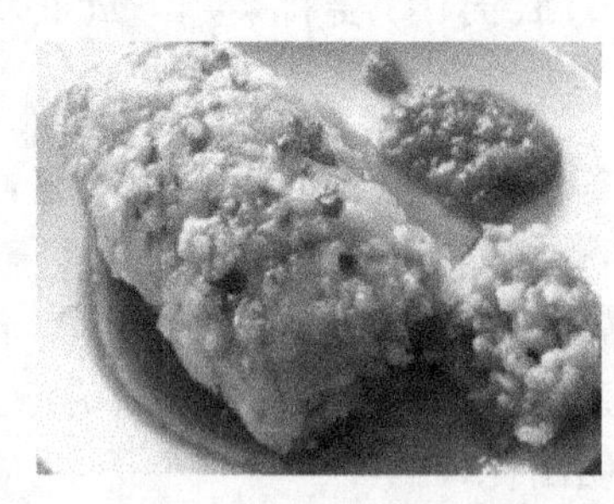
图 5-1-53 胡麻饭

胡麻饭是武夷山最远古的传统小吃,俗称麻糍祭。以上好的糯米用水浸透后蒸熟,置石臼中用木槌打烂、揉成小团,拌上芝麻、白糖,香甜可口,食后耐饿。在不少武夷山神话传说中,神仙都用胡麻饭招待乡人,被称为神仙饭。吴屯的金糍(以柴灰淋水浸糯米)、金粽,星村、兴田的白祭也都和胡麻饭一样讲究糯、甜、滑的风味。

福建各地的风味小吃,特色鲜明,风味独特,是宴席间的点缀和早点、夜宵的主要食品,也突出反映福建当地的物质及社会生活风貌。品尝异地风味小吃可以借此了解当地风情,各地特色小吃不仅是当地的一种饮食文化,也是福建美食文化不可缺少的一部分。

第二节 台湾小吃

台湾幅员并不辽阔,但是全岛从南到北、从东到西,不同的地区城镇,都发展演化了各自独特的风味小吃。台湾小吃的独特动人之处都囊括在"小吃"这两个字里:分量上的少、形式上的简洁、动作上的快速、价格上的平允、气氛上的亲切,这般繁华丰盛的庶民饮食文化,在其他地方很少见到。尤其是台湾众多的小吃美食,组成了台湾饮食文化中一道相当独特的风景线。

接下来我们将台湾各县市富有浓郁地方风味和乡土气息的小吃特产一一呈现在大家眼前。透过这些地方小吃,我们可以看到一个更加丰富多元的台湾。

一、基隆市的庙口小吃

基隆市位于台湾岛最北端,北临太平洋,基隆屿及和平岛屏障于外。基隆市是一个群山拱抱的港口城市,海陆交通都很发达,是纵横铁路和南北高速公路的起点。

基隆古名又叫"鸡笼"。有一种说法认为现在的基隆起音自"鸡笼",是因为有个"鸡笼",但事实上"鸡笼"跟基隆相去甚远;另一种说法认为该地以前有个高山族凯达喀兰人住地,"鸡笼"是"凯达喀兰"的闽南方言译音。清光绪元年(1875)设基隆厅时,才把"鸡笼"改为基隆,其含义是"基隆昌隆"。

庙口小吃可以说是基隆的代表作,民间都说,"到基隆不吃庙口小吃,等于没到过基隆"。天妇罗、鼎边锉、一口吃香肠等都是庙口小吃的极品。

(一)甜不辣

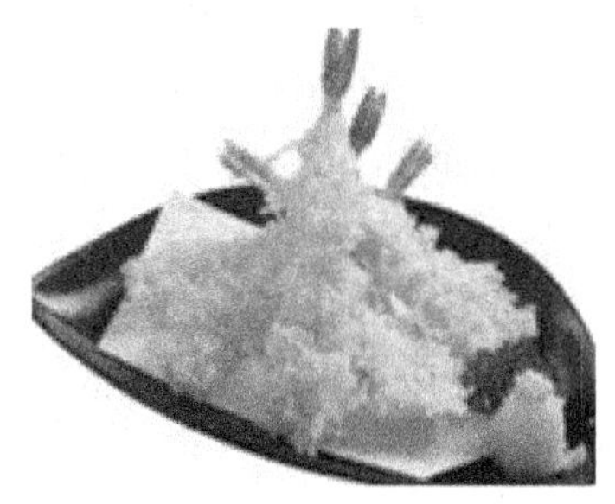

图 5-2-1　甜不辣

甜不辣又名“天妇罗”，义指“炸的东西”，是基隆庙口最负盛名的小吃之一。

“天妇罗”是在日本传教的葡萄牙传教士发明的。为了吸收更多的教徒，传教士们将制作好的鱼浆料理摆在寺庙前，口中高喊“Temple(寺庙)”，几经日本人的口头传诵演变为“Tempura(天妇罗)”。

“天妇罗”在日本有两种含义，一是指将食材沾裹面衣，下锅油炸而成的食物；另一种则是将鱼肉打成的食物，形貌多变得令人目不暇接。天妇罗漂洋过海到了台湾，依据台湾风俗民情，又有一番新的变革，和台湾居民的生活产生了密不可分的关系。

台湾的甜不辣，除了油炸起锅即食之外，最具特色的可说是与贡丸、白萝卜、猪血糕等一同加入高汤中熬煮。这和日本的“关东煮”似乎有些相似，但不同的是，台湾的这份小吃有着浓郁的汤头、软而不烂的白萝卜、口感十足的贡丸、鲜甜的甜不辣、散发黄豆香气的油豆腐、弹牙的猪血糕、增添香气的香菜，再加上特调的甜不辣酱，让人感觉暖呼呼，吃着好不满足。现在，甜不辣早已深入台湾各地，成为民众心目中的人气小吃。

基隆庙口有两家甜不辣，一家是用鲨鱼肉去皮制成的鱼浆，另一家则是在鱼浆里另加了花枝、新鲜小鲨鱼和鳕鱼，各有特色。而且两家的甜不辣都是现场用机器制作，清洁卫生看得见，这也是它们受欢迎的主要原因。

(二)鼎边锉

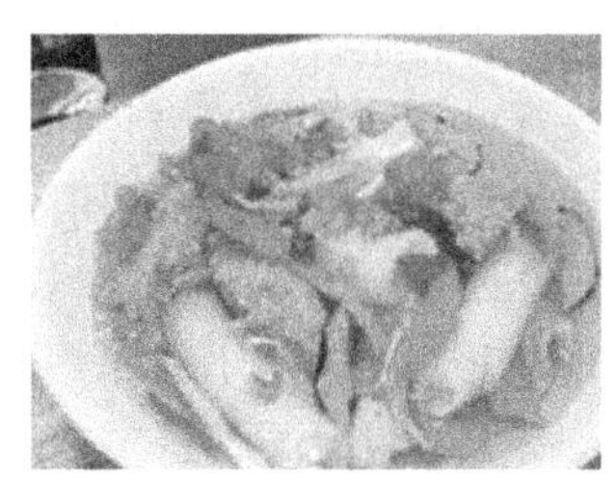

图 5-2-2　鼎边锉

许多人到基隆都想尝一尝“鼎边锉”的口味。鼎边锉是福州小吃，原名“锅边糊”，是在福州人家里常吃到的汤食。里面有肉羹、虾仁羹、金针菇、香菇、木耳、鱿鱼、小鱼干、竹笋、高丽菜，配料丰富，是标准的汤好料多。然而这只是配料，主料是白白嫩嫩的一片片“鼎边锉”。“鼎边锉”在台湾方言中为“爬滚”的意思，其制作是用米磨成米浆，一勺勺沿着烫烫的大锅鼎边入汤中，米浆滑滚的动作叫“锉”，所形成白白的一片片的米食就是鼎边锉了。

(三)世盛一口吃的香肠

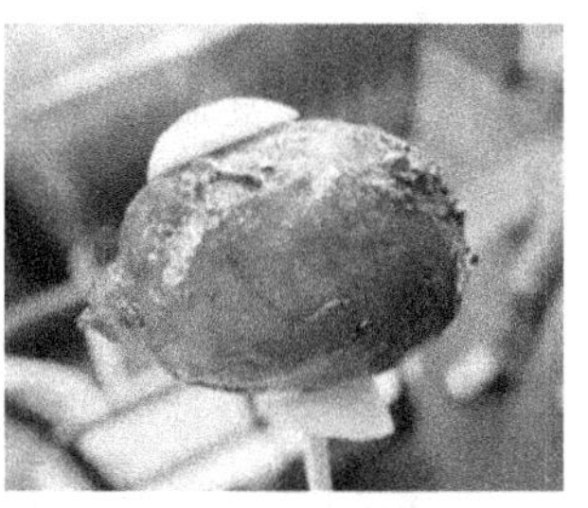

图 5-2-3　世盛一口吃的香肠

来到庙口的“世盛一口吃香肠”，你会发现这家店永远有人排着队，每个人都买一到两盒，每一盒装有十多颗香肠。这家就是风靡全台的一口吃香肠的创始店。“世盛一口吃香肠”将进口猪后腿肉绞碎，用调味料腌渍入味后，第二天才灌肠。除了现烤零售之外，也经营台湾全岛的批发。流通极快，也是这家香肠新鲜甜美的秘诀。

(四)纪猪脚原汁专家

“纪猪脚原汁专家”所卖的猪脚是由一只猪脚剁成三段，分成一段猪肉，两段猪蹄。其中猪肉的部分肉最多也最软嫩，富有弹性。喜欢吃大分量且富有质感的猪肉的食客可以选择腿肉的部分，而喜欢猪蹄的食客，则会对猪蹄那一块软Q滑嫩的猪蹄筋肉爱不释手。

另外，“纪猪脚原汁专家”还有另外一种非吃不可的美味料理——烫青菜。纪猪脚原汁专家的烫青菜好吃的魔力在于以新鲜的空心菜放入汤面的竹篓中汆烫，再倒扣在大碗面里，淋上用猪脚熬制而成的油膏，再加上大蒜、辣椒、酱油所组成的酱汁，稍微拌炒，真是好吃得没话说！

(五)豆签羹

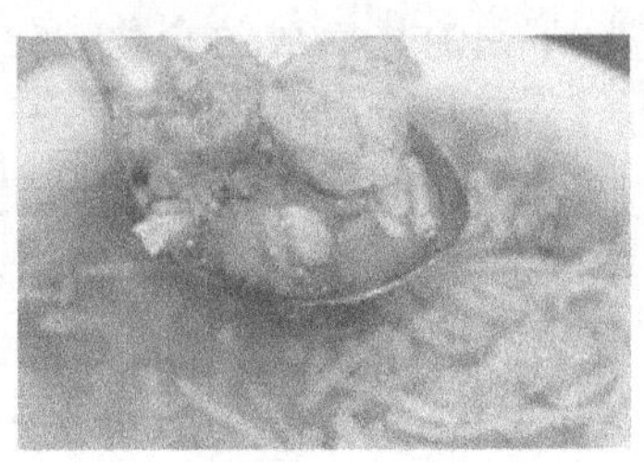

图 5-2-4　豆签羹

看起来像是小一号黄豆的米豆，是营养价值相当高的豆类，据说还有治感冒、降血压的功效。而用米豆做成的“豆签羹”，原是福建泉州的小吃。豆签外形酷似面条但较短较薄，烧煮后的豆签条吃起来香软润口，还有微微的豆香。为了发挥豆签特有香味，制作豆签羹时，还会加入海鲜作为配料，例如虾仁、花枝、蚵仔等勾芡，使之更加鲜美。

二、台北县的乌来美食与淡水阿给

台北县是台湾人口最多的县，覆盖的范围从台湾北岸的金山、万里，一直到东北的九份，还包括深坑、平溪、新店、乌来、新庄、三重等地。

台北县内的主要河川有东西向的基隆河，南北向的淡水河，及南部的新店溪。基隆河流域过去是台湾主要的金、煤、铜矿产地，曾经造就出繁华一时的重要聚落，如九份、金瓜石。而上游的合川下蚀作用则造成众多瀑布，搭乘平溪西线铁路可一览无遗。淡水河流域是汉人开发最早的区域，位于出海口的淡水镇，为历史上重要的老海港聚落。在南部穿山越岭的新店溪，于乌来、坪林山区造就出俊丽的峡谷溪流风光。乌来是台北县目前唯一可见传统泰雅族风情的地区，也是重要的温泉休闲乡。另外，位于县境西南的莺歌镇，拥有历史悠久而发展蓬勃的陶瓷业，早有“台湾景德镇”之誉，为喜爱陶瓷的游客不可错过之地。

在循着台北县众多的旅游线路游览时，千万不能忘记品尝一下这些景区特有的美食小吃。像是台北县坪林乡的风味小吃茶油面线，风景胜地乌来的炸溪虾、溪鱼、鳟鱼餐，淡水镇的阿给等都是不能错过的美味特产。

(一)阿春小吃店乌来美食

“阿春小吃店”位于台北县乌来老街上，以提供多元化的特色美食深受游客的喜爱，各种山菜野菜都是店内可以吃到的美味，而招牌竹筒饭以及用红糟山猪肉所特制的山猪肉粽，更是店内人气居高不下的美食。打开包裹肉粽的竹叶，除了可以闻到竹叶的清香外，

浓郁的山猪肉更是以独特的咬劲和口味呈现出食材的特色，是极具山野滋味的一道佳肴。店内的放山土鸡也是老板自家饲养的玉米鸡，口感扎实美味，配上福山桂竹笋和山珠葱，最后再来一份马告鸡汤，就是一餐不同寻常的山野佳肴。

(二)淡水阿给

“阿给”是日文“油豆腐”发音的直接音译，是台湾淡水镇有名的小吃之一。“阿给”原是日本占据台湾时，富宦人家的早餐。淡水有一位在日据时代于日本官家帮佣的妇人，在日本投降后失业，想起过去日本人曾教她制作油豆腐的方式，便在淡水妈祖庙前开始贩卖。阿给的做法是把酱油豆腐的中间挖空，然后填充卤过的或是炒过的粉丝，以鱼浆封口，加以蒸熟，食用前淋上甜辣酱或其他特殊酱汁，口感清爽，味不腻。

三、台北市士林、通化夜市里的著名小吃

台北市是跻身国际都会之列的城市，集全台湾政治、经济、教育、娱乐、文化于一身，也是台湾第一大城市。

台北市位于台北盆地中央，以淡水河、新店溪、景美溪与台北县为界。若从空中鸟瞰台北市，棋盘式的道路系统、交错耸立的参天高楼、星点状的公园绿带，以及终日川流不息的车水马龙，是让人辨识这座城市的绝佳指标。

寸土寸金的台北都会，西门町、东区、天母、士林、公馆等商圈林立，家具街、书店街、电脑街、婚纱街、花市、玉市等各种专卖街、市集，也是大都会细致分工下的产物。而街头巷尾一家家咖啡厅、泡沫红茶店、KTV、酒吧，华灯初上后，闪烁的霓虹灯装点出不夜城的景象，让台北的夜晚展现另一种风情。

在台北，几乎能尝到来自全岛各地的美食小吃，台北市的士林夜市、通化夜市都是闻名全台的小吃聚集地，像香喷喷的“甄梅记排骨酥面”、香气四溢的“士林大香肠”、会喷汁的“明月汤包”、包着满满红烧肉的“润饼卷”、热腾腾的“药膳排骨汤”，等等，都让人垂涎欲滴。

(一)甄梅记排骨酥面

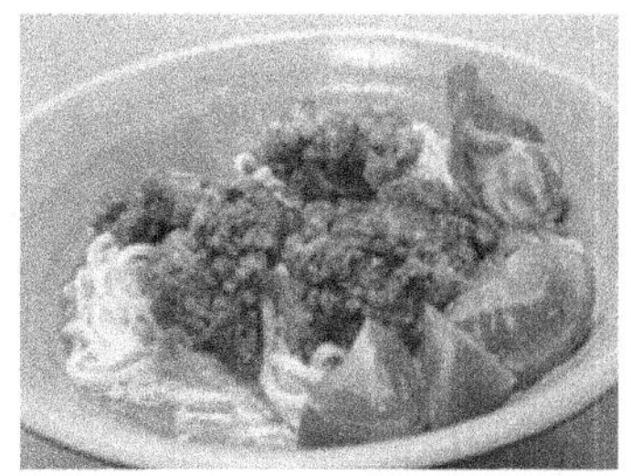

图 5-2-5　甄梅记的排骨酥面

“排骨酥”软中带酥，具有肉质的口感，是台湾传统小吃之一。台北有一家排骨酥面专卖店，为了让更多人品尝到不同口味的排骨酥，特别推出排骨酥食谱，内有各种口味排骨做法，从“招牌排骨酥面”、“家常菜糖醋排骨”、“冬瓜排骨汤”到水果拌炒的“双果溜排骨”、“芋头排骨”，应有尽有，让人光看食谱就能闻到排骨酥清香的味道。这就是位于台北士林的“甄梅记”。这里的排骨酥料理使用的是软骨肩胛肉，排骨经炸酥后，需要再蒸煮两个小时以上。这样做出的排骨酥香味四溢，连骨头都可以一起下肚，和蔬菜高汤一起品尝，那种滑顺的口感让人赞不绝口。

(二)拔丝地瓜

“拔丝地瓜”是将地瓜切块后裹上面和鸡蛋炸熟，再在炒锅里放上少许油和大量的麦芽糖，用小火加热，直到糖油变黏稠，最后将炸熟的地瓜放入混合，并立即趁热食用。食用时用筷子夹住一块地瓜可以拉出很长的糖丝，所以叫拔丝。

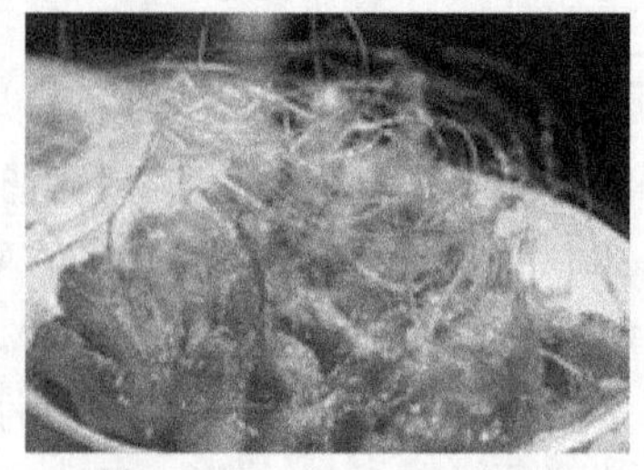

图 5-2-6　拔丝地瓜

台北通化夜市中的“拔丝地瓜”摊，总是能吸引不少人伫立，又甜又脆的拔丝地瓜让人一手提一袋，嘴巴停不下来。金黄色的地瓜，裹上晶莹剔透的麦芽糖，甜而不腻的香脆口感，让人一块接着一块吃不停。

(三)明月汤包

说到享有盛名的上海点心，汤包无疑是最为人所熟知的一道美食。外皮柔软细致、内陷饱满丰盈，咬下一口汤汁直流而出，搭配肉的鲜甜，令人日思夜想。不过不必远赴上海，台北人也可在通化街上的“明月汤包”感受其独特的魅力。

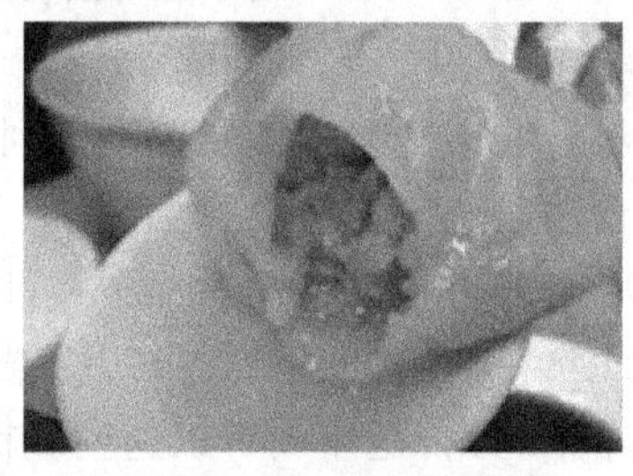

图 5-2-7　明月汤包

招牌点心“明月汤包”，内馅取自黑猪肉的后腿肉，汤汁来源以猪皮、猪肉、鸡汤熬制成皮冻，再加入花椒和白萝卜增加甜度。包子的外皮要不断搓揉，每一个汤包约有 20 个折子，可见师傅手艺之精巧。这无可挑剔的美味，曾获得 2004 年台北打牙祭人气小笼包王，为众多国外媒体所关注。

(四)豆花庄豆花

“豆花庄”位于台北宁夏路上，虽然是一间豆花专卖店，却拥有两层大规模的明亮店面。这里的豆花，除了原料采用上等纯正的黄豆及独门配方外，还遵循古法精制，成品的豆花相当滑嫩，自然的清香甘味往往令人垂涎三尺。而馆内各式甜品花样众多，无论是花生豆花、蜜芋头豆花、红豆汤圆，还是雪花冰、刨冰，都是料多味美。

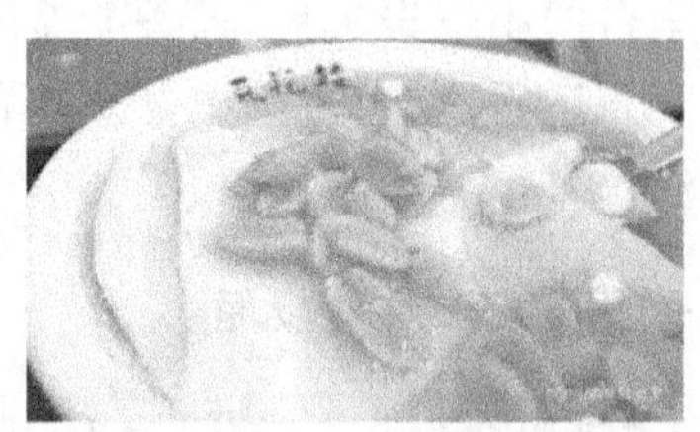

图 5-2-8　豆花庄的豆花

四、桃园县的风味小吃

桃园县位于台湾的西北部，过去因县内遍植桃花，缤纷馥郁，而有桃仔园或桃涧之称，清光绪十二年(1886)正式以桃园为名。

桃园县的观光旅游资源主要集中在东南部的大溪、龙潭、复兴等乡镇，有大溪老街、李腾芳古宅、齐明寺、莲座山观音寺等文史古迹。环石门水库一带，有龙珠湾、童话世界、昆仑药用植物园、龙溪花园等精致秀丽的游乐区。北横公路是桃园县最精彩的旅游路线，串联起慈湖、角板山风景区、东眼山森林游乐区、小乌来风景区，以及巴陵一带的达观山自然保护区、嘎拉贺温泉等。滨海方面，永安与竹园分别为桃园县南北两大渔港，伴随渔业发展而成的观光渔市及林立的海鲜餐厅，成为桃园滨海地区旅游观光的主角。

桃园小吃虽然在众多的台湾美食名录中不是特别起眼，但也拥有不少值得一尝的美食名产，如老牌新明牛肉面、金河冬粉丸、信宏鹅肉、龙潭的花生糖、石门的活鱼、大溪豆干等，都洋溢着浓郁的地方特色。

(一)黑豆干

桃园大溪闻名遐迩的"黑豆干"，据说是源于四代相传的"黄日香"。"黄日香"的开业始祖黄屋，鉴于豆干易馊坏，于是发明以焦糖染色的黑豆干，延长保存期限。黑豆干好吃的秘诀，在于研磨豆浆的同时混入香料，使豆干内外皆香气十足，尤其卤后放凉再食用，滋味更佳。除历史悠久"黄日香"外，制作豆干的老店尚有系出同门的"黄大目"与具有悠久历史的"万里香"等。林立的豆干店已成为大溪镇上主要的街景。

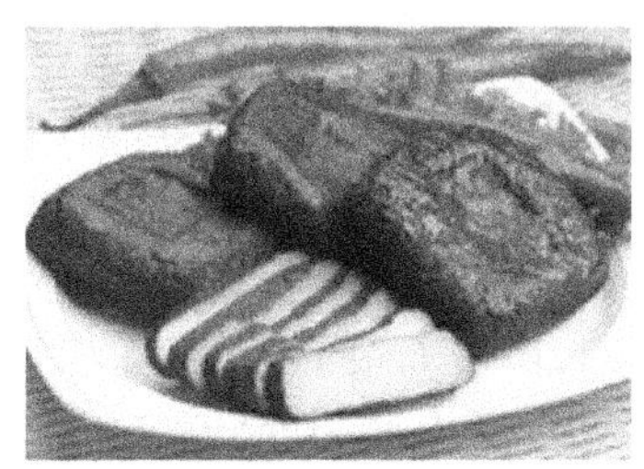

图 5-2-9　黑豆干

(二)花生软糖

"花生软糖"是桃园龙潭乡的名产，由麦芽糖演变而来，并且改善了麦芽糖粘牙不方便食用的缺点。制作花生糖的鼻祖温朝政、温朝宏家族，后来分成四股，各自拥有不同品牌。他们彼此竞争，因此花生软糖的口味变得更加多元，包装也更加精美。

龙潭花生糖从温朝政兄弟发源，温朝政自创"满庭香"品牌，温朝宏打出"宏龙"招牌。到了第二代，温朝政长子温光士，最具创意，改革最多，也成功打下"龙情"招牌。温朝宏女婿罗绍烘则将"知味"品牌打响整个台湾岛。

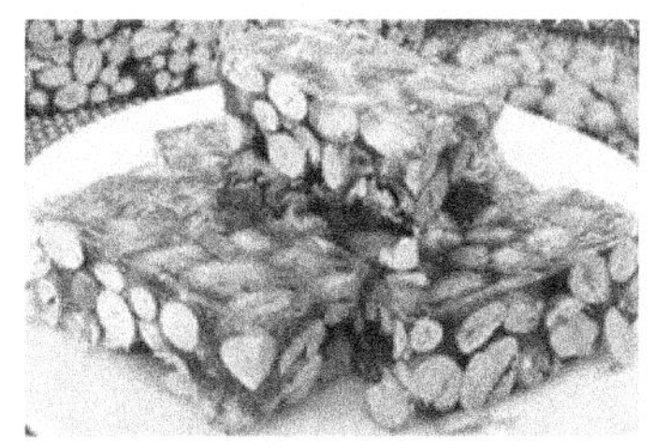

图 5-2-10　花生软糖

五、新竹县(市)的风味小吃

新竹最早是竹堑社平埔族的生活居住地。新竹旧名"竹堑"，是由平埔族语音译而来的。

客家风情是新竹县重要的文化特色。其中，新埔镇的枋寮义民庙，堪称台湾义民庙的"总坛"，是客家信仰的重镇；北埔的金广福公馆为桃园新竹苗栗地区唯一的一级古迹，也是台湾仅存最大的开发垦号；此外，北埔的天水堂、慈天宫，关西的范家古厝、郑家祠堂，竹东的信号第、陇西堂、武功堂等历史建筑，则体现了客家建筑之美，都是值得探访的人文景点。

新竹市是北台湾最早开发的城市，悠久的历史除了为新竹古城留下精彩的文物古迹外，客家人及平埔族人的生活智慧与民俗习性，也发展出各式各样极具地方特色的风味小吃。

客家人是出了名的勤俭，因此经济实惠的小吃是他们平日犒赏自己的最佳美味。米粉、贡丸、肉圆是新竹三大招牌，打着这三大旗帜在当地开出名号的小吃店数不胜数。位于新竹市中山路上的城隍庙，是新竹小吃的大本营，也是闻名全台的小吃重镇，琳琅满目的各项传统小吃，令人目不暇接。此外，在新市区内，名人政要时常关顾的"明星店"也不少，如传承四代的"新大同饮食店"、高挂"日理万鸭"牌匾的"鸭肉许"、客家口味的"成家肉粽粿棕大王"、福州口味的"黑猫汤包"和"石家鱼丸"等等。

(一)北门炸粿

在台湾，用米粉、面粉、薯粉等经过加工制成的食品都称"粿"，可以有各种吃法，其中新竹市城北街的"北门炸粿"名声最为响亮，有地瓜片、芋头片、米糕、肉粿、蒜头、蚵仔嗲等口味。炸出好吃的粿是有诀窍的，除了配方之外，制浆的过程、炸的火候都马虎不得，否则不是口感太硬，就是表面已经焦了而里面还没有熟透。"北门炸粿"卖的粿，外表颜色都非常一致，放冷了外形也不变。

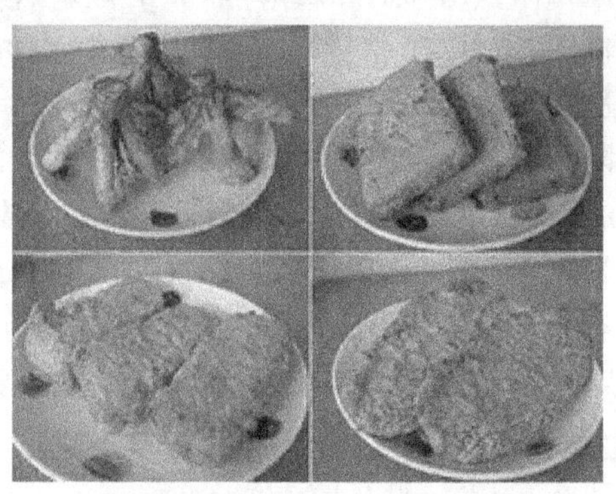

图 5-2-11　北门炸粿

(二)新竹米粉

新竹米粉是台湾新竹地区的一种知名食材。以米作为原料的米粉，原本是由福建地区传入的。由于新竹地区经年强风，独特的气候环境非常适合制造米粉，因而逐渐发展成地方性的特产。

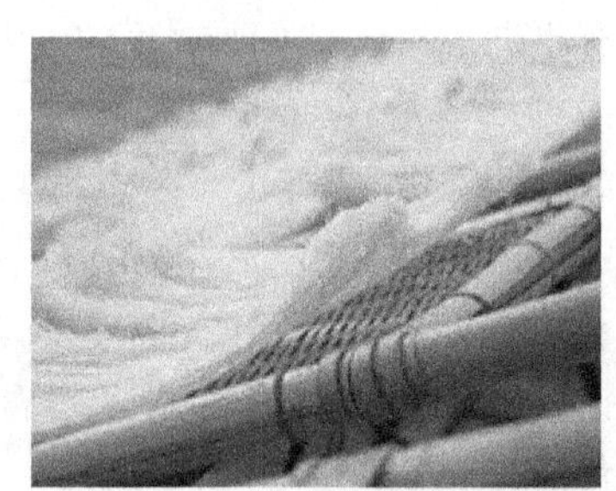

图 5-2-12　新竹米粉

在分类上，新竹米粉有可区分为"水粉"和"炊粉"两种。其中被称为水粉，形状粗短的粗粉才是米粉的原型，最常见的做法是与肉类熬煮成米粉汤。而今日比较广为人知的是称为炊粉的细米粉，是先压制成细丝之后以蒸笼蒸熟，再经过风干以便于保存。新竹地区在稻作收获季节过后的 10 月到 12 月间盛吹东北季风，由于此时降雨量少、风势强，适合晒米粉，也是出产的米粉品质最好的季节。在台湾常见的炊粉食用方式，除了煮成类似汤面般的料理外，先将米粉炒熟之后再浇淋酱油肉汁食用的米粉炒，也是常见的台式菜色。

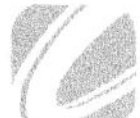

(三)新竹贡丸

“贡丸”是新竹数一数二的小吃，受到新竹的男女老少的喜爱。据说新竹最早发明做贡丸的人是连海瑞，后来虽然转手他人，但仍沿用“海瑞”的招牌。

制作“新竹贡丸”最要紧的是肉的选择，非新鲜猪肉不可。这主要是因为新鲜猪肉的纤维是活的，捣碎槌击后，加强了凝固性，做出的贡丸才有其最显著的特点——有弹性，咬起来才有劲。

新竹贡丸纯粹以猪肉稍佐酱油、味精制成，本称肉圆，至于后来为什么易名，是因为闽南话“捶”念“贡”，“贡打”出来的丸子，自然就叫贡丸了。

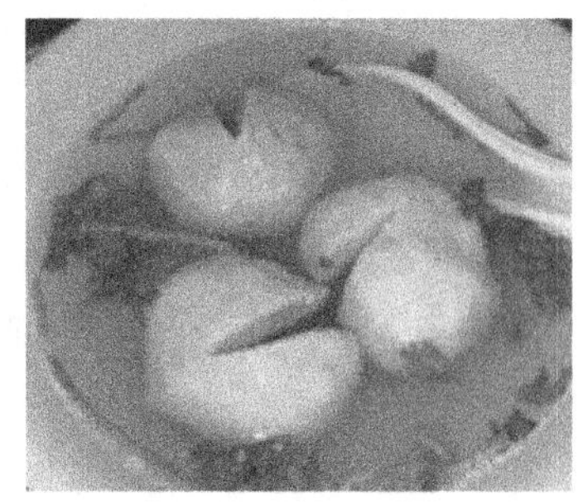

图 5-2-13　新竹贡丸

六、苗栗县的风味小吃

苗栗地处台湾西北，原名“猫里”，为清平埔族道卡斯人的社名。苗栗县人口中约60%是客家人，是典型的客家聚居地。苗栗境内重峦叠嶂，仅沿海地区纵布这少数平原。由于重山的阻隔，苗栗开发脚步素来迟缓，县境内没有人口稠密的大城市，一座座小村镇依附在平原、丘陵谷地之间。

多山的苗栗县，东境盘踞着台湾第二高峰——雪山山脉。靠山吃山，苗栗的物产多缘山而来。昔日山区尽是原始樟木林，而樟木也就造就了三义奇木雕刻的崛起，盛况至今不衰。丘陵浅山地带，气候温和，正适于栽种茶树与桑树，茶叶生产以青心乌龙为主。山线南端的大湖、卓兰谷地，孕育鲜甜的草莓、葡萄、高接梨、桃李等水果，与台中的东势镇连接成一条果香四溢的水果走廊。南庄山区则因气候高冷、水源清沛，成为台湾最大的鳟鱼养殖区。

苗栗境内的小吃多为家常的菜色和客家饮食，没有光鲜的门面及豪华的排场，却以地道的做工及鲜明的特色吸引客人。“头份牛家庄”做的精纯的牛肉料理、“西山庄”的鲰鱼、“锦香饼铺”的美人饼、“公馆鹅家庄”的土鹅料理、三义“赖新魁面店”的大骨肉面等等，都是不得不提的美食小吃。当然，来到客家的大本营，客家料理自是不能错过，苗栗市的“邱家粄条”和三义的“大光新餐厅”，都能让人品尝到客家菜咸、肥、香的特殊风味。

“锦香饼铺”经营的是客家特色糕饼，位于铜锣市区火车站正对面，创立于 1935 年。“锦香饼铺”除了以保留传统老字号的名声与口味为首要任务外，也加

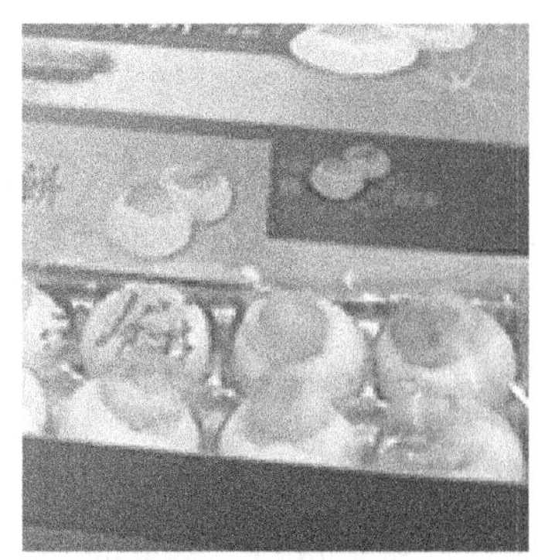

图 5-2-14　美人饼

入了西点精制糕点面包的技术,不仅让原有的传统口味有了延续推广的空间,更融合新时代的健康饮食观念——低糖、低油、低热量,改善了原有的传统客家饮食缺失。“锦香饼铺”还曾受到台湾“客家委员会副主委”庄锦华的特别赞赏,该店的“美人饼”就是庄锦华取名的。“美人饼”还入选了2007年台湾特色商品,是由传统客家肉饼改良创新而成的,加入了蛋黄、葡萄干、核桃、腰果等,因其健康、适合女性口味而受到青睐。

七、台中县(市)的风味小吃

台中县位于台湾中部,为横向狭长形,地势由东面的高山向西渐趋平缓,跨越平原地带,直达海岸线。台中县东境为中央山脉高山地区,雪山、南湖大山、中央尖山都是赫赫有名的山岳,而其他海拔3000米以上的高峰,不胜枚举,是登山客足迹遍布的地区。大安溪、大甲溪流贯全境,支流交叉纵横,而其中发源自南湖大山与雪山的大甲溪,拥有极丰富的鱼类资源。

台中市是台湾第三大城市,文化发达,素有“文化城” 的美誉。从行政区来看,台中整个被台中县包围,东与太平市一新社乡交接,西接台中县之龙井乡及大肚乡,南接台中县乌日乡大里市,北接台中丰原县、潭子乡与大雅乡。

台中是台湾各地美食的大熔炉,这里有香气四溢的大面羹、酥甜松软的太阳饼、独特的麻叶羹、冰凉的蜜豆冰等等,就如同台中荟萃的人文景观一样,令人目不暇接。夜市是台中小吃的大本营,许多著名美食小吃都藏身于此,中华、忠孝两大夜市是其中的代表。

(一)大面羹

“大面羹”是台中的特色小吃之一,加入碱的宽粗面条带有一种特殊香气,色泽偏黄。虽然名为“羹”,但却不勾芡就呈浓稠状。大面羹久煮不烂、滑溜软Q,起锅后添加肉燥、韭菜、菜脯等提香配料,香气四溢,令人食欲倍增。位于台中英才路上的“大面羹”就是一家历史悠久的老店。大面羹的食材及煮法都很简单,不过时间及比例则需拿捏得恰到好处,才能煮出香喷喷的大面羹。店中的大面羹中除了有面条、韭菜等,还有特制的油葱酥,是以新鲜红葱头切断后,再以花生油过油,用来提升整碗大面羹的香气。看似不起眼的油葱酥,在这碗大面羹中可是重要角色。大面羹散发出的魅力,都在每天络绎不绝的人潮中展露无遗。

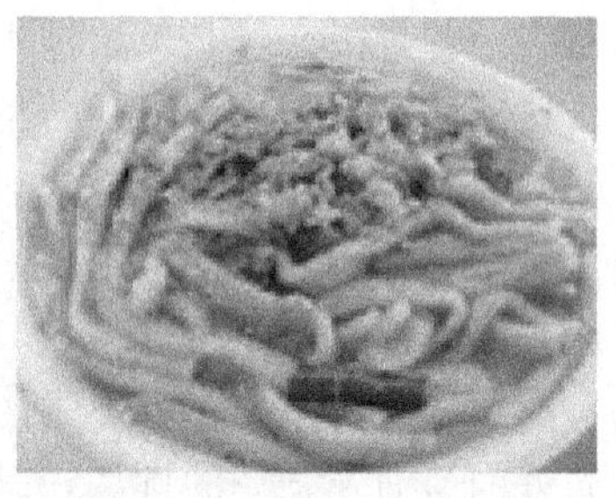

图5-2-15 大面羹

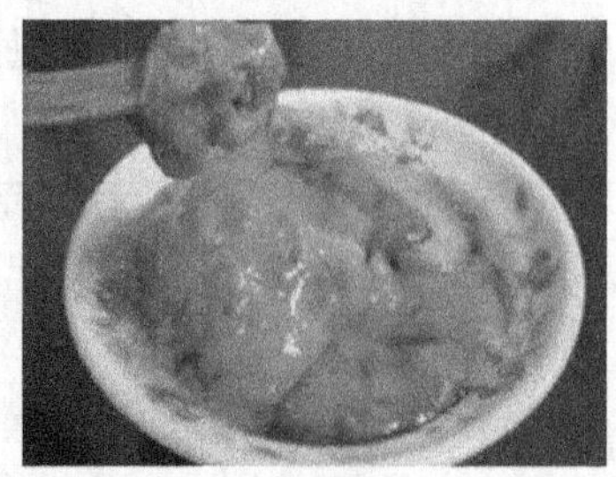

图5-2-16 丁山肉丸

(二)丁山肉丸

位于台中市中正路上的“丁山肉丸”,是由孙丁山老先生于1928年创立的。日据时期,孙丁山向一位

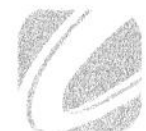

老婆婆学做肉丸，再由父亲挑着扁担沿街贩卖，后来设立了一个固定摊位，并取名为“小香村肉丸”。之后孙丁山又以其本名将店铺更名为“丁山肉丸”，并沿用至今。“丁山肉丸”皮Q馅料多，内馅为猪后腿肉与大坑麻竹笋，都是当日的新鲜食材加上纯手工现做。炸的过程也非常重要，使用小火慢炸的肉丸，外皮愈炸愈有弹性，且油炸是老板自制的纯猪油，干净卫生也不大油腻。

(三)梁婆婆臭豆腐

臭豆腐是台湾颇具有代表性的小吃之一，其独特的风味和魅力，深深地吸引着许多热爱美食的人们。位于台中市美村路和向上路口附近的“梁婆婆臭豆腐”，每每一到营业时间，总有许多拿着号码牌等待品尝的人潮。梁婆婆臭豆腐如此吸引人的原因在哪里呢？原来“梁婆婆臭豆腐店”中有特制的独门酱料，其中酱油是店里的独家秘方，以手工熬煮4小时而成，另外，用朝天椒制作的辣椒酱，也是细心制作的独门酱料。这里的臭豆腐尝起来口感酥脆多汁，加上特制的泡菜、新鲜小黄瓜和特制酱料，让人吃了就停不下来。

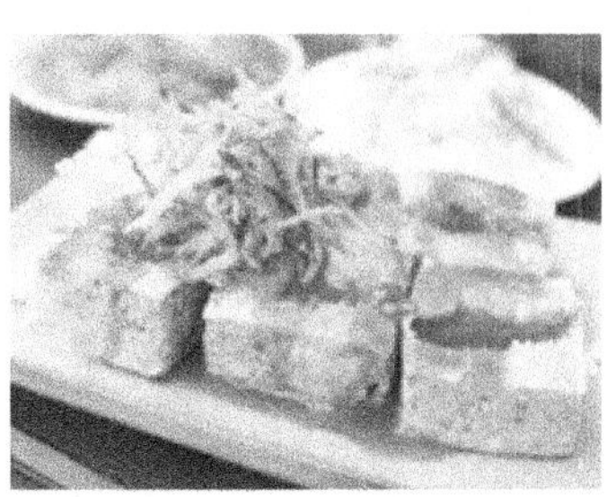

图5-2-17　梁婆婆臭豆腐

(四)太阳饼

“太阳饼”是台中最有名的馈赠礼品。太阳饼的外皮层层相依，薄而松软，内馅以麦芽糖为主要原料，不加其他糖分，因此吃起来柔软酥甜。佐以热茶，更是妙不可言。

太阳饼酥脆至极，一口咬下，细碎的饼屑沿嘴角纷纷扬落，惜物者觉得可惜，于是便有了另一种吃法：用开水、牛奶、米汤或豆浆冲泡，黏黏稠稠，别有一番风味。太阳饼讲究外表酥松，内陷不粘牙，因而制作起来颇费工夫。面粉的糅合，火候的掌握，都得恰到好处，可谓用心良苦。

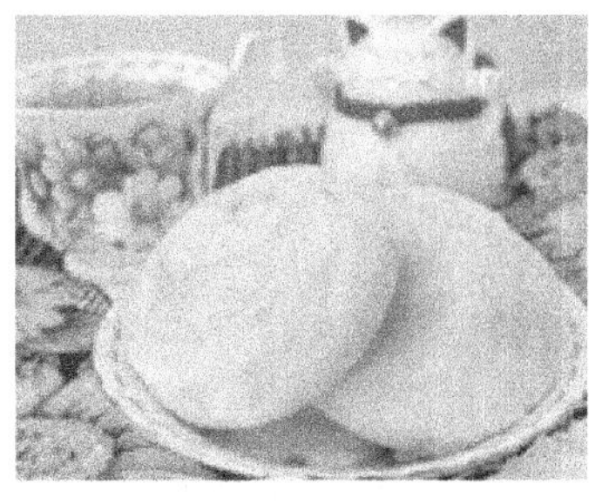

图5-2-18　太阳饼

最早制作太阳饼的老店叫“太阳堂”。当初因饼馅是麦芽糖做的，所以名为“麦芽饼”。后来顾客觉得好吃，相互介绍前来购买，就顺口把“太阳堂”的点名叫进去，于是麦芽糖饼便以太阳饼的大名传扬开。

八、彰化县的风味小吃

彰化县位于台湾中部，西临台湾海峡，东以平缓的八卦山脉与南投相邻，北以大肚溪与台中相接，南部则与云林县以浊水溪相隔，地势平坦开阔。彰化县境内并无高山激流，也没有高度现代化的繁华市街，吸引游人目光的，是由这块沃野种植出来的多样化的农作产品和八卦山脉清新静谧的幽林山景，以及丰厚醇美的人文景观。

来到彰化，当然不能错过特产小吃。大名鼎鼎的彰化肉圆、北斗肉圆、猫鼠面和风味迷人的园林蜜饯、鹿港蚵仔煎，都令人吮指回味。号称农业大县的彰化，多样化的观光果园，如银行山的杨桃园、芬园的荔枝园、大村的葡萄园和大成乡出产的大西瓜，物美而价廉。近年来，兼具人文观赏及机械游乐的台湾民俗村的加入，便将当地的观光事业，推上另一个高峰。

(一)彰化肉圆

台湾出名的肉圆很多，且不论它们在内容上各有风味，单在外观上也自由其形：有"略成三角形"的，也有"草屯肉圆"和"台中肉圆"浑圆形的。家喻户晓的还当推碟状的"彰化肉圆"。

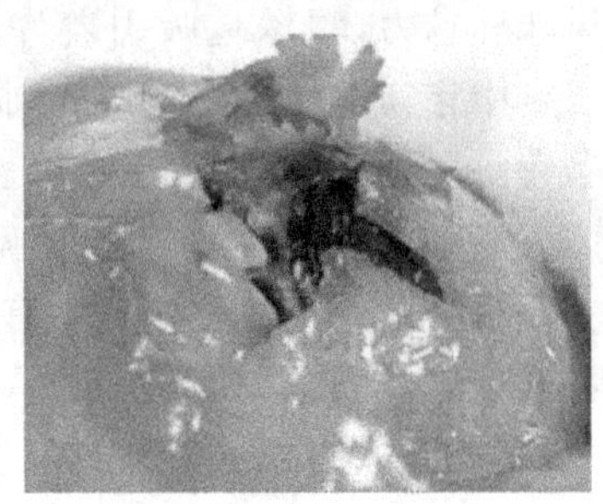

图 5-2-19　彰化肉圆

彰化肉圆被视为彰化小吃三宝中的第一宝。在台湾，没有到过彰化的人也都听说过彰化肉圆的盛名。它的做法是铺上一层地瓜粉，然后将剁碎的猪肝、蛋黄、香菇、鲜肉等丰富多样的馅放进去，接着再铺上一层地瓜粉，拿去炊熟。要吃的时候，放入重油加工，便大告成功。

(二)北斗肉圆

彰化县北斗镇给人的第一印象莫过于已有百年历史的"北斗肉圆"。1898 年的大水灾，给北斗镇造成严重的损失，却也意外地开启了北斗肉圆的历史。北斗肉圆第一代创始者范万居为了救济贫困，以蓬莱米浆、番薯粉、竹笋、猪胛心肉(又称肩胛肉，它嫩中带嚼劲，容易烹调)为食材，制作了全台第一例咸肉圆，不仅让灾民充饥，口感也非常好。

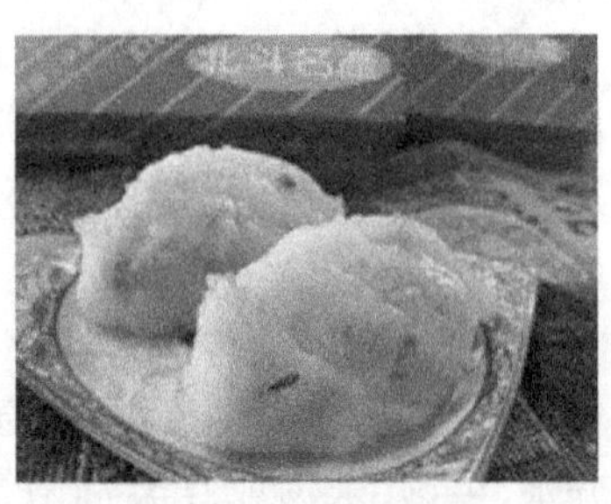

图 5-2-20　北斗肉圆

(三)猫鼠面

"猫鼠面"是台湾彰化县著名的小吃，与"赤牛面"、"台南担面"并称台湾三大名面。猫鼠面也可以算是担仔面的一种，不过与台南担仔面比较起来，担仔面闻名的是干面，而猫鼠面则是以汤面著名。

猫鼠面这个名称来自于一个叫陈木荣的人。由于他个头瘦小，动作敏捷，加上生肖属鼠，因此绰号老鼠，因闽南语的老鼠与猫鼠音同，所以普通话就写成了猫鼠，而他所卖的面，也就叫猫鼠面了。

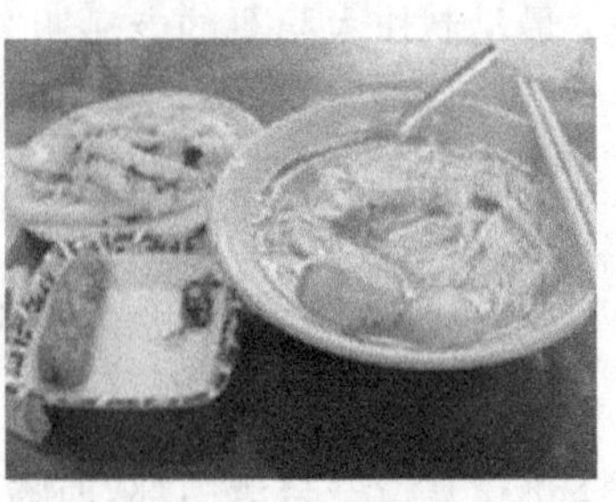

图 5-2-21　猫鼠面

猫鼠面与担仔面相似，但其精心熬制的汤头带出了面的味道，别具滋味。猫鼠面的汤头选用上等的猪

后腿肉入锅油炸,加上鳊鱼、葱蒜、鲜蚵汤等熬煮而成,汤头味道鲜美清香、甘醇而不腻,食后口齿留香,让人回味无穷,因此声名远播。

(四)乌鱼子

“乌鱼子”是一种以鲻鱼(俗称乌鱼)卵巢盐渍后阴干的水产加工食品,生产于台湾。乌鱼分布于全球各地温、热带海域,主要栖息环境为沿海岸沙泥底水域,是中国南方沿海重要的食用鱼。乌鱼盛产于台湾,因为每年冬季冬至过后,中国沿海的乌鱼会洄游南下产卵,经过台湾海峡,从鹿港附近靠近台湾沿海岸,一直沿着海岸线南下到屏东南反方向交配后折返北方。乌鱼贴近台湾沿岸期间,其卵巢正值交配前最成熟阶段,所以台湾产的乌鱼子特别肥大。

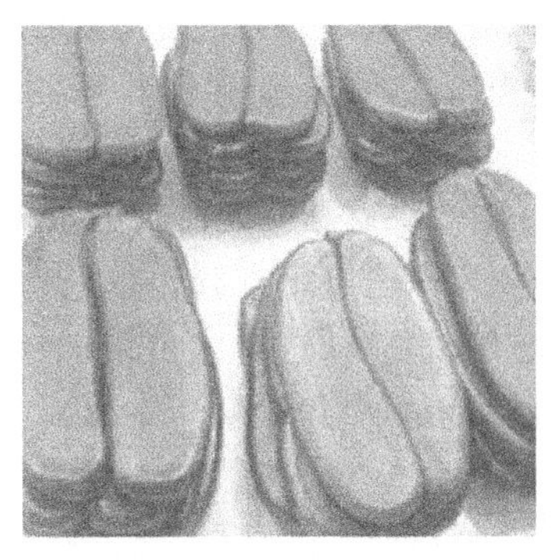

图 5-2-22　乌鱼子

渔民将捕获的雌性乌鱼开膛破肚取出其卵巢,漂洗干净后以食盐腌渍脱水去腥,然后经过暴晒、阴干程序而成,现在也有采用机器烘干的方式。乌鱼子的加工程序看似简单,但实际操作并不容易,盐的用量过多会咸苦,太少又不行;暴晒、阴干的控制全凭经验,晒得太干,会太硬不好吃,不够干则易发霉变质。现在台湾有些乌鱼子采用真空包装,目的就是使原本容易发霉变质的乌鱼子,能够长期保存。

早年鹿港以产乌鱼子出名,现在捕获量大减,但在冬至到清明这段生产季节,仍可见晒干的乌鱼子挂满店面、摊头。鹿港人常戏说:“要吃乌鱼不穿裤。”就是说没钱也要当掉裤子吃乌鱼,可见鹿港人对其的喜爱程度。正宗鹿港出产的乌鱼子,大多带有一块鱼皮。因为乌鱼子的产量日渐稀少,也成了在台湾逢年过节的一项贵重礼品。乌鱼子的吃法简单,将其切成薄片,在平底锅上小火烘烤几分钟。佐料则是将大葱也切成薄片,一片乌鱼子配一片葱,搭配简单,但颜色鲜艳,滋味绝妙。

九、南投县的风味小吃

南投县位于台湾的地理中心,是全台唯一不临海的县份,境内百分之八十以上为山地。翻开南投的开发史,举凡人文史迹或自然资源,莫不与山林有关,真是名副其实的“高山县”。

历经数百年的移民融合,住在高山上的当地原住民虽和后来的平埔族、汉人在平地共同生活,但各族群仍保有原来的聚落与风俗民情,形成了南投特有的人文景观。山林的气候和浊水溪含高养分的水质,让南投的特产小吃丰富且多样,如竹山的竹制品和红薯、集集的山蕉、埔里的绍兴酒、水里二坪山的古早枝仔冰,等等。秀美的山水风清、丰富的文物史迹和朴实宽厚的人情风味,都是南投令人着迷的地方。

(一)埔里米粉

埔里位处台湾地理中心,宜人的气候加上优美的景色,让埔里有“山城”的美称。以甘泉闻名的埔里,更利用埔里甘泉制造出口感有别于新竹米粉的埔里米粉。埔里米粉质地扎实、口感滑顺，因以水煮的方式制作而成，所以又称水粉。因埔里水质佳、阳光足、风沙少，所以用日晒风干作为干燥米粉的方法，此方法制作出的米粉口感甚佳。

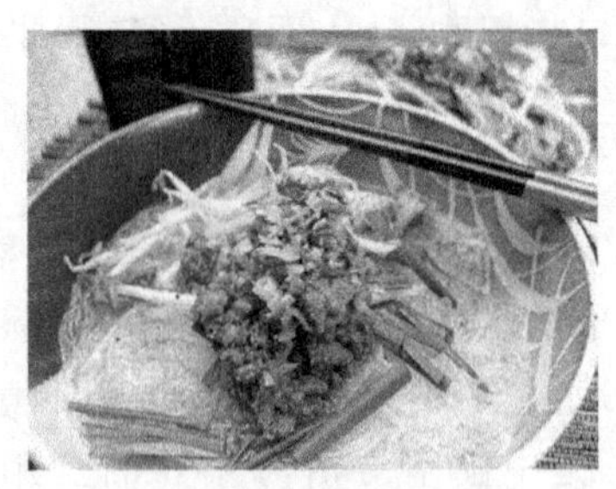
图 5-2-23　埔里米粉

埔里米粉在外观上较粗，很容易与新竹米粉区别。不论是炒、煮皆能保持香Q可口，不易糊掉。而烹饪的要诀就是要先行以热水烫过后捞起，捞起后一边搅动、一边以风扇降温，待其凉后再按照炒或煮的料理方式处理，这样煮出来的埔里米粉不但滑嫩，而且香Q有劲。

此外，米粉汤也是南投的人气料理。热腾腾的米粉汤，扑鼻而来的是高汤的香气，半透明、弹性绝佳的米粉加上韭菜、肉燥及芋头，光是卖相就让人食欲大增。

(二)凤梨酥

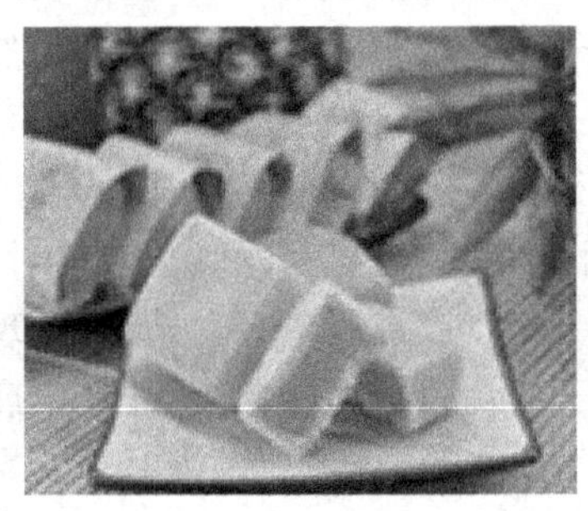
图 5-2-24　凤梨酥

凤梨，即菠萝，是台湾三大水果之一，尤以南投县的产量最高。“凤梨酥”的前身叫“凤梨糕”，半个多世纪前就已成名。不过当时是用捣碎的凤梨搅和麦芽糖制成的，实际上就是现在凤梨酥的内馅。抗战胜利后，祖国大陆到台湾的甜点师傅对凤梨糕几经改良，制出了凤梨酥。它外皮酥脆，散发着浓香的奶油味；凤梨内馅特别软腴，甜而不腻；饼形小巧玲珑，很受大众喜爱。

十、云林县的风味小吃

云林县位于彰化与嘉义两县之间，东接南投县，西临台湾海峡，在台湾各地经济快速发展的形势下，云林至今仍保持着悠闲的步调，有着朴实的农渔风情。

北港朝天宫是台湾300多间妈祖庙的总庙，也是云林最引以为傲的人文名胜。另外号称昔日三大牛墟(买卖牛的地方)之一的北港牛墟，形成至今已超过200年，是台湾仅存的两处牛墟之一，弥足珍贵。从福建流传到台湾的布袋戏，也在云林深深扎了根。

云林县的地方特产如西螺镇的酱油、大埤乡的酸菜、草岭的苦茶油等均享誉已久。著名的农产品有西螺的稻米、斗六文旦、古坑竹笋、北港花生等。若想品尝美味的小吃，除了三条仑和五条港的活海鲜不可错过外，北港朝天宫前云集的小吃，也值得前往一饱口福。

“润饼”是春卷的一种，流行于台湾、福建地区，又称嫩饼菜，这是一种比春卷更为古老的食物。润饼不像春卷那样需要油炸才能食用，台湾的家庭在新年、尾牙以及清明节时会以润饼皮来祭祀祖先，之后家族成员围成一桌，食用者挑选自己喜爱的菜色加上花生与糖粉，以润饼皮包裹后食用。

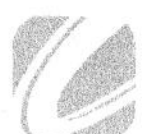

润饼饼皮有两种，一种是以面粉加水揉成直径约15～20厘米的圆形薄饼坯，放入烤炉烤成；另一种是将面粉加水反复搅打成质韧的温面团，抓在手中，在文火小平锅上旋烙，拭成薄如纸的饼皮，名曰“拭饼”。馅料通常为胡萝卜、冬笋、青豌豆、豆干、包菜、球菜、猪肉、墨鱼、煎鸡蛋丝、蚝或虾仁等。辅料方面，有油爆米粉丝、油焙海苔、糖拌炒花生米、麻蓼、葱、蒜、芫荽等。食用时以薄饼皮包裹馅料和辅料，卷成圆筒状，双手握着就食。远从春秋战国时代开始，就有在春天以五辛盘祭祀的礼俗，五辛盘内容为大葱、小蒜、韭菜、香菜、芸薹。在祭祀春神后食用这五辛，以求开五脏、去伏气的保健效果。但因五辛味道辛辣，单吃难以入口，于是后来逐渐发展以面饼包裹五辛成为春饼食用，春饼也就成了润饼和春卷的前身。自东晋开始中原数度战乱使中原人士大举南迁闽南避难，以致近日台湾还保留古代吃春饼的习俗，桌面无论菜色多少，内容一定必须具有五辛在内。

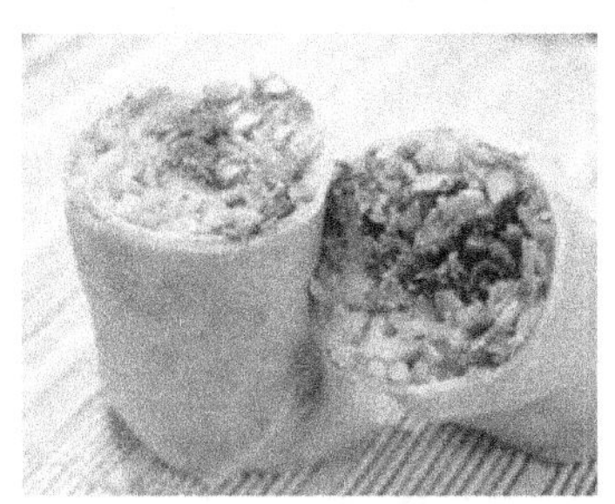

图 5-2-25　润饼

十一、嘉义县(市)的风味小吃

300多年前，嘉义县本是原住民平埔族的集中地，原名“诸罗山”(或作“猪罗山”)。乾隆五十一年(1786年)，林爽文反清，围攻诸罗城十个月，因城内人民协助清军有功，清政府本着“嘉其死守城池之忠义”的宗旨，于第二年下诏，改称“诸罗”为“嘉义”，沿用至今。

嘉义县开发较早，景物天成，境内名胜古迹甚多，如半天岩、奉天宫、梅山公园、北回归线标志和吴凤庙、水社寮、奋起湖、瑞峰、瑞里、太平、太和、丰山、来吉、达娜伊谷、达邦、特富野、阿里山、玉山等风景区；而极具湖光山色之美的曾文水库、乡土风情浓厚的船仔头休闲艺术村、德兴里老厝与渔村风光的东石、布袋小镇等也值得一游。

嘉义的小吃种类繁多，如新港乡的生炒鸭肉羹、碗粿；东石港、布袋镇的海鲜；阿里山的竹筒饭和野菜等，都非常具有地方特色。另外，香酥松脆的方块酥、用鲜美火鸡肉制作而成的喷水鸡肉饭也都是嘉义不容错过的美食。

(一)阿里山竹筒饭

遍地竹林的阿里山区，“竹筒饭”是其特色小吃，尤其在当地邹族人当中非常普及。传统的做法是以桂竹的竹筒内装生糯米，再以高丽菜或山酥塞住筒口后碳烤，不用过多久就能闻到浓浓的竹香、待烤熟后剥开竹筒，长条的白饭外围裹着一层透明的竹膜，桂竹的清香混合着饭香扑鼻而来。如果配上阿里山特产哇沙米加酱油的蘸酱，便成了风味十足的邹族美食。

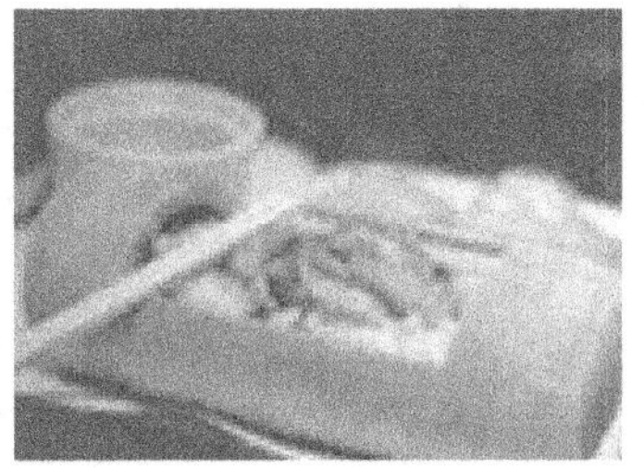

图 5-2-26　阿里山竹筒饭

(二)方块酥

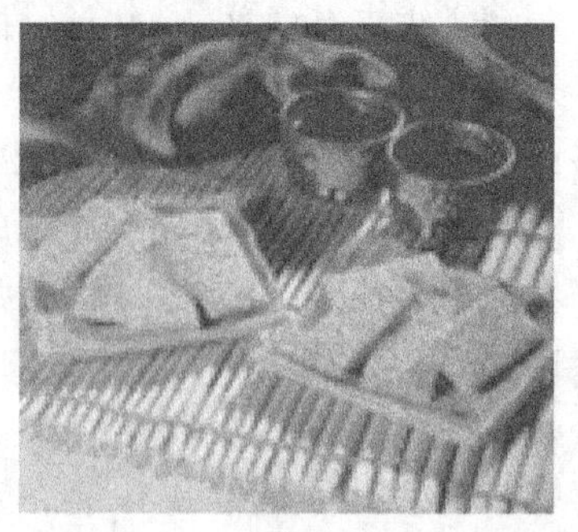
图 5-2-27　方块酥

如同台中的太阳饼,嘉义也有"方块酥"这种老少皆宜的食品。方块酥以面粉、奶油或猪油、芝麻及糖等原料焙制而成,香酥松脆,有着浓浓的奶油与芝麻香,是品茶时极佳的茶点。

嘉义的方块酥最早是由一位叫党长发的先生所开发出来的,他原来和妻子一同卖"圆烧饼",后来由圆烧饼研发出现在的方块酥,因其形状像方块而得名。又因为他们夫妻二人信仰耶稣基督,为感谢上帝赐给他们这份恩典,所以后来改名为"恩典方块酥"。

十二、台南县(市)的风味小吃

台南县位于台湾西南部,恰处于嘉南平原中心。各乡镇生产的丰富农产品及广袤的田园景致,正是台南县吸引游人之处。柔软多汁的麻豆文旦声名远播,玉井芒果香甜硕大,官田采菱扁舟轻摇,再加上东山乡的龙眼、南寮椪柑、楠西杨桃、左镇破布子、关庙凤梨等,一幕幕农业地景,勾勒出富饶的乡村风貌。

由于开发得早,台南县文物古迹也冠于全台,民俗庙会相当风行。其中以盐水蜂炮、南鲲鯓王爷祭、西港烧王船、慈济宫上白礁、头社夜祭最脍炙人口,吸引大批信徒游客蜂拥而至,多彩多姿的民俗盛会,交织出农业乡最炫目的人文活动。

台南市是台南都会区中心,是台湾岛的第四大都市。该市也是汉族在台湾最早开拓的地区,由于历史悠久加上现代都会,使得"新旧交杂"成为台南市主要的特色景观。

台南县有独特的小吃文化,台南的小吃不但制作精巧,而且风味独具。港埠、庙口、戏院、菜市场等地方是台南小吃发展的据点。地处台江内海水陆要冲的水仙宫摊贩云集,知名的度小月、安平虾卷都在此发迹;也有中国城、小北夜市等新式、规划完善的市集;而民族路、天坛、东门圆环一带有着不少创始老店和经典招牌,至今屹立不倒。在寻访台南历史轨迹之余,再尝尝齐享盛名的台南小吃,将使你的台南之旅更加丰富多彩。

(一)蚵仔煎

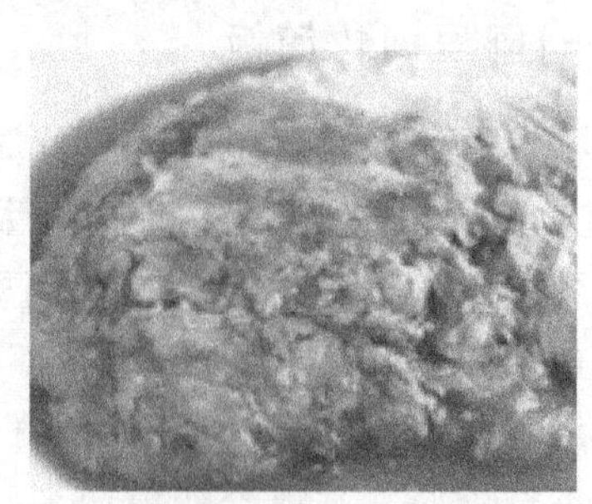
图 5-2-28　蚵仔煎

许多台湾小吃,其实都是先民在无法饱食的情况下所发明的替代粮食,是一种贫苦生活的象征,"蚵仔煎"(又叫"海蛎饼")据传就是在物质匮乏的情况下发明出来的一种创意料理。

蚵仔煎最早的名字叫"煎食追",是台南安平地区一带的老一辈的人都知道的传统点心,是以加水后的番薯粉浆包裹蚵仔(牡蛎)、猪肉、香菇等杂七杂八的食材所煎成的饼状物。

关于蚵仔煎的起源，有一则有趣的故事。传说1661年时，荷兰军队占领台南，郑成功从鹿耳门率兵攻入，意欲收复失土，郑军势如破竹，大败荷军，荷军在一怒之下，把米粮全都藏匿起来，郑军在缺粮的情况下急中生智，索性就地取材，将台湾特产蚵仔、番薯粉混合加水煎成饼吃，想不到竟流传后世，成了风靡全台的小吃。

要做出好吃的蚵仔煎，最首要的条件便是采用新鲜的蚵仔，肥美硕大的新鲜蚵仔，做出来的蚵仔煎当然丰盛多汁，番薯粉是使蚵仔煎美味的另一种重要食材。番薯粉的种类很多，但只有纯番薯粉才能调出香醇浓郁的粉浆。将粉浆以适当比例加水勾芡后，加入韭菜，做出的成品口感就能又黏又Q，而且精纯的番薯粉也能巧妙地将肥美蚵仔的鲜味充分提升。鸡蛋的选用也是一门学问，重视香味的店家会采用颜色深黄的土鸡蛋，冬天搭配茼蒿、夏天搭配小白菜，并以能提香味的猪油来煎出美味的蚵仔煎，吃时再淋上味噌、西红柿酱、辣椒、酱油等熬成的酱汁。有了以上各种上等材料的搭配，让原本平淡无奇的蚵仔煎也变得精致美味了，那种甜中带咸、咸中带辣的丰富滋味，口口都叫人回味无穷。

(二)棺材板

一般的菜名即使不取得雍容华贵，也都会讨个好彩头，像是“佛跳墙”、“八宝鸭”、“西施舌”等等。但是台南的一道小吃却有着令人瞠目结舌的名字——“棺材板”。

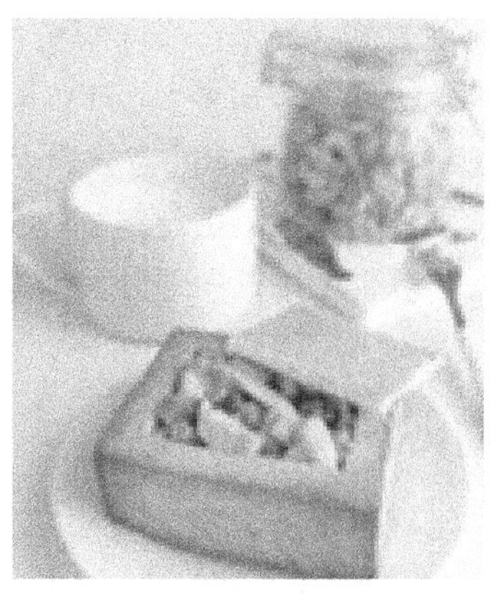

图5-2-29　棺材板

棺材板原来名叫“鸡肝板”，是将三片吐司面包油炸后，上下保持原状，中间则挖个大洞，往里填入鸡肝、鸡肾等内脏，再加上一些豌豆、马铃薯、胡萝卜及地瓜粉，形状像个盒子。据说是三四十年前一位姓许的师傅将它命名为棺材板的。棺材板一定要趁热吃，因为放在面包里的馅料，放久了易变酸，自然就不好吃了。

(三)度小月担仔面

“度小月担仔面”被誉为台南市的美味之冠。传说清朝光绪年间，一位漳州籍洪姓渔民移民到台湾，因为夏秋季节多台风，无法出海捕鱼，年仅20多岁的小洪为维持生计，就经营起了福建老家流传下来的肉燥面，用一副担子挑着，一边是锅和灶，另一边则是米粉和面，到处叫卖。因此有人叫它为“度小月担仔面”，意思为度过困难的小月。

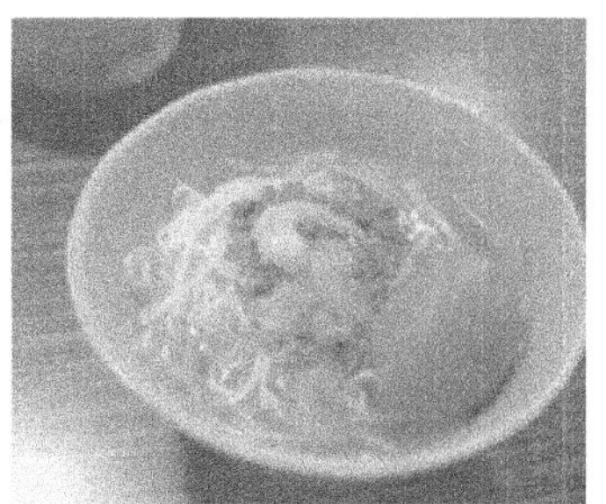

图5-2-30　度小月担仔面

度小月担仔面的制作很简单，将丝面在大锅汤里刷一刷，然后捞起，倒进碗里，撒上配料，再加上高汤，一碗香喷喷的度小月担仔面就算大功告成了。其食材除汤、面外，还有肉燥、卤蛋、芹菜、豆芽和鲜虾，再普通不过。这样简单的汤面之所以与众不同，一方面是因为有以家传秘方精炖的肉燥，另外就是有以虾头熬制成的高汤。在半汤半面的状态下，让碗中的面条吸足虾头高汤及肉燥的香味，这就是度小月担仔面有别于其他汤面的原因了。

(四)虱目鱼粥

台南的安平渔港水产丰富,因而产生了不少以海鲜为主的小吃,“虱目鱼粥”便是其中最为古老的一种。

虱目鱼属于热带性鱼类,在淡水及海水中均能生长。据说,民族英雄郑成功到台湾后,最喜欢吃的鱼就是虱目鱼,台湾民间称虱目鱼为“国姓鱼”。又因其色泽乳白有营养,可比牛乳,又称“牛乳鱼”。虱目鱼在台湾至少有300多年的历史了,是台湾最重要的养殖鱼类。虱目鱼的养殖、食用、产业等,深深融入到南部渔村的生活之中,培育出特别的情感与文化内涵,所以又有“台湾家鱼”、“台湾第一鱼”之称。

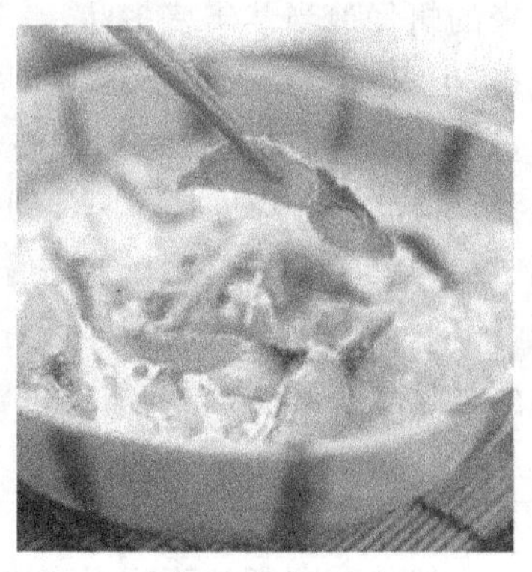

图 5-2-31 虱目鱼粥

烹调虱目鱼在台湾已有数百年的历史,其中最特殊的吃法就是台南的“虱目鱼粥”了。虱目鱼粥的粥只是陪衬而已,但是因为虱目鱼鲜美汤味尽染全粥,因此粥的风味也就很特别了。由于虱目鱼肚很肥美,因此一般都是用这一部分熬煮鱼粥,吃起来更加美味可口。

(五)土魠鱼羹

土魠鱼羹是台南的著名小吃,是将炸鱼块放到甜羹内,配上油面或者米粉,洒上香菜和黑醋。做法看似简单,其实背后有很大的学问。邻近台南安平路与安北路交叉口的东阳土魠鱼羹的招牌料理土魠鱼羹,让许多人为之着迷。不论是当地人还是观光客,都喜爱这道美食。刚炸好的土魠鱼条,外皮相当酥脆可口,里头的鱼肉更是鲜美甘甜,与香气浓郁的羹汤一起入喉,相当顺口。

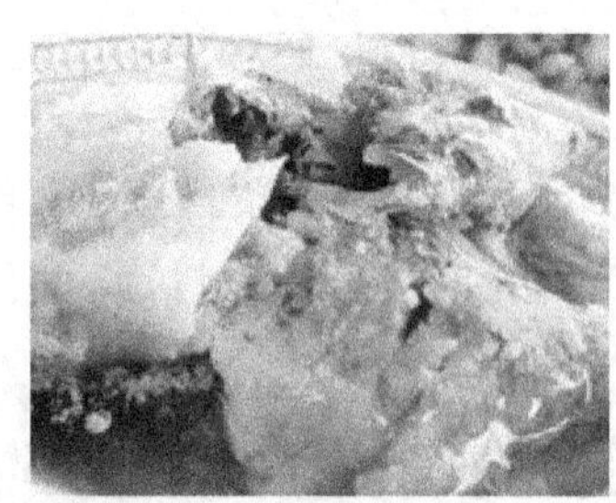

图 5-2-32 土魠鱼羹

十三、高雄县(市)的风味小吃

高雄旧名“打狗”,或称“打鼓”,昔日为平埔族西拉雅人世居地,而“打狗”便是原住民社名的译音。高雄县位于台湾南部,自然资源丰富,除了平原上的乡镇正快速工业化外,大片乡土仍是农业为主的景象。纯朴的民风、传统的产业,构成了高雄县的人文基调。

高雄市为台湾第二大城市,也是人口密度最高的城市,位于高雄县西南隅,是台湾南部重工业最发达的大都会。这里不但有冈山羊肉炉、甲仙芋仔冰、美浓板条、凤梨黄豆酱等小吃特产,高雄市的六合夜市、光华夜市也是赫赫有名。

(一)鳝鱼意面

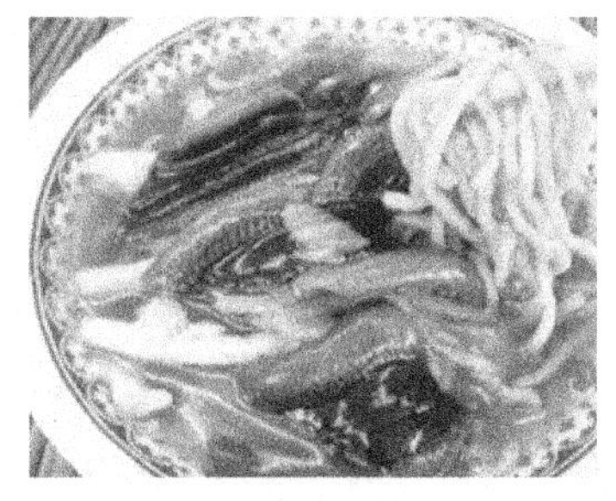

图 5-2-33　鳝鱼意面

鳝鱼价格低廉又美味滋补，台湾各地大都有烹调鳝鱼的小吃摊，其中民生鼎盛、资历最老的当推台湾南部的“鳝鱼意面”。鳝鱼意面是台湾传统小吃美食之一，口感清脆弹牙的鳝鱼片，咀嚼起来富有甜味，加上浓稠的芡汁与青葱、洋葱和蒜末，味道香醇浓厚，有一种令人回味的鲜、甜、香。

鳝鱼意面的鳝鱼制法，一是要求鱼必须处理得好，通常用清水养上一两天，去其泥味。二是讲究炒法，鳝鱼必须炒得滑嫩爽口，否则功亏一篑，如同咀嚼树皮。出锅后的生炒鳝鱼再配上意面，便成了一道酸甜可口的美食。

位于高雄市光华一路上的“王家鳝鱼面”是鳝鱼料理的专家，这里可以让人尽兴地品味多元料理下的鳝鱼，像“麻油鳝鱼”、“三杯鳝鱼”、“干炒鳝鱼”、“综合炒鳝鱼”等。当一片片润滑脆口的鱼肉送入嘴中时，美妙的口感实在叫人回味再三。除了鱼肉的鲜甜，王家鳝鱼面的手工面条也是一绝。当面条入口的瞬间，那富足饱满的喜悦与自然鲜明的嚼劲，只有品尝者自己才能体会。

(二)筒仔米糕

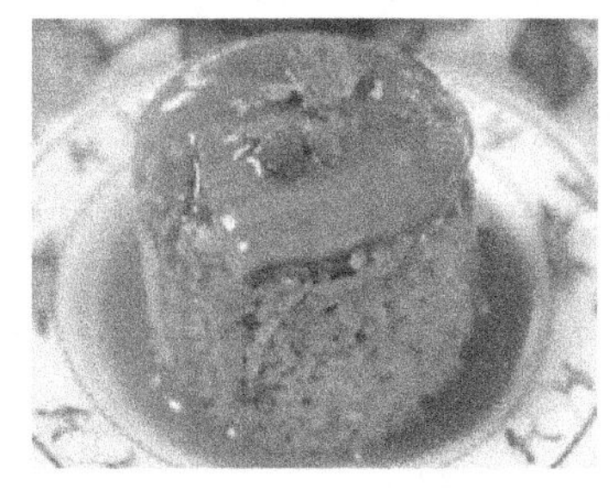

图 5-2-34　筒仔米糕

“筒仔米糕”是一种常见于台湾各地的糯米类小吃，与油饭类似，但却是在瓷瓶、竹筒或铁罐中炊煮而成，口味浓郁。相传在苏东坡的《仇池笔记》中，就已经有筒仔米糕的记载，但当时的名称为“盘油饭”。制作筒仔米糕时，先将糯米与香菇、红葱头、酱油、盐、酒、油等一起炒香，然后再将切片卤蛋、肉片或是肉燥放入小筒中，再放入炒过的糯米料，之后蒸煮。等熟了以后，倒扣于盘上，淋上甜酱及香菜，就成了筒仔米糕。筒仔米糕在早期农业时代是以竹筒作为盛具，后来多以小铁筒为主，现在台湾甚至有店家直接以免洗纸杯制作。

十四、屏东县的风味小吃

屏东是台湾最南部的县，终年长夏，但因有季风的调节，气候并不酷热，素有“台湾的南洋”之称。屏东市本名“阿猴”，因其位于翠屏山的东面，所以后来改名为屏东。屏东拥有闽南、客家、排湾与鲁凯四种文化。

屏东境内结合自然生态与观光游览的风光首推垦丁工园。除了拥有珍贵的生态资源外，耀眼的阳光、碧绿的海洋，都令台湾北部人羡慕不已。绵延的沙滩、五彩的珊瑚礁，更洋溢着南太平洋岛屿般的慵懒气氛。加上每年 10 月从满洲、社顶过境的赤腹鹰、灰面鹫，或冬春二季避寒于龙銮潭的雁鸭，让垦丁更成了闻名遐迩的观鸟圣地。

屏东是农业县，地方小吃也洋溢着浓厚的乡土气息。屏东市小吃的特色是讲究“一分钱一分货”，卖的就是料好大碗、公道实在。屏东火车站附近的民族路夜市，是体验屏东小吃的最佳去处，大小商家、摊贩云集，肉粽、肉圆等乡土小吃引人垂怜，各式冰品清凉可口，足以满足人们的口腹之欲。

屏东县的万峦乡，早年被称为“万鳗”。据说在康熙年间，有位客家人前去开发，发现那儿的鳗鱼随处可见，便称该地为“万鳗”。“鳗”、“峦”二字在客家话中发音接近，结果“万鳗”就慢慢演化成“万峦”了。其实该地大部分乃一马平川，并无起伏的丘陵。

“万峦”的畜产以猪、牛为主，名产“万峦猪脚”是名不虚传的珍味。万峦猪脚做工精细，猪毛被清除得一干二净，用祖传的秘方卤制后柔韧味美，毫无油腻感。

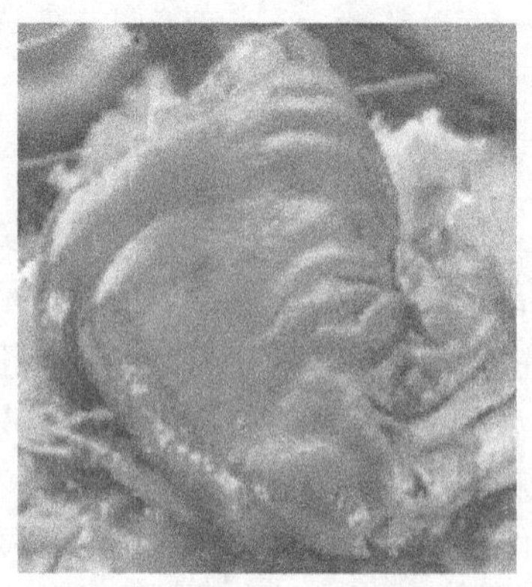

图 5-2-35　万峦猪脚

十五、台东县的风味小吃

台东县旧称“埤南觅”，位于台湾东南部，东邻太平洋，具有多元的族群特色。台东以农立县，池上米、关山米、释迦、洛神葵、金针、杭菊，加上鹿野、摩天、太麻里的茶叶，物产十分丰富。

素有后山之称的台东，风光清新而原始，三仙谷、八仙洞、知本温泉、南横公路，以及绿岛、兰屿等，俱以自然风貌称胜。近年来，结合地方人文和产业风光的观光点也陆续兴起，鹿野观光茶园、关山环保亲水公园与环镇单车道、池上牧场原野风光、太麻里金针山皆为代表；此外，若想深入自然、挑战山水，大仑溪、比鲁温泉、都飞鲁温泉等野溪之旅，处处惊奇，引人入胜。

台东拥有不少代表性的小吃，其中首推卑南猪血汤，其美味尽包含在一个“鲜”字中。此外，光明路与正气路口的北港小吃部、正气路上的早点大王，以及正老东台米苔目、苏天助素食面、七里香水煎包等，都相当知名。真材实料、价格公道，一向是台东小吃的共同特色，在观赏台东县各风景点之余，不妨也来体验一下台东美食小吃的魅力。

猪血汤在全台几乎都有，但位于花东公路入口处的“卑南猪血汤店”，历久不衰，成为台湾有名的小吃，并被票选为台东十大人气店之一。

一碗上好猪血汤的要领就是新鲜，卑南猪血汤的猪血都取自当日宰杀的猪，因为非常新鲜，所以猪血汤滑嫩可口。曾经有导游带外国游人来品尝猪血汤，洋人原本不吃内脏，不过因猪血块紧实没有气孔，口感柔滑和豆腐很接近，导游就对外国游客说猪血是“Black tofu(黑豆腐)”，想不到洋人竟一口气吃了三碗猪血汤后说“Very good”。因此猪血汤有“布雷克豆腐”的诨名不胫而走。

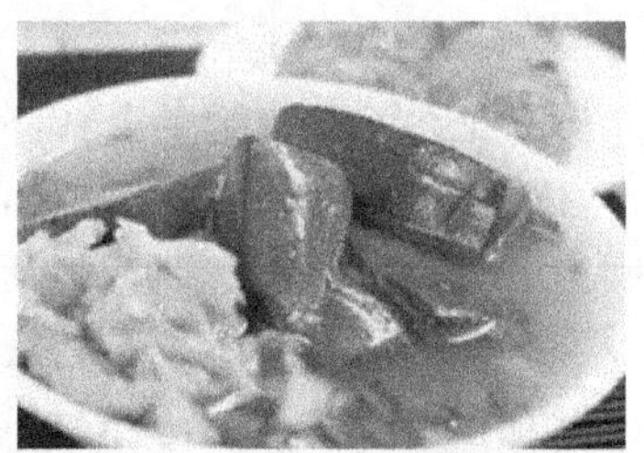

图 5-2-36　卑南猪血汤

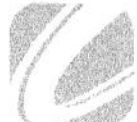

十六、花莲县的风味小吃

花莲县位于东部海岸的狭长地带，东边濒临浩瀚的太平洋，西部是耸列的中央山脉。大山大水，使得花莲深具自然原始之美。

族群色彩丰富是花莲县最大的人文特色，主要"原住民"阿美族为台湾九族中的最大族，据说是2000年前移居而来的马来人的后代；每年七、八月，各部落丰年祭，吸引众多人潮前来观赏，成为花莲最重要的人文盛事。此外，早期的定居者还有泰雅族、平埔族和布农族，各族传统上过着穴居与渔猎生活，后逐渐汉化。

由于开发较晚，花莲至今仍具原始风光：崇山峻岭中隐藏壮丽气象，纵谷田园则可见云影飞行，已有越来越多的花莲人欲以实际行动守护这片"台湾最后的净土"。

从客家粿、南华面到闽式小吃，再到粗犷不羁的阿美野菜、鲜腴丰美的龙虾鱼贝，在花莲不仅可以尝各种口味，也吃出当地的文化与历史。山产野菜是花莲饮食的一大特色，郊野遍生的过猫、秋葵、山苏、藤心、昭和草、山苦瓜、半天笋，都是花莲人盘中津津有味的佳肴。

(一)柴鱼

柴鱼是台湾的调味佳品。它外貌酷似木片，因而得名柴鱼。柴鱼并非水族成员，乃是鲣鱼肉的加工食品，又称鲣节。

台湾沿海四季都盛产鲣鱼。鲣鱼形状酷似炸弹，因而俗称"炸弹鱼"。把钓回的鲣鱼洗净，取其四块肥胖圆鼓的主肉，加工修整后，置于蒸笼内蒸熟。接着再将其放入竹片编成的方形笼子里，一笼笼地高垒在灶上，加以烟熏烤成鱼干。出笼后还得再曝晒一番，清除残存的水分。全部制作过程约一星期，可真是来之不易。

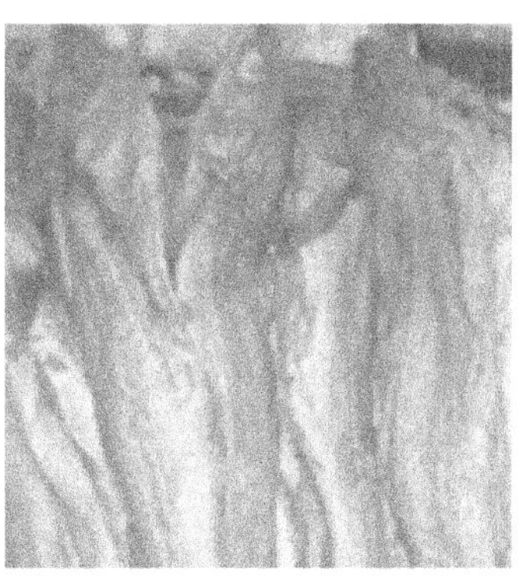

图 5-2-37　柴鱼

柴鱼最大的特点是宜于长久贮藏，可保存三年不坏，用其做汤，味道甚佳。它是日式早餐"味噌汤"的主角。花莲熏烤柴鱼的燃料都是相思木，因而独具风味，也是其盛名不衰的原因之一。

(二)扁食

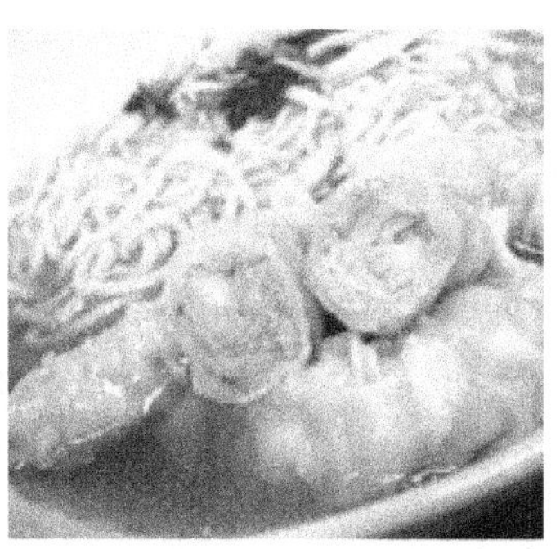

图 5-2-38　扁食

到花莲游玩，扁食是必吃的美食。花莲有名扁食店很多，但名气最大的还要属"液香扁食"。这家历史悠久的扁食老店，连蒋经国也曾经造访过。"液香扁食"作为花莲最负盛名的扁食专卖店，平日顾客络绎不绝，每到假日更是人声鼎沸。"液香扁食"的肉馅采用的是油脂较少、弹性较佳的猪大腿肉，口感鲜美有嚼劲。以大骨熬煮的汤头，爽口不油腻，包馅的皮薄透而富弹性，不易破裂。上桌前洒上油葱、芹菜，扑鼻的香味令人食欲大增。

十七、宜兰县的风味小吃

宜兰古称"蛤仔鸡"（亦有作葛雅兰、蛤仔兰、甲子兰等），原为平埔族人居住地，直到清朝才开垦成为城市。宜兰是个多山的县，山的环抱致使兰阳平原形如畚箕，在东北季风的吹拂下，宜兰尽揽雨水湿气，故人称"竹风兰雨"。

宜兰以山水胜景取胜，北关、太平山、翠峰湖、栖兰、明池、松萝湖、神秘湖、福山植物园最为代表；人文风情则有头城牵罟、二龙村赛舟、本地歌仔戏，还有致力田园乡土体验的头城、北关、香格里拉等休闲农场，以及南澳纯朴的泰雅风情；而规划设计精良的冬山河游憩区、罗东北成运动公园，更是近年台湾公共艺术、建设的里程碑。

宜兰小吃一如宜兰人一般传统而地道，各色闽式风味挂帅的老店、摊头让人口齿留香。牛舌饼、糕渣、芋泥、西鲁肉、肝花、枣饼等都是宜兰独到的传统美味。

（一）牛舌饼

"牛舌饼"是台湾小吃的一种，台湾宜兰的牛舌饼和鹿港的牛舌饼有很大的差别，严格来说算是两种不同的小吃。它们的共同之处只有形状，好像是牛舌的长椭圆形。

宜兰的牛舌饼的特色是形状窄、长、薄，口感脆、硬，无内馅，可算是饼干的一种，因此除了在常温下食用外，冷藏后另有一番滋味，材料是面粉、砂糖、蜂蜜等，将材料混合且擀成长薄形状，并在表面中心纵划一道切痕后烤制而成。现在某些店家还会加入奶粉制成牛奶口味的牛舌饼。

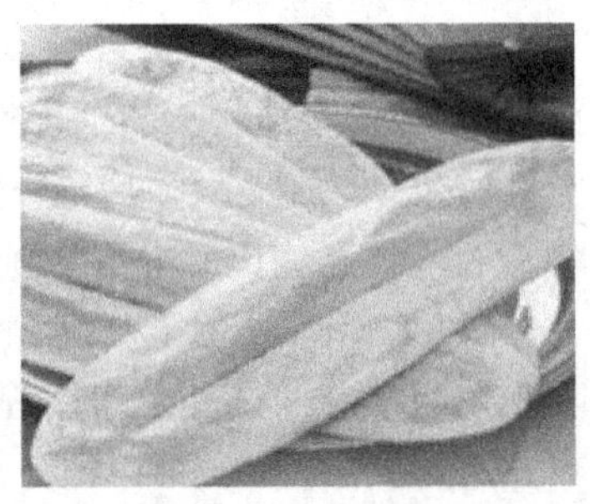
图 5-2-39　牛舌饼

鹿港的牛舌饼形状宽、短、厚，口感酥、软，包有内馅，实际上可以算是面饼的一种，通常的内馅是麦芽糖，材料和宜兰牛舌饼类似。主要的做法是将面粉、糖粉、水等材料混合后，揉匀成面团，包上内馅后再擀成椭圆状，接着煎或烤而成。

（二）羊铺子羊肉汤

宜兰县罗东夜市的美食小吃向来都是宜兰人的最爱。罗东夜市里小吃众多，但最有人气的还是"羊铺子羊肉汤"。人们不但可以吃到鲜嫩的羊肉，汤头更是可以尝到当归的清香和羊肉经久炖所发出来的自然甜味。适度的当归清香去除了羊肉的骚味，让不敢吃羊肉的人一样可以大口品尝。

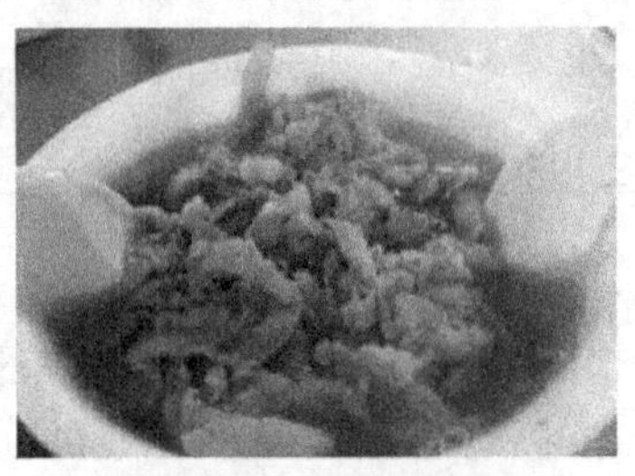
图 5-2-40　羊铺子羊肉汤

除了深受当地人喜爱的"当归羊肉汤",店内还有祖传的沙茶美食。店内自制的沙茶酱和市面上的完全不同,不但不添加防腐剂,更是少了油腻,拌面或下饭都清爽可口,店内的"沙茶羊肉饭"就是人气招牌美食之一。

十八、澎湖县的风味小吃

澎湖县是由100个大小岛屿所组成的群岛,极东是查母屿,极西是花屿,极南是七美屿,极北为目斗屿;本岛与白沙岛、西屿岛呈环状连接,三岛中间就是著名的澎湖湾。

风大、雨少为澎湖气候的两大特色。地理环境,加上气候影响,土壤贫瘠的澎湖只有一些旱田,甘薯、落花生、高粱曾列名为三大作物。目前澎湖的农产品以瓜果类居多,其中哈密瓜、嘉宝瓜、澎湖丝瓜都颇负盛名,后两者尤为澎湖特产。

澎湖的生物资源相当丰富,除了每年12月至翌年3月成群海豚随海流游巡至此外,澎湖还划有锭钓屿、鸡善屿、小白沙屿等自然保留区,以及望安岛绿蠵龟保护区、猫屿鸟类保护区,都是稀有动物的净土。

海鲜是澎湖最多的特产,石斑、河豚、薯鳗、龙虾、斑节虾、旭蟹、九孔、海瓜子等应有尽有,鲜美异常。若搭配澎湖特有的棱角丝瓜、海风风干的手工面线一起烹调,蚌炒丝瓜、鲜鱼面线便成了独一无二的乡土菜色。而石老鱼加酸菜热炒,也是一道传统佳肴,上桌时香味四溢,让人忍不住想大快朵颐。澎湖的糕饼特产也是独步一方。"天一食品"的花生酥、"盛兴制饼厂"的咸饼、"源利轩"的黑糖糕均闻名遐迩。

(一)咸饼

澎湖有名特产首推已有100多年历史的"咸饼"。咸饼以面粉、猪油、芝麻胡椒烘制而成,略带咸辣,口感扎实,溶在嘴里有一股猪油绵密的甜香回荡,其风味异于时下一般饼干。古老的配方加上纯手工制作,外形古朴,风味绝佳,配着乌龙茶、绿茶,即使多食也不会觉得腻。

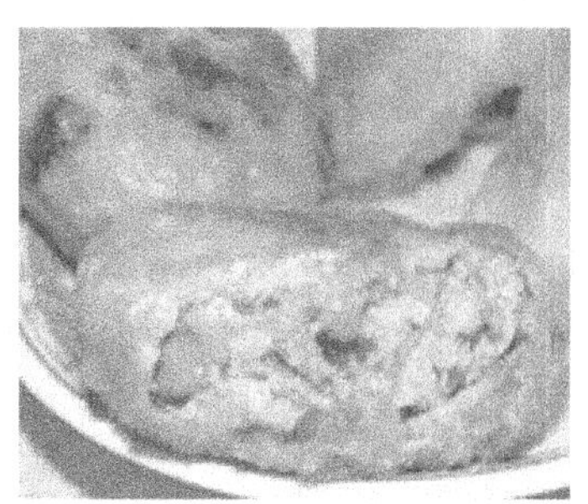

图5-2-41　咸饼

"盛兴制饼厂"创立于清同治三年(1864年),是一家传承五代的著名老饼铺,也是澎湖咸饼的创始店。由于用料扎实,加上独门研发配方,盛兴咸饼俨然成为澎湖的名产。

(二)阿华卤菜

"阿华卤菜"是澎湖地区数一数二的卤菜小吃店。店内种类繁多的卤菜当然是招牌商品,而阿华卤菜好吃的秘诀,就在于"卤汁"。当兵时担任厨房伙食的阿华老板,结识了一位士官长,因缘从他身上学得地道的湖南口味。经过多年不断研磨与改良、糅合当地口味、佐以独门秘方,成就了今天阿华老板"一锅决胜负"的老卤汁。凭着这锅多年心血的老卤汁,浓而不腻、清顺爽口的好味,让许许多多品尝过"阿华卤味"的人赞不绝口。除了卤汁好,店内自制的辣椒酱另是一绝,香、辣、劲、纯的麻辣滋味,纵使是不吃辣的人也会被这份“辣”味所吸引。

十九、金门县的风味小吃

旧金门名“梧州”、“仙洲”，西面厦门湾与大陆福建省的厦门岛相对，东面隔台湾海峡与台湾相距约150海里。由于孤悬海中，四面无高山屏障，中间则丘陵起伏，故风力较强。

金门原为海盗倭寇肆虐之所，直到明洪武二十年(1387年)，才开始在岛上构筑城池，以防御倭寇侵扰。依其形势“固若金汤，雄镇海门”而取名为“金门城”，从此乃以金门为名。金门华侨足迹遍布东南亚各邦，人口总数达二十余万之多，自古就有“侨乡”之称。

金门不仅以其战地风光及人文特色著称，当地的风味特产更是远近驰名。高粱酒是金门享有盛名的名产，金门高粱香醇浓郁，尤其是陈年特级高粱酒，在市场上经常供不应求。金门地区由于陶瓷原料蕴藏丰富，且品质优良，所生产的瓷器除盛装酒类之外，也有仿古土艺瓶和供建筑用的瓷器。贡糖是另一项著名的金门特产，以花生和糖合制，吃起来香脆可口，是十分受欢迎的精致点心。

(一)一口酥

在金门，有许多种好吃的小点心，只要有客人来到家里，主人就会泡一壶茶，拿出这些风味小点心请客。而其中最为有名的，就是“一口酥”了。它入口即化，外表一层层花生酥，里面裹着花生粉，带有淡淡蒜香(也有素的)。

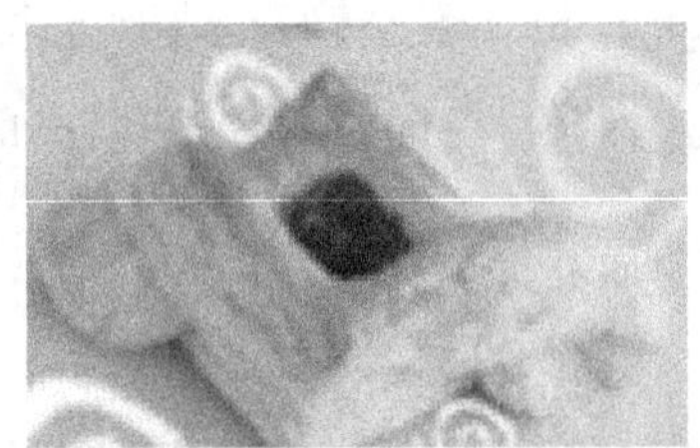

图 5-2-42　一口酥

金门土壤系属红土，气候较为干燥，利于花生栽种，故以花生为制作原料的一口酥，香酥可口，颇受好评。而这好吃的一口酥背后还有一个感人的小故事。传说金门人颜应佑，在元朝末年因战争，兵荒马乱中与母亲失散长达26年。再见面时，母亲已经白发苍苍、齿牙动摇。为了让母亲在有生之年能够享受人间美味，颜应佑外出时总是不忘带些当地名产让母亲品尝，但母亲因为牙齿不好，只能浅尝即止。于是颜应佑自己制作，量少质酥，让母亲能够咬得动的点心，“一口酥”终于在他的孝心下制作完成，而此小点心也在金门流传至今。

(二)金门贡糖

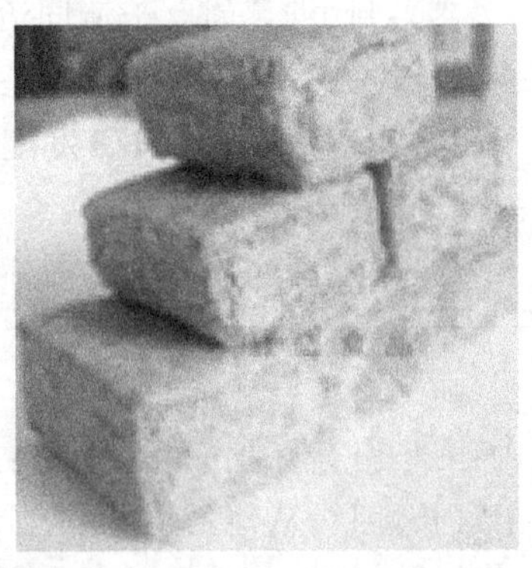

图 5-2-43　金门贡糖

“金门贡糖”相传是明代闽南御膳贡品，招祥迎春，年节纳贡，为茶点之极品。后随厦门制饼师傅传入金门，并为一般饼店广泛生产。金门贡糖驰名中外，每一位到金门的游客，总是带着好几盒的贡糖回

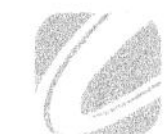

到家里。

金门土壤生长出的花生特别大，油脂含量也高，所制成的贡糖香脆可口，特别好吃。将花生炒过后与溶解的麦芽糖混合，趁热取出用力捶打，再包上馅、压平、切块、包装。口感酥松，入口即化。花生独特的香气扑鼻而来，叫人一吃便为之倾倒。

二十、马祖(连江县)的风味小吃

传说宋朝年间，福建省湄洲岛的林默娘投海寻父，尸体飘至岛上，乡人为纪念这位林默娘的孝行，因此尊其为"妈祖"，并取谐音成为现在的"马祖"岛。位于台湾海峡西北方的马祖列岛，群岛罗列，与大陆只有一水之隔，为海运要冲，一直是扮演前哨的角色。

马祖的糕饼类食品在台湾非常出名，如以"马祖"为名的马祖酥、古朴的继光饼等都是别具特色的地方特产。

(一)继光饼

"继光饼"是马祖当地人招待外地人的佳品，传说是由明朝将军戚继光发明于剿灭倭寇期间。戚继光率领士兵追杀捕剿倭寇，贵在用兵神速，但行军过程中，架锅烧饭拖延不少时间，戚继光又想不出其他的好法子。有一次，行军至慈溪龙山东门外，一老农为戚家军献上许多中间小孔、外置芝麻的咸饼以作慰劳，并对戚继光说，这饼光光的，用绳子穿上带在身边，饿时即可充饥。消息传开后，沿海各地的百姓争相为军队做光饼。光饼名称从此流传开来。据说由于助戚家军平倭有功，明嘉靖帝赐名曰"继光饼"。也因为该饼略带咸味，又称咸光饼。

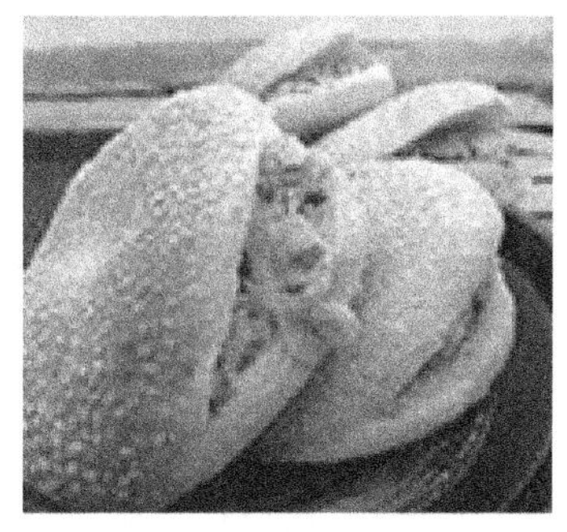

图 5-2-44　继光饼

继光饼的主要材料为面粉，但讲究养"老面"与和面的技巧，以求达到相当的厚度、蓬松度及嚼劲。戚继光带兵打仗时，饼里头没有添加任何配料，后来马祖居民将继光饼加入蚵蛋、肉、菜等等，故又称之为"马祖汉堡"，也因此成为马祖的特色美食。

(二)马祖酥

"马祖酥"原名"起马酥"，美味可口胜过"沙琪玛"，不少美食产生的历史都与名人有关，马祖酥也不例外。1964 年，蒋经国来到马祖，品尝了当地人常吃的"起马酥"后赞不绝口，赐名"马祖酥"。马祖酥和台湾的沙琪玛类似，但属咸味。面粉、麦芽、芝麻、油葱是它的原料，这些平常的材料在老师傅的巧手下变化

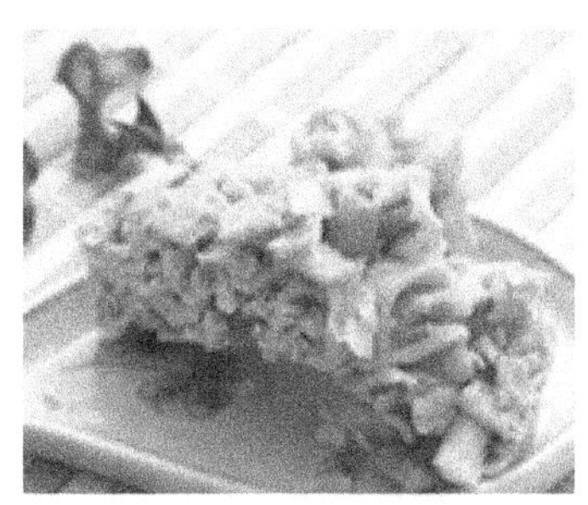

图 5-2-45　马祖酥

成一块块人间美味。

【热点知识链接】

1. http://www.nfqs.com.cn/

2. http://www.69jk.cn/

3. http://www.cfqn.com.cn/

【参考资料】

1. 高永清，吴小南等：《营养与食品卫生学》，科学出版社 2008 年版。

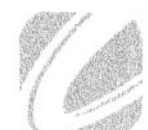

第六章

旅游饮食

提　要

本章通过介绍饮食文化与旅游的关系，让读者了解饮食文化的科学内涵、内容、理论原则、历史渊源及发展趋势，并列举中国几种有代表性的饮食文化以及与旅游的结合，包括饮食原料文化与旅游、小吃文化与旅游、菜肴文化与旅游、名店文化与旅游。本章还介绍了旅游中的科学饮食，包括旅游中科学饮食的内涵、旅游中的饮食卫生安全、旅途中不同体质者饮食和风味小吃的选择以及旅游中常见病的食疗，包括晕动病、发热、中暑、食物中毒、腹泻、鼻出血、感冒、头痛等。

健康小贴士

合理饮食缓解旅游疲劳

外出旅游常使人感到疲劳体力不支。为尽快地消除疲劳，恢复充沛的精力，有不少人常常加餐以解除疲劳，认为大量进食鸡鸭鱼肉加强营养，能补养身体。殊不知结果却是适得其反。这是因为人们在旅游中，大量消耗能源物质的同时也产生众多酸性代谢产物。这些酸性物质堆积使人感到肌肉、关节酸痛和精神疲乏。如果单纯地大量食用肉类，会使人体血液更加酸性化，等于“火上加油”，对解除疲劳反而不利。

人在疲劳时可适当多吃些碱性的食物，如海带、紫菜、各种新鲜蔬菜、各种水果、豆制品、乳类和含有丰富蛋白质与维生素的动物肝脏等。这些食物进入体内可迅速中和血液酸度，使之趋于弱碱性从而消除疲劳。同时这些食物也含丰富的维生素B和维生素C，有助于把体内积存的代谢产物尽快处理掉，帮助消除疲劳。

此外，也可喝热茶(咖啡、巧克力)消除疲劳。喝茶除补水外，茶中含有咖啡因，它能加强呼吸，促进肾上腺的分泌而达到抗疲劳作用。

第一节　四季旅游饮食调养

一年四季，气候截然不同，人们把一年四季的气候形容为"春暖花开的春季"、"烈日炎炎的夏季"、"秋高气爽的秋季"、"冰天雪地的冬季"。应该说每一个季节都可以进行旅游和户外健身运动，旅游和健身运动结合是现今一种时尚健康的生活方式，也是人生旅程中一件赏心悦目的美事。人们在观赏各地的自然风光、名胜古迹和风土人情的同时可以增长知识、开阔眼界、陶冶情操，对生活更加充满情趣与信心。将旅途中的环境美、文化美、饮食美、健身美交织在一起，给旅游者带来愉快，带来健康，带来美好的享受，是每个旅游者所追求和期望的。然而由于各季节气候的不同，身体的生理特点及饮食原则也各有所不同。

一、春季

春为四时之首，万象更新之始。春季是从每年的立春之日起，到立夏之日止。包括立春、雨水、惊蛰、春分、清明、谷雨六个节气。许多人喜欢选择春季去旅游观赏大自然的美妙景致，但是春天阳气升发，寒气并未完全消散，气候变化较大，人体腠理疏松，易受风寒病邪侵袭。所以春季旅游中，在注意御寒保暖的同时，也可通过饮食调养，补充阳气以保持身体的健康。

(一)春季人体的生理特点

春归大地，阳气升发，蛰虫苏醒，万物始生。此时人体之阳气也顺应自然，向上向外疏发。因此春天要注意避免暴怒的情绪，又要防止抑郁，要做到心胸开阔，心情愉快。到户外活动，自然界生机勃勃，欣欣向荣，使自己的情志疏发于大自然的环境中，以利春阳升发。

(二)春季饮食养生原则

春天的饮食要遵守《内经》中提出的"春夏养阳"的原则，也就是说，在饮食方面，宜适当多吃些"辛甘或辛温能发散或升发阳气的食物"，使聚集一冬的内热散发出来。但不可矫枉过正，过用辛温发散，以免使腠理开泄过度，病邪乘虚而入。在饮食品种上，也应由冬季的膏粱厚味转变为"清温平淡"。春与肝相应，酸味入肝，有收敛之性，不利于阳气的升发和肝气的疏泄，故当"少食酸收食品"，可防肝木太过克伐脾土。另外春天气温渐渐转暖，人体阳气渐旺，故春天应"少吃温热食品"。

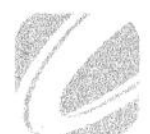

(三)春季饮食选择

早春要选择一些助阳升发的食物,如葱、生姜、蒜、韭菜、荠菜等,这些食物利于身体祛散阴寒,助阳升发,而且含碱性成分较多,能够杀菌。

仲春要选择省酸增甘饮食,如大枣、蜂蜜、山药、菠菜、芹菜、莴笋、胡萝卜、花菜、柿子椒、嫩藕、油菜、绿豆芽、荠菜、马齿苋、鱼腥草、蕨菜、竹笋、香菜等。这些食物利于身体滋补脾胃补充维生素、无机盐、微量元素。

晚春不宜食大温大热之品,宜清热去火,防止耗气伤阴。如多食用绿豆、赤豆、芹菜、油菜、香椿芽、绿茶等;不宜食用羊肉、狗肉、人参、鹿茸、附子等大温大热之品。

(四)春季旅游饮食调养

1. 葱

葱性味辛、温。有通阳、发表、解毒、消肿作用。葱有大葱、小葱、冬葱之分,是人们制作菜肴的一种常用调味食物,其营养丰富。大葱含蛋白质、脂肪、糖类、维生素 A 原、维生素 B、维生素 C 以及钙、镁、铁等多种矿物质。其中维生素 C 的含量比苹果高 10 倍。葱的葱素对治疗心血管硬化有较好疗效,还有降低血脂和消化凝血块的作用。经常吃葱的人身体健壮,且胆固醇不高。葱的葱蒜辣素,有较强的杀菌作用。多吃小葱能诱导血球产生干扰素,增强人体的免疫功能,提高抗病能力。在冬春季呼吸道传染病和夏秋季肠道传染病流行时,以及早春外出旅游、户外活动吃些生葱有预防作用。

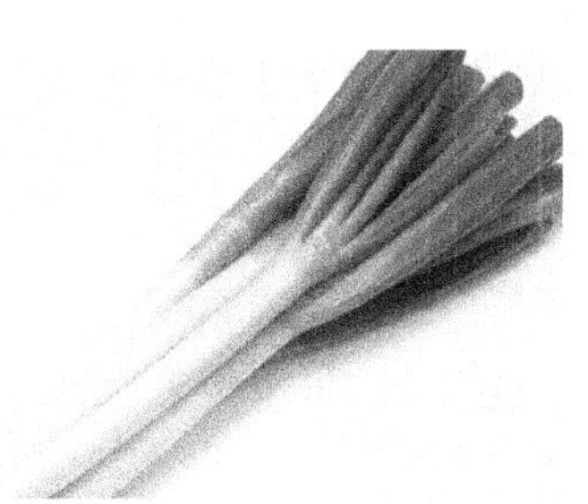

图 6-1-1　大葱

2. 大蒜

大蒜性味辛、温。不仅具有很强的杀菌力,可防治感冒、腹泻、肠胃炎,还有促进新陈代谢、增进食欲的作用。在预防动脉硬化和高血压方面也具有一定的效能。大蒜能抵制放射性物质对人体的危害,具降血糖及一定的防癌作用。早春时节外出旅游户外活动吃些大蒜能杀菌和防治感冒。大蒜虽好,但因大蒜辛温,阴虚火旺、目赤口疮以及胃有积热者忌食。

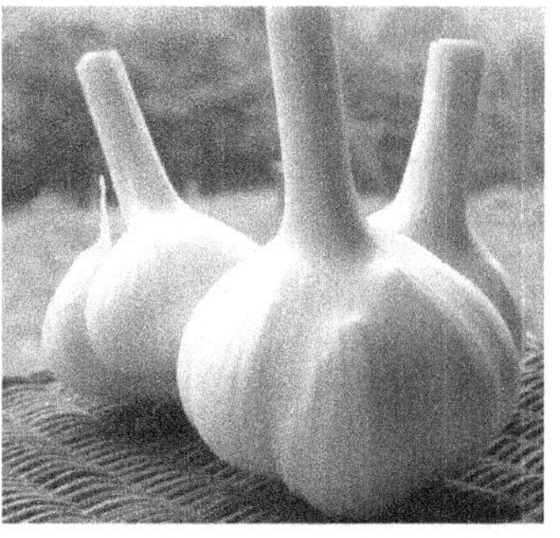

图 6-1-2　大蒜

3. 韭菜

韭菜性味辛、温。有温阳,活血,降脂作用。李时珍亦云:“韭叶热根温,功用相同,生则辛而散血,熟则甘而补中,乃肝之菜也。”韭菜以春天吃最好,俗话说:“韭菜春食则香,夏食则臭。”另外,韭菜营养丰富,含蛋白质、糖、维生素 A、维生素 C、钙、磷及挥发油等,对高血脂和冠心病人有益。

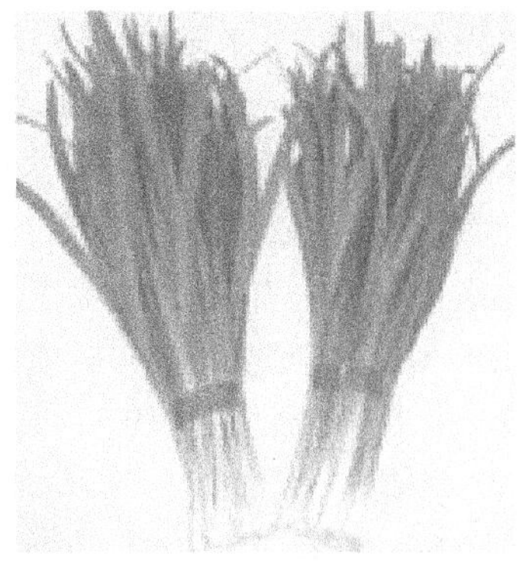

图 6-1-3　韭菜

另外，韭菜还含有抗生物质，具有调味、杀菌的功效。韭菜含粗纤维较多，而纤维素现在已被人们称为第七大营养素，是人体必不可少的物质。但是韭菜不易消化，一次不要吃得太多。此外，胃虚有热和消化不良者，皆不宜食用。

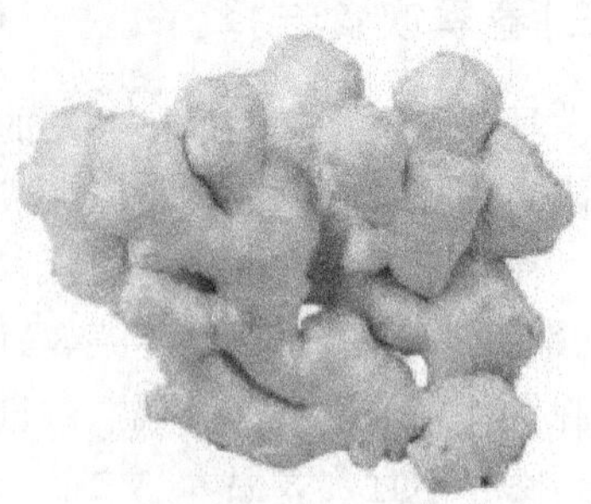
图 6-1-4　生姜

4. 生姜

生姜指姜属植物的块根茎，是人们日常生活不可缺少的调味品。生姜性味辛、温。有散寒发汗、化痰止咳、和胃、止呕等多种功效。其特有的姜辣素能刺激胃肠黏膜，使胃肠道充血，消化能力增强，能有效地治疗吃寒凉食物过多而引起的腹胀、腹痛、腹泻、呕吐等。

吃过生姜后，人会有身体发热的感觉，这是因为它能使血管扩张，血液循环加快，促使身上的毛孔张开。这样不但能把多余的热带走，同时还可把体内的病菌、寒气一同带出。当春季吃了寒凉之物，外出旅游户外活动受了雨淋或在空调房间里待久后，吃生姜能及时消除因肌体寒重造成的各种不适。

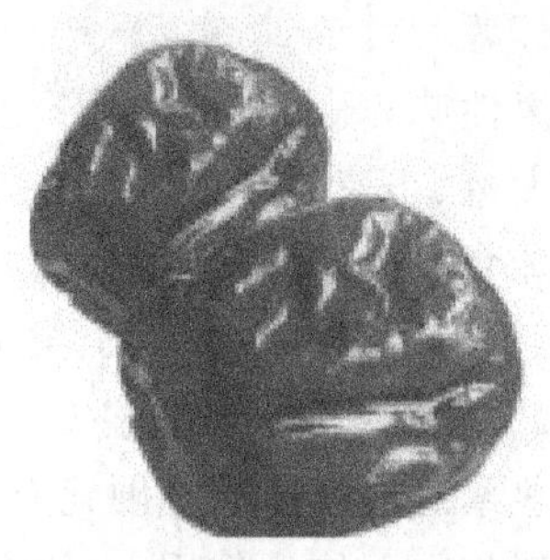
图 6-1-5　大枣

5. 大枣

大枣性味甘、温。补中益气，养血安神。大枣含糖类，多种氨基酸，维生素 B_2 和大量维生素 C。具有保肝强壮、抗疲劳、降低胆固醇、抗变态反应、增强免疫机能、中枢抑制和抗突变等作用。特别适合仲春时节省酸增甘的饮食，利于身体滋补脾胃，补充维生素、无机盐、微量元素。大枣不仅虚弱者宜服食，健康的人常食亦甚相宜。把大枣作为春季旅游户外活动中的“零嘴儿”是很好的选择。

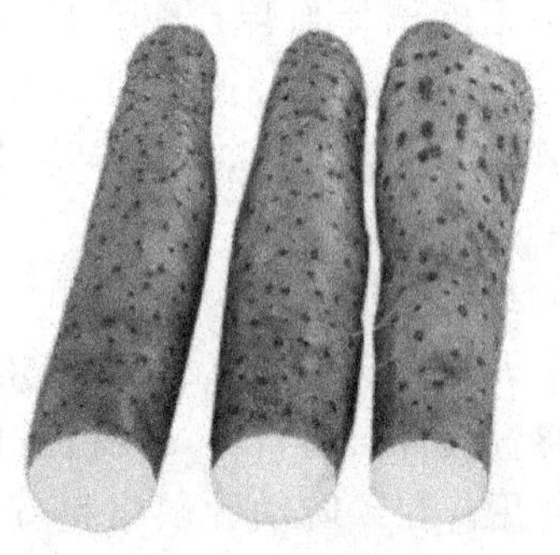
图 6-1-6　山药

6. 山药

山药性味甘、平。有益气养阴，补脾肺肾功效。山药除含蛋白质，碳水化合物，钙、磷、铁、维生素等多种营养成分外，还含淀粉酶、薯蓣皂甙等成分。具有降血糖、耐缺氧、增强免疫力、抗衰老、促进伤口愈合及抗氧化等多种作用。适用于身体虚弱、食欲缺乏、消化不良、久痢泄泻、虚劳咳嗽、遗精盗汗、小便频繁等症。尤以春天食之最佳。

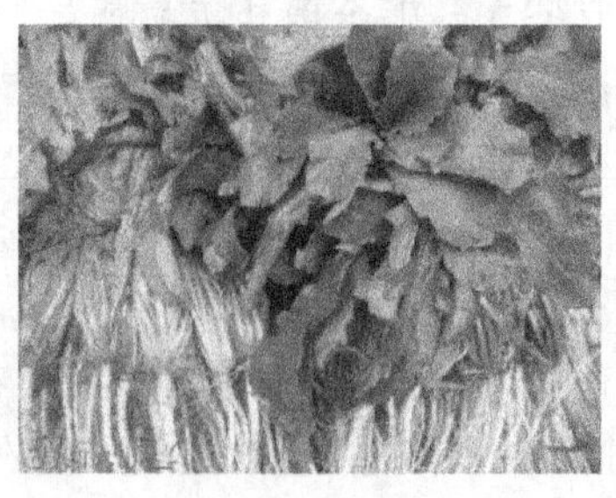
图 6-1-7　荠菜

7. 荠菜

荠菜性味甘、凉。具有凉血止血、清肝明目、清热利尿作用。荠菜为十字花科植物，是一种可食用野菜，遍布全世界。其营养价值很高，食用方法多种多

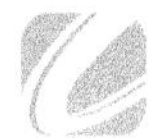

样。药用价值也很高，具有和脾、利水、止血、明目的功效，特别是荠菜所含的荠菜酸，是有效的止血成分。荠菜所含的橙皮甙能够消炎抗菌，能增强体内维生素C的含量，还能抗病毒。每100克荠菜中含蛋白质5.3克，在非豆科蔬菜中含量最高。含较多维生素A，对白内障、夜盲症等目疾有一定治疗作用。作为春季食物利于身体滋补脾胃补充维生素、无机盐、微量元素。春季旅游户外活动多食用荠菜能消炎抗菌、抗病毒。

8. 竹笋

竹笋春季采收的叫春笋，冬季采收的叫冬笋。春笋性寒，有清洁肠道，益气化痰，滋阴凉血，利尿消食，养肝明目之功效，适合春季旅游中食用。竹笋可以吸附大量油脂，降低胃肠黏膜对脂肪的吸收和积蓄，故能减肥，减少与高脂有关的疾病发生。竹笋富含植物纤维，能促进肠道蠕动，帮助消化，防止便秘，预防消化道肿瘤。对高血压、冠心病、动脉硬化、糖尿病有一定治疗作用。

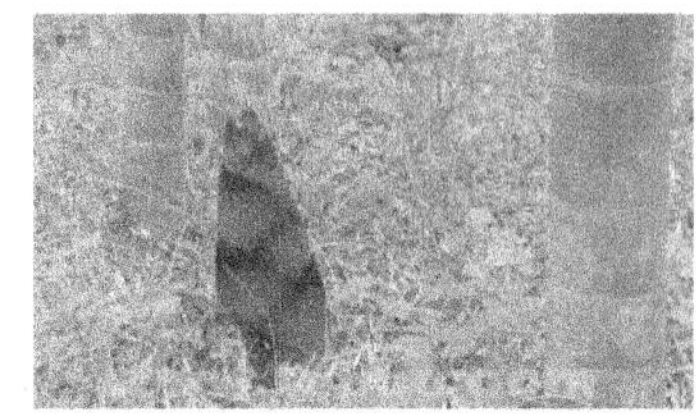

图6-1-8 竹笋

竹笋含草酸，结石病人慎用。脾胃虚寒、泄泻病人慎用。

9. 绿豆

绿豆性味甘、寒。可清热解毒，消暑利尿，消肿止痒，收敛生肌，明目退翳，解一切食物中毒。晚春时节机体宜清热去火，防止耗气伤阴，选择绿豆作为春天旅游中的食物尤佳。

绿豆有很高的营养价值。明代医学家李时珍，在《本草纲目》中称绿豆为“真济世之良谷也”，说明绿豆在人们生活中的作用巨大。据测定，每100克绿豆中含蛋白质22.1克，脂肪0.8克，碳水化合物59克，热值332千卡，还含有钙、磷、铁及维生素A、维生素B_1、维生素B_2、烟酸及肽类。其中氨基酸含量比较完全，尤其苯丙氨酸和赖氨酸含量较高，如与大米混合食用，会提高它的营养价值。

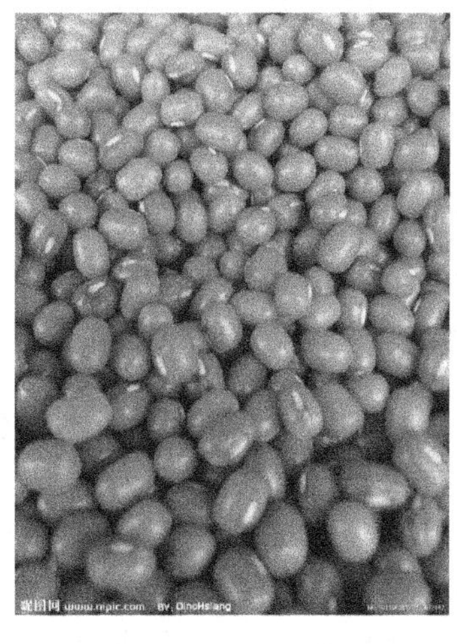

图6-1-9 绿豆

10. 赤豆

赤豆又名红豆。性味甘、酸、平。有化湿补脾之功效。红豆蛋白质中赖氨酸含量较高，宜与谷类食品混合成豆饭或豆粥食用，一般做成豆沙或是用做糕点原料。红豆不仅是美味可口的食品，而且是医家治病的妙药。对脾胃虚弱的人比较适合，在食疗中常被用于高血压、动脉粥样硬化、各种原因引起的水肿及消暑、解热毒、健胃等，适合春季旅游中食用。

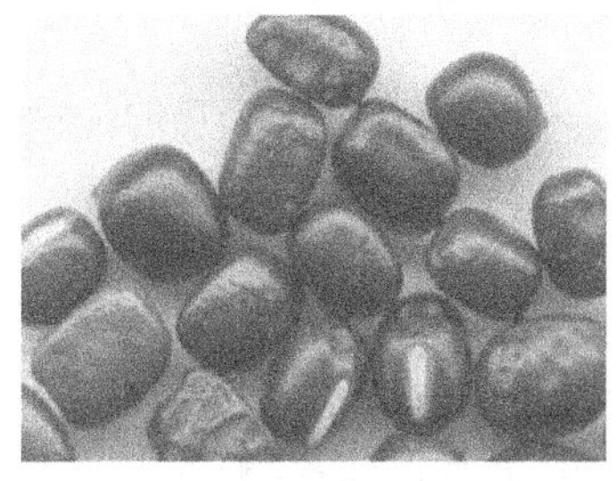

图6-1-10 红豆

红豆富含淀粉，因此又被人们称为“饭豆”，它具有“生津液、利小便、消胀、除肿、止吐”的功能，被李时珍称为“心之谷”。赤豆是人们生活中不可缺少的高营养、多功能的杂粮。

11. 绿茶

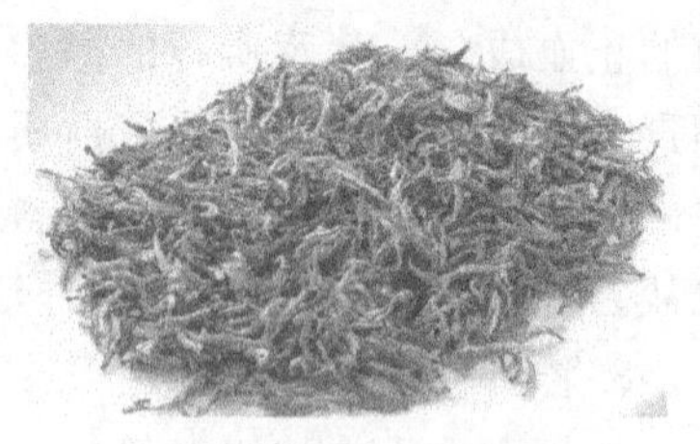
图 6-1-11　绿茶

绿茶被誉为"国饮"。现代科学大量研究证实，茶叶确实含有与人体健康密切相关的生化成分。茶叶不仅具有提神清心、清热解暑、消食化痰、去腻减肥、清心除烦、解毒醒酒、生津止渴、降火明目、止痢除湿等药理作用，还对现代疾病，如辐射病、心脑血管病、癌症等疾病，有一定的药理功效。作为春季旅游中的饮品是较好的选择。

二、夏季

夏季，从立夏之日起，到立秋之日止。其间包括立夏、小满、芒种、夏至、小暑、大暑六个节气。夏季天气炎热，身体水分流失很快，加之外出旅游饮食不规律等，夏季旅游比其他季节更容易生病，在饮食上应格外注意。

(一)夏季人体的生理特点

夏季是四季中阳气最盛的季节，气候炎热而生机旺盛，对于人来说，此时是新陈代谢旺盛的时期。《内经》云："夏三月，此谓蕃秀，天地气交，万物华实。"夏季人体阳气外发，伏阴在内，气血运行旺盛，并且活跃于机体表面。为适应炎热的气候，皮肤毛孔开泄，而使汗液排出。

(二)夏季养生的基本原则

在盛夏防暑邪，在长夏防湿邪。同时又要注意保护人体阳气，防止因避暑而过分贪凉，从而伤害了体内的阳气，即《内经》里所指出的"春夏养阳"。也就是说，即使是在炎热的夏天，仍然要注意保护体内的阳气。暑易伤津耗气，炎热可能使汗液排出太多，令人头昏胸闷、心悸口渴、恶心，甚则神昏。因此安排夏季旅游户外活动时，要避开烈日暴晒之时，加强防护，安排午休。此外，夏季人体腠理开泄，易受风热湿邪侵袭，睡眠时不宜用风扇，空调也不要太低。

(三)夏季饮食选择

一方面，夏天因炎热的环境，体温调节、水盐代谢以及循环、消化、内分泌和泌尿系统发生了显著的变化，导致人体代谢增强、营养素消耗增加。另一方面，天热大量出汗，又导致了许多营养素从汗液流失。此外，因天热人们的食欲减低和消化吸收不良又限制了营养素的正常摄取。因此夏天的饮食调养是十分必要的。夏季饮食选择四要：

第一，要补充足够的蛋白质。这是因为高温条件下，人体组织蛋白分解增加，尿中肌酐和汗氮排出增多，容易引起负氮平衡。因此，蛋白质的摄取量应在平常的基础上增加10%～15%，每天的供给量须达100克左右。蛋白质以鱼、肉、蛋、奶和豆类中的蛋白质为好。

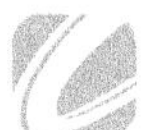

第二，要补充维生素。这是因为热环境下维生素代谢增加，而且汗液排出水溶性维生素增多，尤其是维生素C。此外汗液中还有维生素B_1及B_2。因此，在夏天，人体维生素需要量比普通标准要高一倍或一倍以上，大剂量补充维生素B_1、维生素B_2、维生素C乃至维生素A等，对提高耐热能力和体力有一定的作用。

在新鲜蔬菜及夏季水果中，如西红柿、西瓜、杨梅、甜瓜、桃、李等含维生素C尤为丰富，B族维生素在粮谷类、豆类、动物肝脏、瘦肉、蛋类中含量较多，夏季人们可适当补充这些食物，亦可适当口服些干酵母。

第三，要补充水和无机盐。当机体大量出汗或体温过高时，不但体内水分不足，而且还会流失大量的钠、钾。缺钠可引起严重缺水，所以要补充水分和无机盐。水分的补充最好是少量、多次，这样可使机体排汗减慢，减少人体水分蒸发量。钠可加到饮料中。水果、蔬菜、豆类或豆制品、海带、蛋类等含钾量比较高，多吃这样的食物可以防止钾的缺失。

第四，要适当食用酸味食物。夏季炎热，出汗较多，最易导致津液丢失，故应用酸味食物敛汗止泻，生津解渴，健胃消食。此类蔬菜水果有西红柿、柠檬、草莓、乌梅、葡萄、山楂、芒果等。

夏季旅游饮食三不要：

第一，不要大量饮用冰水、生水。夏季旅游过程中许多人喜欢喝冰凉的饮品，虽然能起到一定的消暑解渴作用，但是大量冰凉食物进入体内易引起消化系统疾病，特别容易引起胃部不适和炎症。此外，在去一些旅游胜地看到清凉的泉水觉得很干净，又加上肌体干渴，于是就痛痛快快喝上几口。专家认为，有些泉水有害矿物质超标，有的地方泉水看似清澈，实则污染严重，饮用后对人体健康不利。

第二，不要吃或是尽量少吃生冷食物。夏季旅游中吃冷饮、冷食要适可而止，过多的冷饮冷食会降低消化功能，甚至引起腹痛、腹泻等疾病。此外，生吃瓜果要洗净削皮、不生吃或半生吃水产品和海产品。

第三，不要贪食和暴饮暴食。每次进食的数量、时间等要尽量保持个人平时的规律性，同时应避免饱餐后立即进行登山、游泳等剧烈活动。

(四)夏季旅游饮食调养

夏季旅游除选择和春季一样的绿豆、红豆、绿茶外，还可选择：

1. 菊花

菊花性味甘、苦、凉、无毒。具有疏风明目，清热解毒的功效。菊花的品种较多，药用的菊花分黄菊花，又名杭黄菊；白菊花，又名杭白菊、甘菊。中医习惯上，黄菊花一般用于外风热毒，白菊花一般用于内风肝阳。白菊花可以泡茶饮用，夏季旅游中饮用甚佳。我国《本草纲目》记载："王子乔变白增年方：用甘菊，三月采苗，六月采叶，九月采花，十二月采根茎。四味阴干，等分，捣为末，蜜丸梧子大，酒服七丸，一日三次。百日身轻润泽；一年发白变黑；二年，齿落再生；五年，八十老翁变为儿童也。"这虽然更像是故事，

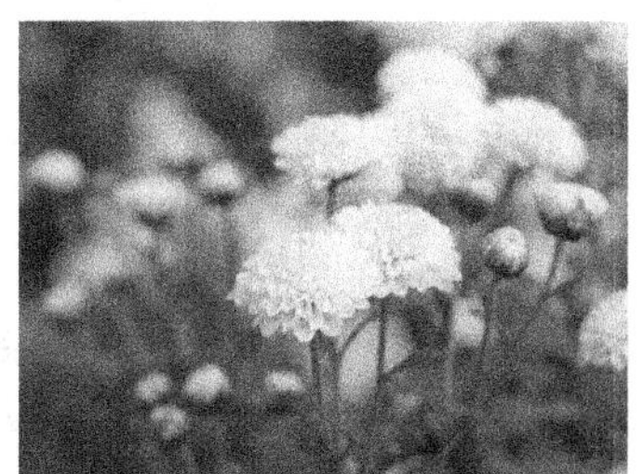

图6-1-12　菊花

但也说明长期服食菊花，能使人健康长寿。但脾胃虚寒，常有胃痛、腹痛、便稀的病人常用、多用可能会加重胃肠道的症状。平时怕冷的人也不宜常用、多用菊花。

2. 莲子

莲子，是睡莲科水生草本植物莲的种子。我国大部分地区均有出产，秋、冬季果实成熟时，割取莲房（莲蓬），取出果实为莲子。

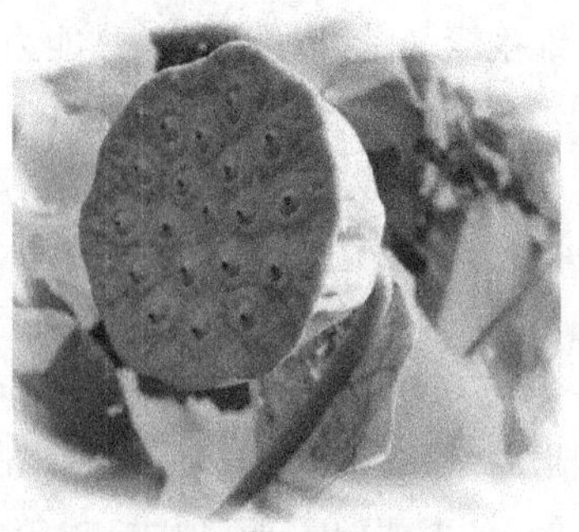
图 6-1-13　莲蓬

莲子性味甘、涩、平。具有健脾止泻，益肾固精，养心安神的功效。莲子芯味道极苦，却有显著的强心作用，能扩张外周血管，降低血压；莲芯还有很好的祛心火功效，可以治疗口舌生疮，并有助于睡眠。

莲子中的钙、磷和钾含量非常丰富，还含有其他多种维生素、微量元素、荷叶碱、金丝草甙等物质。除可以构成骨骼和牙齿的成分外，还有促进凝血，使某些酶活化，维持神经传导性，镇静神经，维持肌肉的伸缩性和心跳的节律等作用。对治疗神经衰弱、慢性胃炎、消化不良、高血压等也有一定功效。夏季旅游途中多食用莲子，对帮助机体补充蛋白质、脂肪、糖类、钙、磷和钾，并维持酸碱平衡很有好处。

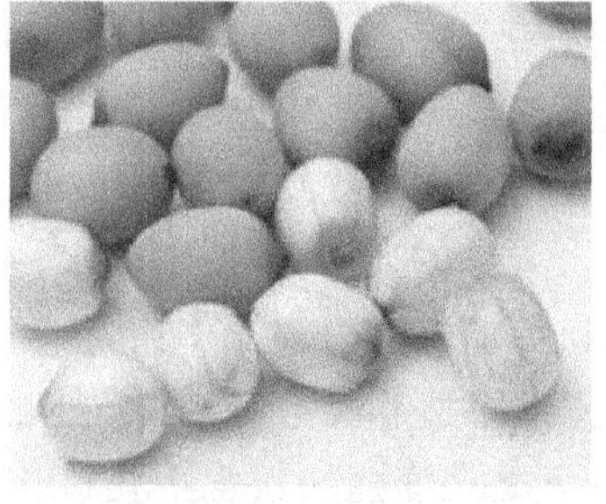
图 6-1-14　莲子

3. 扁豆

扁豆性味甘、微温。以粒大、饱满、色白者为佳。具有健脾祛湿，消暑清热的功效。白扁豆因其可药可食，故被视为入膳保健之佳品，可长期食用。以其健脾化湿，消暑和中之功，可治疗暑湿吐泻之症。故在夏季旅游暑湿为甚时以之入膳保健尤为适宜。本品无论入膳还是入药，均应煮至熟透，以破坏其有毒成分，保证食用安全。

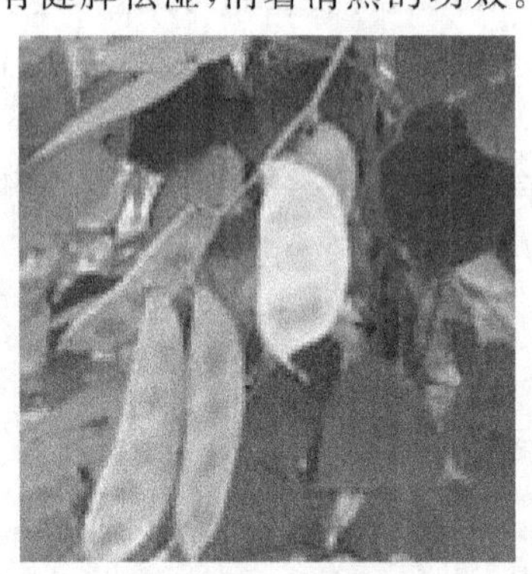
图 6-1-15　扁豆

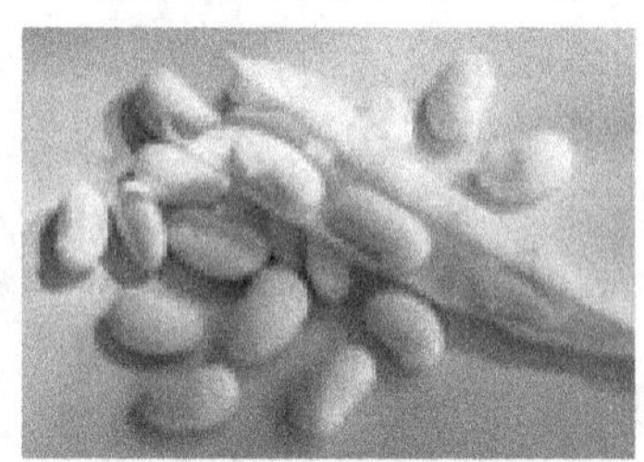
图 6-1-16　白扁豆

4. 黑豆

黑豆又名乌豆，性味甘、平、无毒。我国《本草纲目》中记载："黑豆入肾功多，故能治水、消肿下气。治风热而活血解毒。"黑豆含丰富的蛋白质、多种矿物质和微量元素。具有解表清热、养血平肝、补肾壮阴、补虚黑发之功效。既能补身又能去疾，药食咸宜，也是

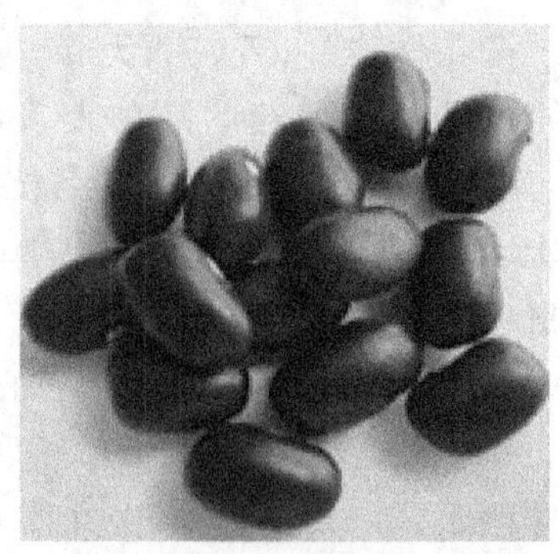
图 6-1-17　黑豆

夏季旅游饮食的较佳选择。

5. 芝麻

芝麻性味甘、平。具有补益精血，润燥滑肠的功效。现代研究表明，芝麻含有多种营养物质，如矿物质、维生素、不饱和脂肪酸等。芝麻作为食品和药物，均被广泛应用。芝麻还是一种高蛋白作物，营养丰富。其蛋白质含量高，其营养价值可与鸡蛋、肉相媲美，可作为夏季旅游食品的选择。

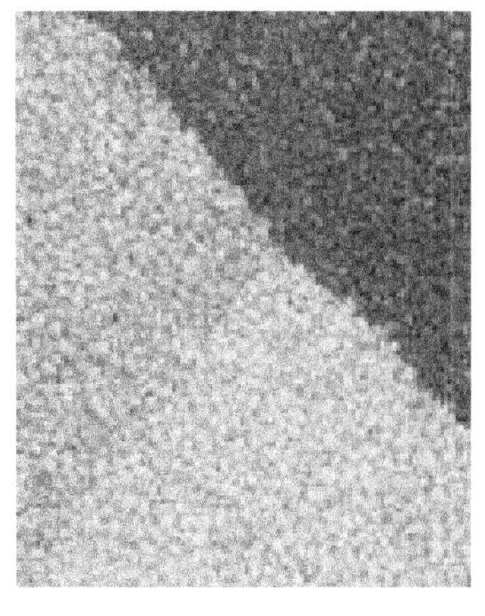

图 6-1-18 芝麻

6. 白果

白果为银杏树的果实，生吃有毒。白果性味甘、苦、有小毒。具有敛肺平喘，收涩止带的功效。白果为著名的干果，果仁色绿如翡翠，其味清香，食之软糯可口。白果含有多种营养素，除含淀粉、蛋白质、脂肪、糖类之外，还含有维生素 C，核黄素，胡萝卜素，钙、磷、铁、钾、镁等矿质元素，以及银杏酸、白果酚、五碳多糖、脂固醇等成分。白果不仅是一种美食，而且药用价值也很高。《本草纲目》记载，白果“熟食温肺、益气、定喘嗽、缩小便、止白浊；生食降痰、消毒杀虫。”把白果作为夏季旅游途中的“零嘴儿”是很好的选择。

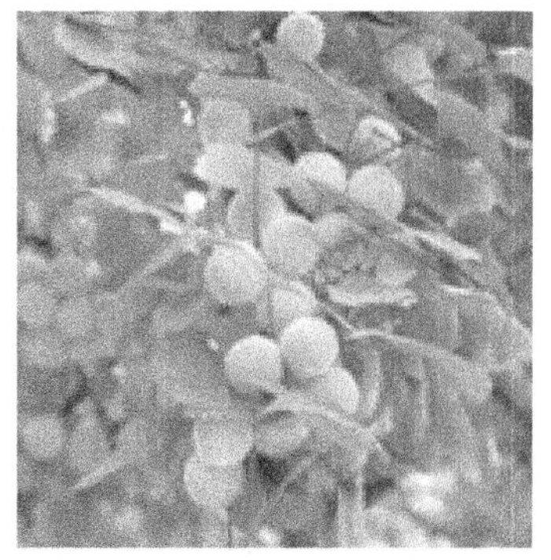

图 6-1-19 白果

7. 豌豆

豌豆性味甘、平。具有补肾健脾，除烦止渴之功效。豌豆分为软荚和硬荚豌豆，菜用豌豆又叫荷兰豆，炒食后颜色翠绿，清脆利口。豌豆因其口感好，营养价值高，污染少，一直深受消费者喜爱。豌豆既可作蔬菜炒食，子实成熟后又可磨成豌豆面粉食用。因豌豆豆粒圆润鲜绿，十分好看，也常被用来作为配菜，以增加菜肴的色彩，促进食欲。豆苗是豌豆萌发出 2～4 片子叶的幼苗，鲜嫩清香，最适宜做汤。它们的营养价值与豌豆大致相同。豌豆与一般蔬菜有所不同，所含的止杈酸、赤霉素和植物凝素等物质，具有抗菌消炎，增强新陈代谢的功能。

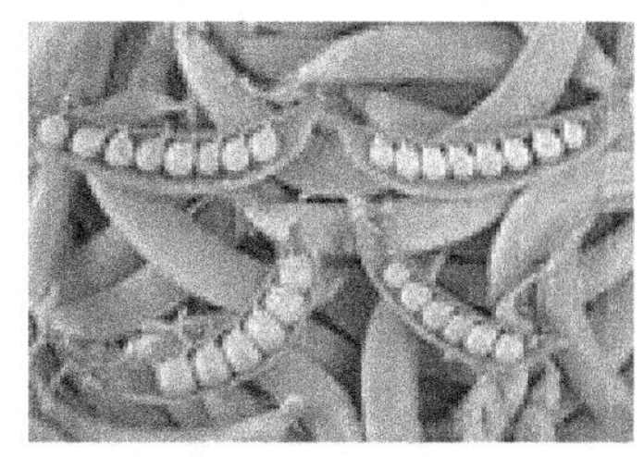

图 6-1-20 豌豆

夏季旅游体力消耗较大，多食用豌豆很有好处，因为豌豆是一种高钾低钠食物，豌豆中富含人体所需的各种营养物质，尤其是含有优质蛋白质，可以提高机体的抗病能力和康复能力。在荷兰豆和豆苗中富含维生素 C 和亚硝胺酶，可以分解亚硝胺，具有抗癌防癌的作用。在荷兰豆和豆苗中还含有较为丰富的膳食纤维，可以防止便秘，有清肠作用，一般人群均可食用。

豌豆粒多食会发生腹胀，故不宜长期大量食用。

8.陈皮

陈皮是柑果的果皮经晒干或人工干燥而成,陈皮性味辛、苦、温。具理气降逆、调中开胃、燥湿化痰之功。陈皮最显著的药效是化痰止咳,疏通心脑血管,降血压等,是药食同源的宝贵原料之一。制作菜肴若加入陈皮,不但可辟去鱼肉的膻腥味,而且菜肴也特别可口。制作绿豆沙、红豆粥等甜品,若加入一点陈皮,味道分外芳香。陈皮通过加工制作成凉果类食品如九制陈皮等,除具陈皮芳香外还增添甘、甜、咸、酸等风味,不但口感好还能化痰止咳,顺气解渴,很受大众喜爱,也是夏季旅游途中较佳的休闲食品。

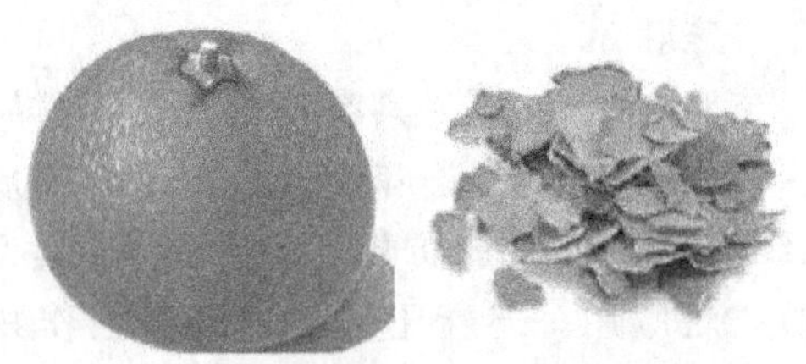

图 6-1-21　柑果和陈皮

三、秋季

秋季,是从立秋之日起,到立冬之日止,其间包括立秋、处暑、白露、秋分、寒露、霜降六个节气。秋季天高气爽,气候宜人,是外出旅游进行户外运动的大好时光。秋天应早睡早起,早睡顺应阳气之收,早起使肺气得以舒展,且防收之太过。初秋暑热未尽,凉风时至,天气变化无常,可多准备几件秋装,酌情加减,但不宜一下加衣太多,否则易削弱机体对气候的适应能力。

(一)秋季人体的生理特点

秋令时节自然界的阳气逐渐收敛,阴气逐渐生长,是由阳盛向阴盛转变的关键时期。秋季是收获的季节,其气候特点是由热转寒,即“阳消阴长”的过渡阶段。人体的生理活动也要适应自然环境的变化。人体的阴阳双方也随之由“夏长”到“秋收”发生变化,开始向阳消阴长过渡。又由于秋季日照减少,气温渐降,草枯叶落,花木凋零,常使人触景生情,从而引起凄凉、垂暮之感,产生忧郁、烦躁等情绪变化。

(二)秋季饮食养生原则

《黄帝内经》中指出:“秋冬养阴。”也就是说,秋天养生一定要把保养体内的阴气作为首要任务,以适应自然界阴气渐生而旺的规律,从而为来年阳气升发打基础,不应耗精而伤阴气。因此,秋季养生应以 “收”为原则。这个原则应当贯穿于精神、起居、饮食等各方面。

(三)秋季旅游饮食选择

秋季,在饮食方面首先要按照《黄帝内经》提出的“秋冬养阴”的原则,也就是说,要多吃些滋阴润燥的饮食,以防秋燥伤阴。初秋时节饮食宜清淡,多食新鲜蔬菜瓜果,主食以稀为主,如绿豆粥、莲子粥、荷叶粥等,同时适当饮用清凉饮料,如酸梅汤、菊花茶等,适当食用醋,以生津开胃,杀灭病菌;仲秋时节宜食鸭子,以雄者为良,老者为佳;深秋时节宜食甘薯、玉米、红豆、梨、甘蔗、橘子、山楂等;调理“秋愁”饮食可用核桃仁、鱼类、牛奶、鸡蛋、瘦肉、豆制品、羊肉、珍珠米、绿茶、咖啡、巧克力等。另外，酸味能收敛补肺，而辛味则发散泻肺，秋季宜收不宜散。因此饮食上尽可能少辛多酸，以防肺气太盛制约于肝，导致肝气郁结。

所谓少辛，就要少吃一些辛味的食物，这是因为肺与秋相应，肺气盛于秋。少吃辛味，是以防肺气太盛。中医认为，金克木，即肺气太盛可损伤肝的功能，故在秋天要"增酸"，酸入肝，以增加肝脏的功能，抵御过盛肺气之侵入。根据中医营养学的这一原则，在秋天一定要少吃葱、姜、蒜、韭、椒等辛味之品；适当多吃一些酸味果蔬。下列食品可供选择：

1. 苹果

苹果为蔷薇科苹果属植物的果实，品种繁多，酸甜可口，是老幼皆宜的水果之一。苹果性味甘、凉。具有生津、润肺、除烦、开胃、醒酒等功用。苹果的营养价值和医疗价值都很高，现代医学认为苹果还有止泻、通便的作用。原因是苹果中含鞣酸、有机酸、果胶和丰富的纤维素等。酸类物质有收敛作用，果胶、纤维素有吸收细菌和毒素的作用，所以能止泻。同时有机酸也有刺激大肠的作用，纤维素可促进大肠蠕动，通大便治疗便秘。

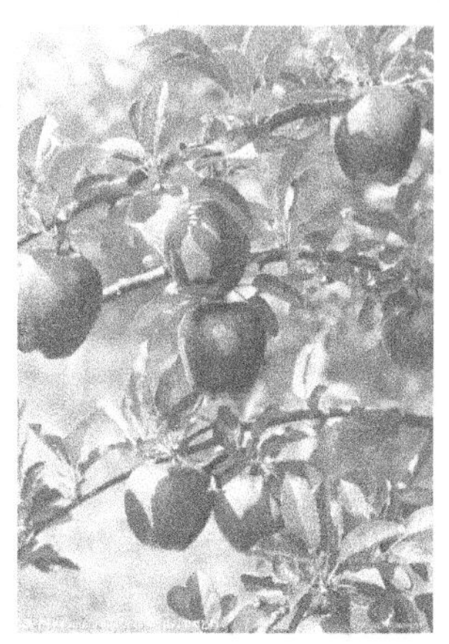
图 6-1-22　苹果

水果中数苹果含有的营养最为齐全，其中的多糖、钾离子、果胶、酒石酸、枸橼酸等，可以中和酸性体液中的酸根离子，降低体液中的酸性。因此，秋季旅游可多食用苹果来缓解旅游活动产生的疲劳。早在古埃及，人们就不只把苹果当成一种食品，更把它当作一种药材。苹果中含有较多的钾，能与人体过剩的钠盐结合，使之排出体外。当人体摄入钠盐过多时，吃些苹果，有利于平衡体内电解质。苹果中含有的磷和铁等元素，易被肠壁吸收，有补脑养血、宁神安眠作用。

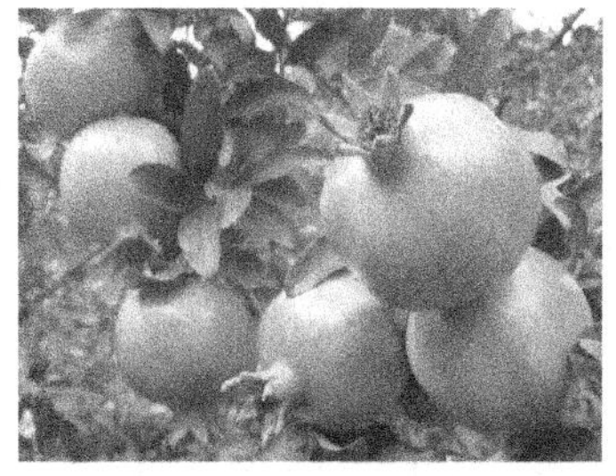
图 6-1-23　石榴

2. 石榴

石榴性味甘、酸涩、温。具有杀虫、收敛、涩肠、止痢等功用，适用于久痢、久泻、便血、脱肛、带下、胃积腹痛、疥癣、中耳炎、创伤出血等症。

秋天是石榴成熟的季节。石榴的营养特别丰富，含有多种人体所需的营养成分，果实中含有维生素 C 及 B 族维生素，有机酸、糖类、蛋白质、脂肪，以及钙、磷、钾等矿物质，果实以鲜吃为主。

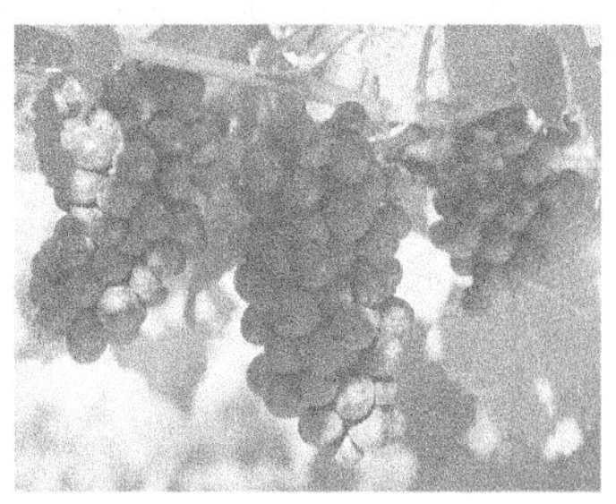
图 6-1-24　葡萄

3. 葡萄

葡萄性味甘、酸。鲜食酸甜适口，生津止渴，开胃消食。现代医学认为，葡萄除含有大量葡萄酸、果糖外，还含有蛋白质、氨基酸、维生素 C、胡萝卜素、核黄素以及钙、铁、磷等对人体健康非常有益的物质。葡萄酸对维持人体的酸碱平衡有重要作用,可有效抵抗秋季旅游中身体产生的疲劳。但脾胃虚弱者不宜多食,食多令人泄泻。

4. 柚子

柚子性味酸、寒。成熟的柚子,香气浓郁,肉质脆嫩,酸甜可口。具有理中除胀、化痰止咳、健胃消食、消肿止痛功能,适用于胃病、消化不良、慢性咳嗽、痰多气喘等症。现代医药学研究发现,柚肉中含有非常丰富的维生素C以及类胰岛素等成分,故有降血糖、降血脂、减肥、美肤养容等功效。经常食用,对高血压、糖尿病、血管硬化等疾病有辅助治疗作用,对肥胖者有健体养颜功能。

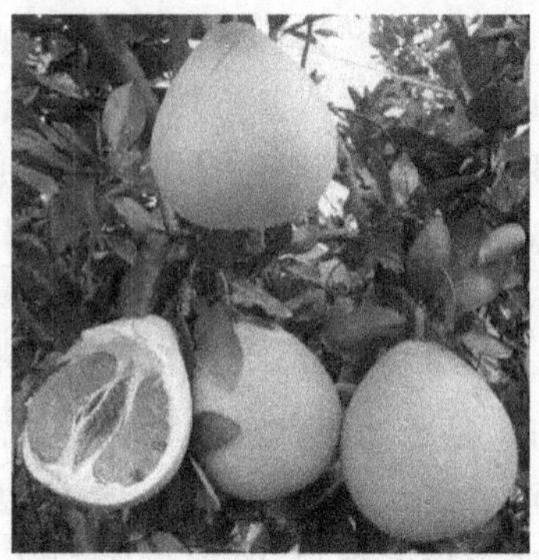

图 6-1-25　柚子

5. 柠檬

柠檬味极酸、甜。具有生津、止渴、祛暑、安胎等功用,柠檬酸是各种水果中所含有机酸的一种,以柠檬中含量最多而命名。因柠檬酸可以与钙离子结合成一种可溶性络合物,从而缓解钙离子促使血液凝固的作用,故高血压、心肌梗死患者常饮柠檬饮料,对改善症状大有益处;此外,柠檬酸还具有防止和消除皮肤色素沉着的作用,从而成为制作柠檬香脂、润肤霜和洗发剂的重要原料。

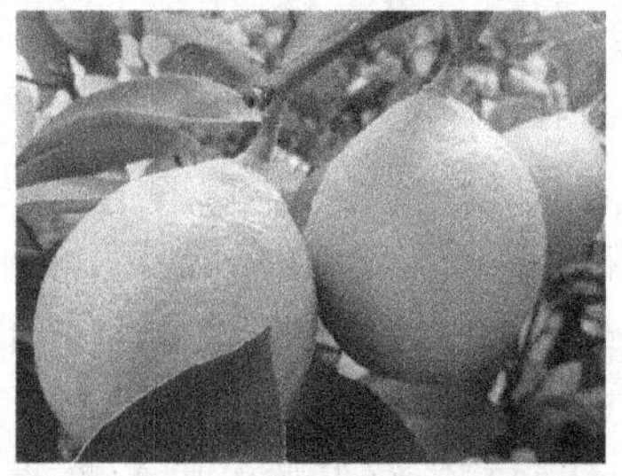

图 6-1-26　柠檬

6. 山楂

山楂性味酸、甘、微温。山楂营养极其丰富,有药食两用之效。山楂有散瘀活血、消食解毒、增进食欲等功效,对高血压、冠心病、糖尿病等十多种疾病都有显著疗效。

由于山楂含山楂酸等多种有机酸,在旅游中吃肉或油腻物后感到饱胀的人,吃些山楂、山楂片、山楂水或山楂丸等均可消食。在外出旅游可带些山楂或山楂制品如山楂糕等以备不时之需。山楂不适合孕妇吃,因为山楂可以刺激子宫收缩,有可能诱发流产。山楂助消化只是促进消化液分泌,并不是通过健脾胃的功能来消化食物的,所以平素脾胃虚弱者不宜过多食用。

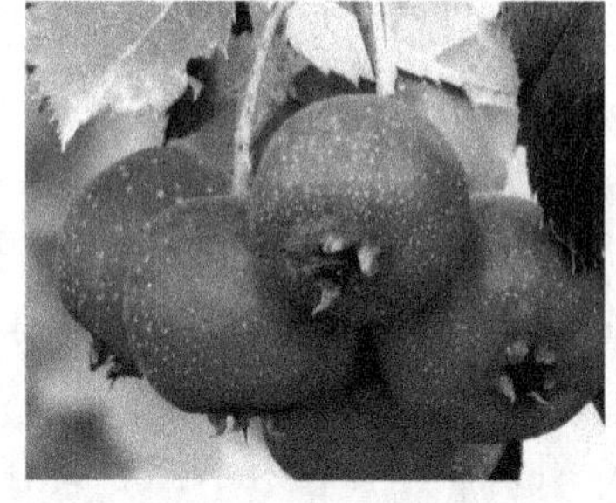

图 6-1-27　山楂

(四)秋季旅游饮食调养

1. 银耳

银耳又称白木耳。性味甘、淡、平。银耳是一种生长于枯木上的胶质真菌,因其色白如银,故名银耳。由于银耳所含的营养全面,且有一定的药用价值,历

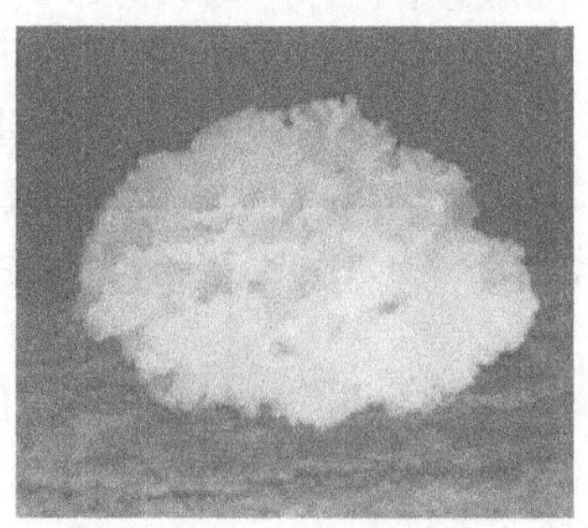

图 6-1-28　银耳

来与人参、鹿茸同具显赫声誉，被人们称为“山珍”、“菌中明珠”。银耳具有补胃、润肺生津、提神、养胃、益气、健脑等功效，是一种有补益作用的名贵补品。其含有多种氨基酸、维生素和肝糖，可作为秋季旅游饮食调养的首选。常用银耳来治疗虚劳咳嗽、痰中带血、妇女白带过多、老人身体虚弱、消瘦、食欲不好等症，与黑木耳比，其性偏凉，但养阴生津作用比黑木耳强。

2. 梨

梨性味甘、寒。梨树开白花，果实多汁，既可食用，又可入药。梨一般外皮呈青色或花色、黄色、白色等，肉质白色。有润肺、消痰、止咳、降火、清心等功用，适用于秋燥或热病伤阴所致的干咳、口渴、便秘，以及内热所致的烦渴、咳喘、痰黄等。秋季旅游观光身体疲劳肺燥不妨多吃些梨子来滋阴养肺。梨子属寒性水果，脾胃虚寒、腹泻、慢性肠炎、寒痰咳嗽、伤风感冒、糖尿病、消化不良者以及产后妇女不宜食之。脾虚便溏者应慎用。

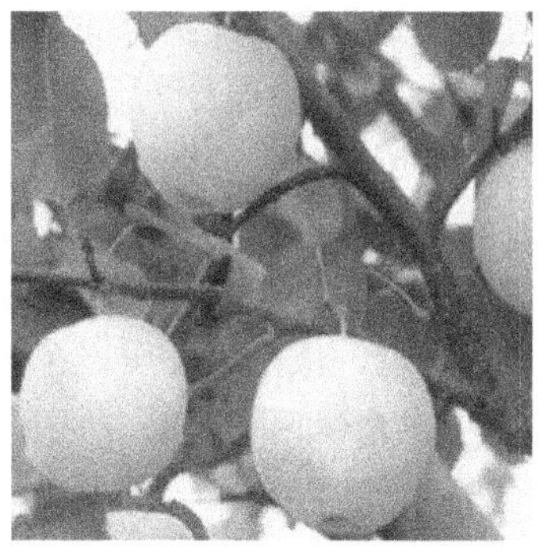

图 6-1-29　梨

3. 鳖肉

鳖肉为鳖科动物中鳖的肉，鳖又称甲鱼或团鱼，是一种卵生两栖爬行动物，其头像龟，但背甲没有乌龟般的条纹，边缘呈柔软状裙边，颜色墨绿。甲鱼常在水底的泥沙中生活，喜食鱼、虾等小动物，瓜皮果屑、青草以及谷物等也吞食。

鳖肉性味平、甘。具有滋阴凉血，益气升提之功效。鳖肉是一种肉味鲜美的珍贵补品，易于消化吸收，促进血液循环，可滋阴凉血益气，常用于肝肾阴虚所致的骨蒸潮热、腰疼、崩漏、带下及气虚下陷所致的脱肛等症。

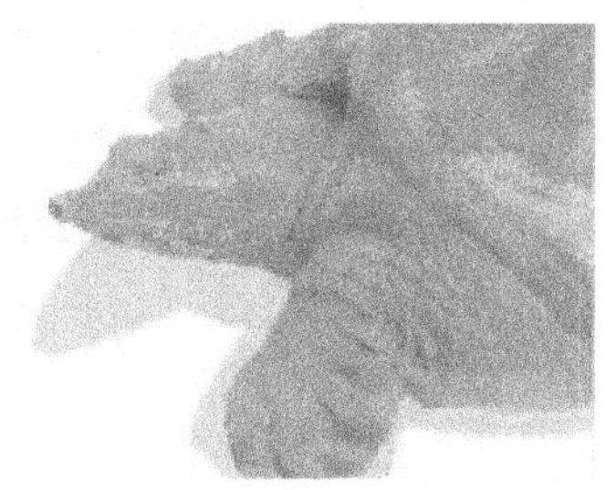

图 6-1-30　鳖

4. 乌骨鸡

乌骨鸡个体较小，雄鸡重 1.4 kg 以下，雌鸡重 0.5～0.75 kg。头小颈短，具冠。眼黑色，耳叶绿色，略呈紫蓝，两翅短，飞翔能力弱。全身羽毛一般为白色，除两翅羽毛外均呈绢丝状。5 爪，跖毛多而密。皮、肉、骨均黑色。但也有乌毛乌骨、肉白乌骨、斑毛乌骨等变异。乌骨鸡性味平、甘。有滋阴清热，补肝益肾，健脾止泻功能。常用于虚劳、消渴、滑泄、下利、崩中、带下等症，对于阴虚之五心烦热、潮热盗汗、消瘦、咽干颧赤、咳嗽效果更好。

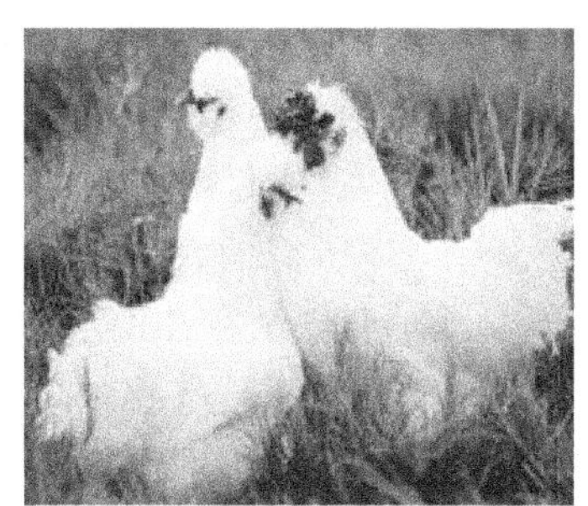

图 6-1-31　羽绒乌骨鸡

5. 蜂蜜

蜂蜜是昆虫蜜蜂从开花植物的花中采得的花蜜在蜂巢中酿制的蜜。蜜蜂从植物的花中采取的花蜜或分泌物，存入自己第二个胃中，在体内转化酶的作用下经过 30 分钟的发酵，回到蜂巢中吐出，存贮到巢洞中，用蜂蜡密封。蜂蜜的成分除了葡萄糖、果糖之外还含有各种维生素、矿物质和氨基酸。

蜂蜜既是滋补佳品，又是治病良药，性味甘、平。具有补气滋阴，润燥解毒的功效。蜂蜜含果糖39%，葡萄糖34%，这两种单糖均能直接供给热量，补充体液，营养全身。对于津液不足诸症，有一定效果。

未满一岁的婴儿不宜吃蜂蜜。因为蜂蜜在酿造、运输与储存过程中，易受到肉毒杆菌的污染。婴儿由于抵抗力弱，食入肉毒杆菌后，则会在肠道中繁殖，并产生毒素，而肝脏的解毒功能又差，因而易引起肉毒杆菌性食物中毒。

6. 橄榄

橄榄为橄榄科植物的果实，是热带、亚热带的名优水果之一，果实卵圆形，果皮颜色幼时为绿色，成熟后为黄绿色。橄榄为硬质肉果，性味平、甘涩，入口味酸涩，嚼之余味回甘。其含钙量在水果家族里名列前茅。中国产叫青橄榄，为“肺胃之果”，是药食兼优的果品，有清肺利咽、化痰消积、解毒生津的作用，可治疗咽喉肿痛、肺燥咳嗽、食少食积，及河豚中毒等症。

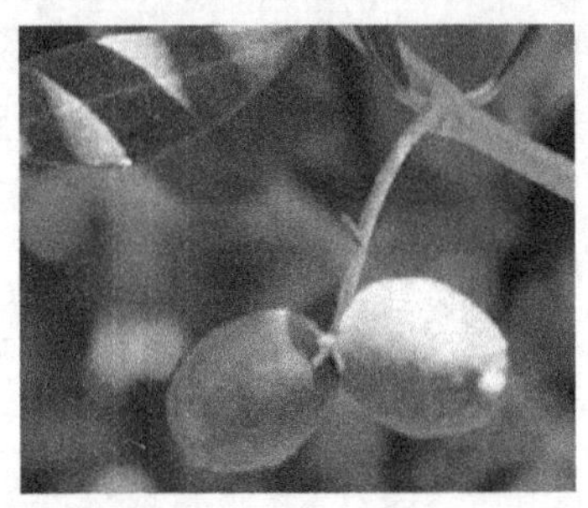

图 6-1-32　橄榄

秋天气候干燥，若常食二三枚橄榄，有生津、防治上呼吸道感染之效。橄榄又可制成各种干果蜜饯，如香草橄榄、甘草橄榄、咸橄榄、九制橄榄、辣橄榄、五香橄榄等，不仅风味独特，还能开胃、助消化，因而深受人们的喜爱。

9. 甘蔗

甘蔗是温带和热带农作物，是制造蔗糖的原料。甘蔗分紫皮甘蔗与青皮甘蔗两种，性味甘、平。有滋阴润燥、和胃止呕、清热解毒之功。

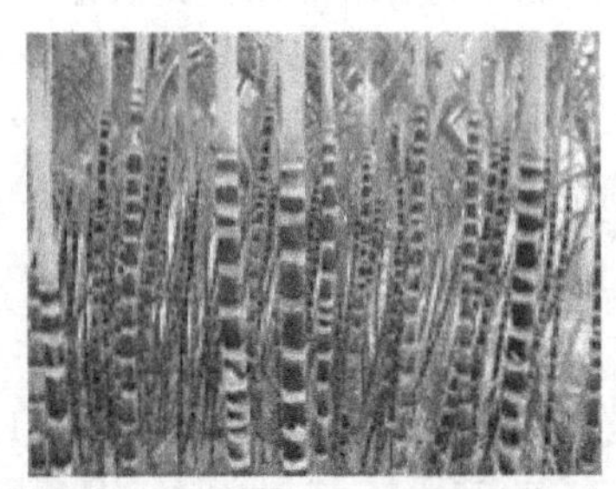

图 6-1-33　紫皮甘蔗

甘蔗汁多味甜，营养丰富，被称作果中佳品，有人称：“秋日甘蔗赛过参。”甘蔗的营养价值很高，它含有水分比较多，水分占甘蔗的84%。甘蔗含糖量最为丰富，其中的蔗糖、葡萄糖及果糖，含量达12%，此外，甘蔗还含有人体所需的氨基酸、矿物质、维生素等其他物质，甘蔗的含铁量在各种水果中，雄踞“冠军”宝座。甘蔗适用于津液不足所致的口干便秘、咳嗽痰少，胃津不足干呕，热伤津液所致的口渴心烦等症状。

10. 藕

藕，又称莲藕，属睡莲科植物。莲的果壳名莲蓬，果实为莲肉或莲子。莲的根茎肥大，有节，中间有一些管状小孔，折断后有丝相连。藕微甜而脆，可生食也可做菜。

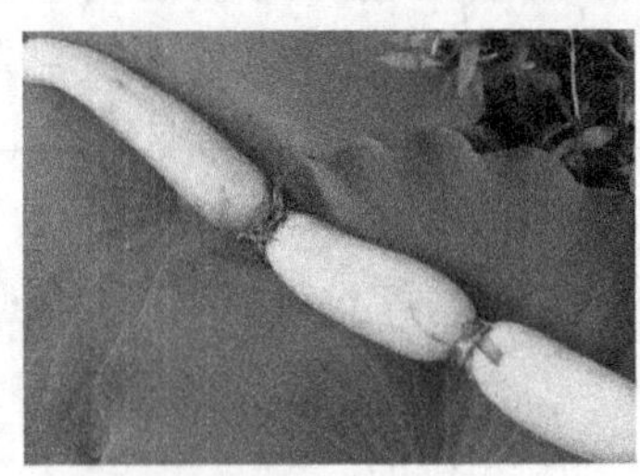

图 6-1-34　藕

生藕性味甘、寒；熟藕性味甘、温。生藕具有凉

血、散淤之功，治热病烦渴、吐血、热淋等；藕经过煮熟以后，性由凉变温，失去了消瘀清热的性能，而变为对脾胃有益，有养胃滋阴，益血，止泻的功效。藕含有丰富的钙、磷、铁及多种维生素。藕可生食、烹食或晒干磨粉煮粥，也可制成藕原汁、藕蜜汁、藕生姜汁、藕葡萄汁、藕梨子汁等滋阴润燥饮料。藕生吃清脆爽口，但脾胃虚寒和消化功能低下、大便溏泄者不宜生吃。

四、冬季

冬季是从立冬日开始，经过小雪、大雪、冬至、小寒、大寒，直到立春的前一天为止。在寒冷的冬季，昼短夜长，自然界阴气多，阳气少。阳主动，阴主静，所以人们要少动多静，早睡晚起，以保证充足的睡眠时间，阴精积蓄，这样才能与天地阴阳保持一致。穿戴衣帽必须做到恰如其分：衣服过少过薄，室内过冷，就会消耗阳气，又易感冒；衣服过多过厚，室温过高，则腠理开泄，阳气不得潜藏，寒邪易于入侵。

（一）冬季人体的生理特点

严冬季节，寒气逼人，人体的生理活动需要更多的热能来维持。中医学认为，冬季应是人体阳气潜藏的时候，也就是说，人体的生理活动因冬季气候特点的影响而有所收敛，并将一定能量贮存于体内，以为来年的“春生夏长”做好准备。与此同时，又要有足够的能量来维持冬季热能的更多支出，提高机体的抗病能力。

（二）冬季饮食养生原则

冬季三月草木凋零，冷冻虫伏，是自然界万物闭藏的季节，人体的阳气也要潜藏于内。因此，冬季养生的基本原则是要顺应体内阳气的潜藏，以敛阴护阳为根本。由于阳气的闭藏，人体新陈代谢水平相应较低，因而要依靠生命的原动力“肾”来发挥作用，以保证生命活动适应自然界变化。中医认为肾阳是一身阳气之根，肾中阳气充盛，反映肾脏机能强，生命力也强；反之，生命力弱。冬季时节，肾脏机能正常，则可调节机体适应严冬的变化，否则，将会使新陈代谢失调而发病。

（三）冬季饮食选择

冬季旅游，人体散发的热能增加，如不及时调整饮食，很容易造成身体不适。因此冬季饮食调养，应遵循中医“秋冬养阴”、“无扰乎阳”的原则。膳食的营养特点应该是：不宜生冷，也不宜过于燥热，而宜多食具有温补阳气或滋阴潜阳作用，热量较高的血肉有情之品。也就是说，蛋白质供应量限制在常温下的需要量水平，热量增加的部分，应以提高碳水化合物和脂肪的供应量来保证。无机盐类供应量，应保持常温下需要量略高一些。维生素的供应，应特别注意增加维生素 C 的需要量。摄入足够的动物性食品和大豆，以保证优质蛋白质的供应，适当增加油脂，其中植物油最好达到一半以上，保证蔬菜、水果和奶类供给充足。若能达到上述要求，则可抵抗冬季的寒冷，保证身体的健康。

(四)冬季旅游饮食调养

1.羊肉

羊肉有山羊肉、绵羊肉、野羊肉之分。它既能御风寒,又可补身体,最适宜于冬季食用,故被称为冬令补品,深受人们欢迎。羊肉比猪肉的肉质要细嫩,而且比猪肉和牛肉的脂肪、胆固醇含量都要少。羊肉肉质细嫩,容易消化吸收,多吃羊肉有助于提高身体免疫力。李时珍在《本草纲目》中说:"羊肉能暖中补虚,补中益气,开胃健身,益肾气,养胆明目,治虚劳寒冷,五劳七伤。"

冬季旅游,人体散发的热能增加,吃羊肉能给人体带来热量。羊肉性味甘、温。中医说它是助元阳、补精血、疗肺虚、益劳损之妙品,是一种良好的滋补强壮食物。由于羊肉含的钙、铁高于猪、牛肉,所以吃羊肉对肺病、气管炎、哮喘和贫血,产后气血两虚及一切虚寒症最为有益。

2.狗肉

狗肉性味甘、咸、酸、温。功能为安五脏、暖腰膝、益肾壮阳、补胃益气。若老年体弱、腰痛足冷,可于腊月取狗肉煮食。冬日常吃狗肉,可感周身温暖,能够有效地抗御外来寒邪的侵袭。

3.鹅肉

自古以来就有"喝鹅汤,吃鹅肉,一年四季不咳嗽"的谚语。中医认为,"五脏六腑皆令人咳,非独肺也"。也就是说心肝脾肺肾五脏功能失常,都能产生咳嗽。《本草纲目》上记载:"鹅肉利五脏,解五脏热,止消渴。"正因为鹅肉能补益五脏,所以常食鹅汤、鹅肉,可以防治咳嗽。另外鹅肉的作用还有许多,如对于老年糖尿病患者还有控制病情发展和补充营养的作用;补虚益气,暖胃生津,尤适宜于气津不足之人,凡时常口渴、气短、乏力、食欲缺乏者,可常食鹅肉。鹅肉性味甘平、鲜嫩松软、清香不腻,在深冬食之符合中医养生学"秋冬养阴"的原则。

4.鸭肉

冬天除吃一些能补阳的食物外,还要注意养阴,因为"秋冬养阴"是中医养生学的一条重要原则。鸭肉营养丰富,是滋补妙品,《日用本草》说鸭能"滋五脏之阴",鸭肉尤适用于体内有热、上火的人食用,特别是一些低烧、虚弱、食少、大便干燥和水肿的人,食鸭肉最有益。但对中脘虚寒的人,不宜食用。

5.萝卜

有句谚语:冬吃萝卜夏吃姜,不劳医生开药方;萝卜上了街,药铺不用开。上述谚语,虽有些夸张,但却很有道理。萝卜在我国最早用于中药而治病,它有顺气消食,止咳化痰,除燥生津、散瘀解毒、清凉止渴、利大便等功效。如用白萝卜煎汤,可治伤风感冒;用萝卜、生姜、蜂蜜、水煎服,治咳嗽、哮喘;煤气中毒头晕、恶心、服白萝卜汁;用白萝卜汁和藕汁混合服下,治吐血、便血等等,既简便,又有效。

6.洋葱

洋葱,根据其皮色可分为白皮、黄皮和红皮三种。洋葱性味温、微辣。具有散寒、健胃、发汗、祛痰、杀菌的作用。洋葱是蔬菜中唯一含有前列腺素 A 的。该物质能扩张血管,降低血液黏度,因而会产生降压,增加冠状动脉血流量,预防血栓形成的作用。经常食

用，对高血压、高血脂、心脑血管病人都有保健作用。

洋葱能帮助细胞更好地利用葡萄糖，同时降低血糖，供给脑细胞热能，有提神醒脑、舒缓压力的作用，是神志委顿者的食疗佳蔬。

洋葱含有的微量元素硒是一种很强的抗氧化剂，能清除体内的自由基，增强细胞活力和代谢能力，具有防癌抗衰老的作用。

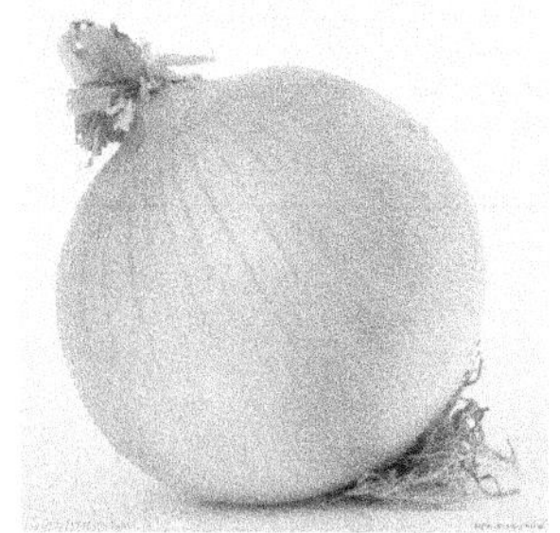

图 6-1-35　洋葱

7. 核桃

核桃又名胡桃，在我国有“长寿果”之称。核桃性味甘、温。具有补肾、温肺、润肠的功能。核桃含有丰富的维生素 B 和维生素 E，可防止细胞老化，能健脑、增强记忆力及延缓衰老。核桃中的脂肪主要是亚麻油酸，是人体理想的肌肤美容剂，经常食用有润肌肤、乌须发的作用。

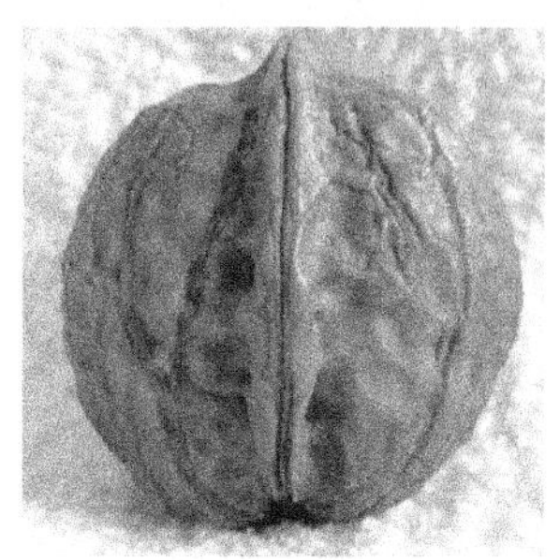

图 6-1-36　核桃

8. 栗子

栗子性味甘、温、无毒。有养胃健脾、补肾强筋、活血止血功效，冬季食用有益。现代医学认为栗子的营养很丰富，主要含糖及淀粉、蛋白质、脂肪，含有一定数量的维生素和胡萝卜素，以及脂肪酶、钙、铁、钾等。它兼有大豆和小麦的营养，对人体健康大有益处。实践已经证实，栗子所含的不饱和脂肪酸和多种维生素，能抗高血压、冠心病、动脉硬化等症，对中老年人来说，是抗衰老、延年益寿的滋补佳品。

但是栗子生吃不容易消化，熟食又会滞气，不宜一次多吃，消化不良脾虚者，湿热重者，都不宜食用。

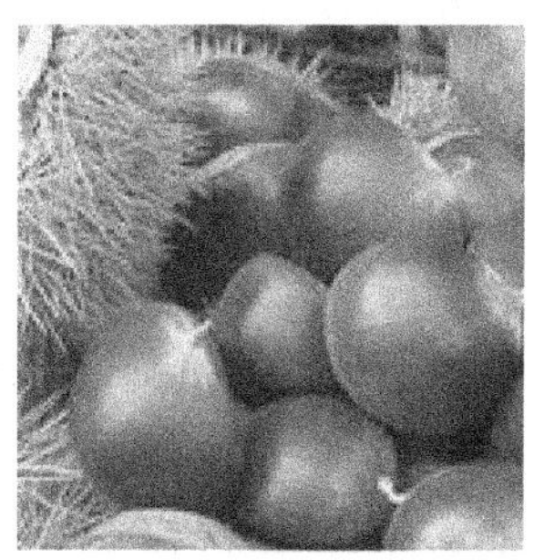

图 6-1-37　栗子

9. 白薯

白薯又名红薯、地瓜、红苕，味美价廉，营养价值很高。冬天，适当吃些白薯，亦能对身体有较好的滋补作用。现代研究结果表明：白薯可为人体提供一种独特的黏液蛋白，这种多糖蛋白质的混合物，不仅对心血管系统有一定的保护作用，防止动脉粥样硬化，减少皮下脂肪，而且能保持关节腔内的润滑。经常食用白薯，可补充大量维生素 C，既可防止体内产生有害的过氧化物，又可以防止和减少老年斑，延缓衰老的出现。但由于白薯的缺点是含有“气化酸”，人食用后会在胃肠里产生一些二氧化碳气体，故不可多食，尤其是患有胃肠道疾病的人吃多了会感觉胃胀、胃灼热、想吐酸水。

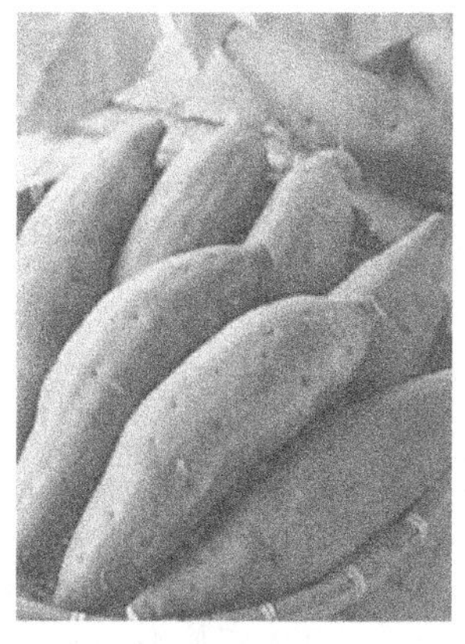

图 6-1-38　白薯

第二节　自然环境与中老年人的旅游健身营养

生活在城市的人们，无论是工作、学习和生活，基本上都生活在一个室内空间里，他们很少能与自然界接触，长年累月缺乏阳光照射，缺少呼吸新鲜空气的机会，也缺少江河湖海的熏陶。因而回归自然，把自己投身到绚丽多彩的自然界中，在广阔的蓝天下参加各种旅游和健身锻炼，是城市人们美好的愿望，也是现代社会和未来社会的生活方式的发展趋势。

一、自然力与旅游健身

阳光、空气和水是构成自然环境的三个基本要素，人们也把着三个基本要素称为“自然力”。

(一)阳光

阳光是地球上包括人在内的所有生物得以生存的基本条件，没有阳光也就没有地球上的万物。研究表明，一般人要经常接受一定时间的阳光照射，对体内维生素 D 的转变有利。否则人的正常生命活动就要受到影响，身体健康难以得到保证。有研究材料表明，一个人只需接受短短 30 分钟日光照射，血液里维生素 D 就可以增加 30.25 毫克，并能增加巨噬细胞的战斗力，从而增强身体的抗病能力，同时还能促进骨骼与牙齿对钙元素的吸收。所以增加阳光照射的机会，将有利于增进健康，保证人体正常的生命活动。

由于地球在宇宙中运行的规律，一年四季太阳照射的角度和照射量是不同的。正因为如此，人们在一年四季不同气温条件下参加旅游活动时，要有不同的安排。

(二)空气

空气是人们生命活动的基本保证。试想谁能不呼吸就能保持生命活动？我们到高原上感觉到呼吸困难，身体各种机能都受到影响，其原因主要是高原空气中含氧气稀薄。人们呼吸空气，主要是吸进空气中的氧气。在旅游活动中，特别是像登山等活动量较大的活动，会消耗大量的能量，这就需要呼吸加深，频率加快，目的主要是为了吸进更多的氧气，来氧化分解体内的能源物质并释放能量，以保证人体活动的需要。

(三)水

这一自然力在旅游活动中主要表现在以下几个方面：

第一，身体在旅游活动中要消耗大量的水分，出汗就是身体消耗水分的一种方式。既然消耗了水分就要及时补充，否则身体的机能就会受到影响。因此旅游活动中要及时地补水。

第二，水还会形成雨天、雪天的天气情况，也会对旅游活动产生影响。由于雨水会造成地面泥泞不堪，影响旅游活动，甚至容易造成受伤。如果淋雨时间过长，会造成感冒等疾病。此外，阴雨天空气潮湿，也会对人体有一定的影响。

第三，水能增加肺组织的弹性和胸廓的活动能力。因为水有压力，水的密度比空气大800倍左右，因此人只要站在齐胸深的水中，水就构成对身体的压力，这种压力可达15千克。身体在水中为吸进新鲜空气就要克服这种压力，克服的方法就是加深呼吸，而深呼吸对呼吸肌是很好的锻炼，从而增加了肺组织的弹性和胸廓的活动能力。

所以，经常参加游泳锻炼的人，肺活量可以从一般人（男子）的3500毫升增至4000～5000毫升，这就是肺组织的弹性良好，胸廓的活动能力增强的具体表现。此外，水还可以使心肌得到很好的锻炼，改进心血管系统的功能；冷水浴可以增加血管的弹性；水促使身体消化和吸收保持平衡，增强身体对疾病的抵抗力。

第四，水为我们提供了许多深受欢迎的旅游健身方式。如游泳、划船、冲浪、漂流、潜水等等。

大多数旅游活动主要是在户外进行，每一个参与者都会接触到阳光、空气和水，以及由此而引起的气候等各种自然环境因素的变化，这些变化都会对我们的旅游活动产生不同程度的影响。例如，越来越多的居住在城市和内地的人们开始涌向海滨，尤其是在夏天。福建和台湾地处沿海在这方面具有得天独厚的地理优势，前往旅游的人越来越多。这种旅游可以结合各种健身活动，如游泳、海滨漫步、沙滩休闲、海洋日照、海滨日光浴、海水淋浴、海泥涂抹、海沙埋葬和海风吹拂等，可以达到既旅游又健身、强体和调节身心的作用，对一些疾病也有良好的辅助治疗效果。

据科学研究表明，海洋性大气以特有的亮度、离子化与悬浮的盐给人体良好的刺激。通过将太阳晒热的海沙掩埋身体和患处，可以达到养生防病的效果。由于沙土中含有磁铁矿末，经烈日照射，会产生磁场作用于人体，这是一种集磁疗、热疗、光疗与按摩于一体的综合健身疗法，对治疗疲劳、肢体酸困、慢性腰腿疼、坐骨神经疼、脉管炎、慢性消化道疾病、肩周炎、高血压等都具有一定的辅助疗效。

这一切都说明，海滨旅游结合进行各种健身、休闲娱乐和保健活动，是非常有益的“海洋健身疗法”，是一种值得推广的集旅游、健身为一体的现代休闲生活方式。如日光浴、海水浴、冷水浴、空气浴，等等。

1. 日光浴

盛夏游泳或海滨进行海水浴之后，许多人都喜欢在烈日下进行日光浴。日光浴对身体确实有很多好处，因为人的生命活动必须一定的日光照射时间，对于长时间在办公室工作的人来说，利用夏天的节假日到海边进行日光浴或在日光下进行一些健身锻炼，可以弥补长期日光照射不足的缺憾。但长时间在烈日下暴晒，对健康却非常不利。现代科学研究证明，在烈日暴晒下，紫外线能使黑色素在皮肤的细胞中积存，并灼伤皮

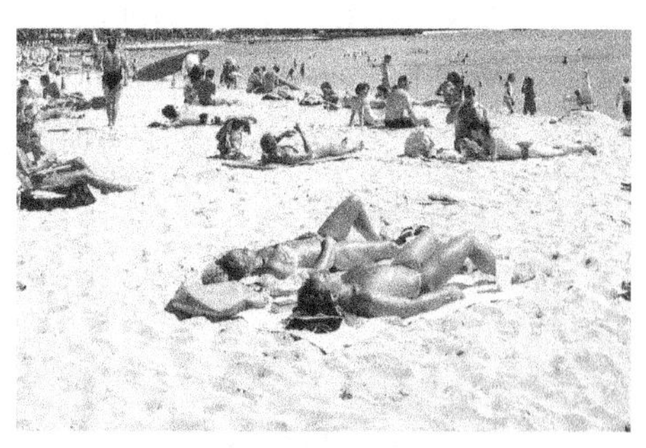

图6-2-1　沙滩日光浴

肤，导致皮肤衰老，甚至癌变，也就是说可能得皮肤癌。因此对日光浴特别要注意合理安排。

日光浴的时间最好安排在上午8—10点，下午4—6点，气温不要高于32 ℃，日光浴的时间也不宜过长。日光浴时应注意眼部、头部用墨镜、草帽遮掩。在沙滩上进行日光浴时，可以抹防晒油或在太阳伞下进行日光浴，在身上适当地埋洒一些沙子，减缓一下阳光的直接暴晒。另外在进行日光浴时，经常得变换身体姿势，改变日光直接照射身体的部位，使身体各部位不至于照射时间过长。只要安排合理，处理得当，日光浴是具有一定积极意义的。

2. 海水浴

海水浴是指在天然海水中浸泡、冲洗或游泳的一种健身防病方法。法国科学家经研究认为，海水有与人体内的血浆相同的组成部分，具有特殊的医疗功效，在35～37 ℃温度下，海水所含的各种矿物盐和微量元素能够轻易地通过皮肤进入机体。海水还含有多种微小的活性物质、浮游植物和浮游动物，这些东西可以分泌出一种具有抗生灭菌作用的物质和荷尔蒙，这些物质又能在身体内部激化起化学反应，并带来生物平衡，有益于皮肤病的防治。实践表明，海水浴对过敏性皮炎、日光皮炎、神经性皮炎、牛皮癣、湿疹、痱子等皮肤病都有一定的疗效。在海水浴的过程中，由于海水的浮力和静水压力，可以起到按摩、消肿、止痛的功效，同时还能促进血液循环并使血管舒张，起到降压作用。

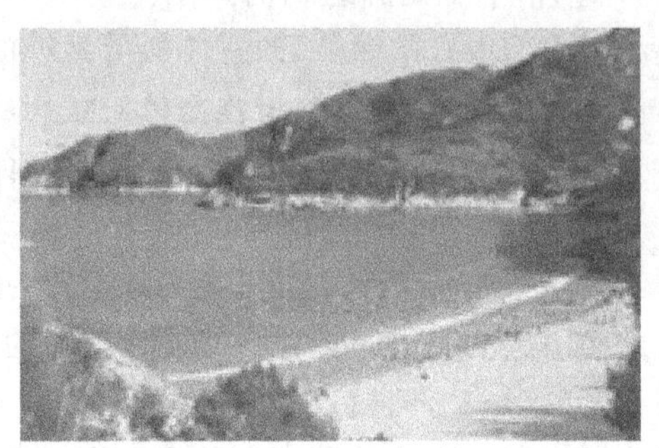

图 6-2-2　海滨浴场

海水的温度对机体的刺激作用如同冷水浴，海水中的多种盐类可刺激皮肤使毛细血管轻度充血，促进循环和代谢，海水的压力、冲击力、阻力等机械作用可提高心肺功能。另外，碧海辽阔的自然景观，潮润清新的海洋气候，日光照射，海风吹拂，令人心旷神怡。海水浴的综合效能对身心的影响作用是室内浴所不可取代的。海水浴的时间一般在每年7—9月份，每次20～60分钟，以不感觉疲劳为宜。浴前要充分活动肢体，浴后要用淡水冲洗身体。重度动脉硬化、高血压、脑血管意外、活动性结核、肝硬化、肾炎及妇女月经期，均不宜海水浴。

如今，在国内的海滨浴场，随处可见游泳、水中跑、冲浪、滑水、跳水……人们在逍遥嬉水、充分放松之中，尽情体味与海水共舞、与海水共乐的无穷乐趣的同时，也更有意识地接受融保健、医疗为一体的健身法——海水浴。

3. 冷水浴

机体对不同的季节环境的适应是人的本能。在冬季如果我们对寒冷采取一种消极的态度，我们就不可能对寒冷的外界环境产生生理上的适应能力，我们就可能经常因寒冷而得病。按照祖国医学“天人合一”的观点，在寒冷的冬季利用自然条件进行耐寒锻炼，使人和大自然气候的变化和谐同步，以达强身健体之目的。

冷水浴锻炼能增强心血管的功能。人体在受到冷水刺激后，全身的血管和新陈代谢大大加强，以适应寒冷对机体的刺激。人的皮肤受到冷水刺激后，皮肤血管急剧收缩，大

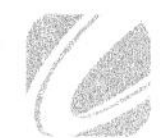

量血液被蓄积在内脏器官及深部组织中，内脏重要器官出现血管扩张。机体为了抗寒，皮肤血管又很快扩张，因而大量的血液又从内脏流向体表。这样一张一弛的特点，使血管得到锻炼，增强了血管的弹性，故冷水浴有"血管体操"之称，有助于防止心血管发病。

冷水浴锻炼还有利于消除神经系统的疲劳、提高心肺功能、改善消化和吸收等作用。

4.空气浴

空气浴是利用空气的温度、湿度、气流、气压、散射的日光和阴离子等物理因素对人体的作用，来提高机体对外界环境的适应能力的一种健身锻炼法。空气浴常和日光浴、冷水浴结合运用，一般以早晨太阳初升时在森林或田野空旷处为合适，也可在就近公园或院子内进行。可结合散步、做操、打拳进行。

空气浴是按空气的温度，20～30 ℃为热空气浴，15～20 ℃为凉空气浴，4～15 ℃为冷空气浴。应从温暖季节的热空气浴开始，逐步向寒冷季节的冷空气浴过渡。每次进行空气浴前先做些体力活动，使身体发热，但不要出汗，然后再脱衣进行空气浴。冬季更应与体力活动结合起来，气温低时，运动量要相应加大。每次锻炼要根据气象条件和个体耐寒程度灵活掌握，以不出现寒战为度。如遇大风、大雾或寒流，可暂停或在室内进行。

空气浴能促进呼吸功能、血液循环，增强神经系统的功能，以及能提高抗寒能力，预防感冒。

二、中老年人的旅游健身与饮食营养

世界卫生组织（WHO）是联合国专门机构之一，主要从事国际公共卫生工作，对中老年人的划分提出的标准：45 岁以下的人群称为青年人，45 岁以上到 60 岁之间的人群称为中年人，60 岁以上到 75 岁之间的人群称为年轻的老年人，75 岁以上的人群称为老年人，90 岁以上的人群称为长寿老人。我国传统医学巨著《内经》中说："三十岁，五脏大定，肌肉坚固，血脉胜满，故好步；四十岁，五脏六腑十二经脉，皆大盛以平定，腠理始疏，荣华颓落，发颇斑白，平盛不摇，故好坐；五十岁，肝气始衰，肝叶始薄，胆汁始减，目始不明。"也就是说，人体到了不同的年龄阶段，包括身体的形态、生理、心理、运动能力等方面都会有所不同。中老年人在旅游活动中是一个特殊的群体，因此有必要了解他们的生理特征和饮食营养。

（一）中老年人的形态特征改变

从中年开始，头面部的变化有：前额部多见有皱纹，由浅而深，逐步增多。从 50 岁开始头发开始慢慢减少、变白。

中老年人在体形上，普遍出现身高下降的趋势。体重变化则因人而异，多数人下降，肥胖者甚至上升或不变。体表面积随身高、体重的变化而改变，有些老年人的体表面积可能下降 5%左右。由于年龄的增长，骨骼内有机物逐渐减少，往往发生骨质疏松症，引起脊柱弯曲、腿部打弯，从而导致躯体弯曲、身体驼背、腿脚不灵便等"老态龙钟"状。

（二）中老年人的生理特征改变

《黄帝内经》中曾记载："五十岁肝气始衰；六十岁心气衰；七十岁脾气虚；八十岁肺气

衰；九十岁肾气焦。"由于中老年人的细胞、组织、器官随着年龄的增长而发生一系列退行性变化，主要为细胞数量减少、脏器萎缩，从而导致多种生理功能逐渐减退。易出现视物昏花、听力下降、嗅觉迟钝等，以及五心烦热、口干咽燥、盗汗等虚热征象。中老年人生理主要发生以下几个方面的变化：

1. 在心脏和血管方面，老年人会发生许多的改变，如随年龄的增长，心肌收缩力逐渐减弱，全身血管的阻力逐渐增加，使血压升高，心输出量减少。据报道：60～70 岁的老年人心脏每次跳动博出的血液量比 20～30 岁时减少 30%～40%。若冠状动脉供血不足，则极容易出现冠心病或由冠状动脉血管栓塞而引起心肌梗死。

2. 在呼吸方面，肺泡变薄易破裂，肺活量降低，残气量的逐渐增加将影响呼吸的功能，从而形成老年性气肿。若额外增加负荷将进一步影响肺功能造成呼吸衰竭。此外，由于老年性骨质疏松症会导致脊柱与肋骨变化，进而胸廓变形，引起肺功能的衰退。

3. 在消化方面，中老年人胃、肠、胰的消化酶分泌减少，消化功能逐渐减低，胃肠运动功能的减弱容易引起老年性便秘。肝细胞数减少，肝细胞上明显呈现脂肪附着，解毒功能降低。胆囊储存的胆汁稀薄、富含胆固醇，易形成胆石并引起胆囊炎。

4. 在肾脏方面，肾脏能生成尿液，是身体的主要排泄器官，通过尿液排出人体新陈代谢的废物，调节体内水与电解质及酸碱平衡。老年人肾脏逐渐萎缩，尤其以皮质萎缩为甚，它清除废物的能力也降低。肾小球数目减少，肾小球及肾小管基底膜增厚，肾脏动脉硬化，肾血流量减少引起肾高血压，严重时会导致肾功能不全。

5. 在神经系统方面，随着年龄的增长，神经细胞数也将逐渐减少。因此老年人易出现神经精神异常、记忆力减退、动作迟缓。

6. 在骨骼、关节方面，骨含有机物和无机盐类，在人的一生当中两者比例不断变化。有机物使骨具有韧性和弹性，而无机物使骨具有硬度。随年龄增长，无机盐比例增加，人体骨骼不断老化而脆性增大容易骨折。另外，随年龄的增长，关节发生退行性变化，易发生老年性关节炎等。

（三）中老年人的旅行活动

游览山川是一项非常有益于人体健康的运动。

运动可以防止衰老，可使人长寿。我国中医理论曾经指出"气行血自行"。通过科学的运动，能够促进气血更好地流通，体内新陈代谢相应增强，供给各组织、细胞的营养和氧气就比较充足，身体的生命力就更加旺盛，能增强人体的免疫功能，达到防病、抗病的目的。人到中老年由于体内各器官的逐渐衰老，气血流通的状况远不如年轻时旺盛，逐渐产生一些慢性疾病，气力也越发不足。此时就更加需要加强科学的运动锻炼，使气血更好地流通，从而增强人体内的新陈代谢，自然会延缓衰老。

然而对于中老年人而言，从自然发展规律来看，由于身体机能水平均处于逐渐衰退的状况，因而选择适合自身状况的旅游项目是至关重要的，同时一定要注意旅游过程中的安全问题。因此在对旅行的地点、线路、时间长短、同伴及交通工具等事项作出选择后，最好与家人或朋友说明一下以让他们放心，并准备一定的预防措施。如着装一定要符合卫生要求，以舒适、宽紧适当为度。要有一双轻便的鞋，以质地柔软、不打滑、不挤脚、吸汗透气、轻便舒适为好。

(四)中老年人旅行中的饮食营养

中老年人旅行中的饮食重要的还是平衡膳食。中老年人的平衡膳食主要是指营养素的比例适当。既要保证足够量的各类营养素,此外还应注意过量食入蛋白质会导致消化不良和加重肝、肾的负担。应强调低脂肪的摄入,以植物脂肪为主,脂肪过多会引起肥胖,导致动脉粥样硬化。但过低也会影响脂溶性维生素的吸收。碳水化合物以谷类为主,尽量少用甜食和糖。要有丰富的维生素和足量的膳食纤维,以维持正常的代谢。中老年人以低盐饮食为好,这样对预防高血压有好处。另外,充分的饮水有利于营养素的吸收和废物的排泄。

饮食中还要注意选择新鲜、易于消化的食物。少吃油炸、油腻、过黏的食物。饭菜品种花样多,做到粮、菜、荤、素搭配,并尽量使饭菜的颜色和形状能刺激食欲,鲜美可口,少用盐和糖。食品加工要注意符合卫生要求,最好能切成小块、碎末、细丝或薄片等,便于咀嚼,利于消化吸收。忌暴饮暴食、食过冷过热食物。

第三节　旅游中的科学饮食

旅游活动中科学饮食是为了在提供旅游者足够能量、营养素的食品,满足旅游者完成旅游活动的生理需求的同时,适当地满足旅游者美食的心理需求和享受要求,达到旅游目的。相对应于饮食科学的内涵,旅游活动中的科学饮食一般包括旅游活动中营养素的供给、膳食的平衡以及适度的美食。

长期以来,人们总把旅游活动看成是一种纯粹的游玩过程,因而在旅游活动中很少有人重视饮食营养问题。人体生理需求决定了旅游活动中必须讲究科学饮食。多数旅游活动所需的能量相当于中等体力活动或以上的能量消耗。旅游途中能量不足是造成旅游者疲劳的最主要因素。因此,旅途饮食中应注意热源质食物的摄取以保证有足够的能量供给至关重要。旅游活动是一种肌肉收缩、四肢活动频繁的过程。营养学家认为,注意饮食搭配和矿物质与无机盐如钙、钾、钠、镁等的摄入,可以避免或减缓旅途中四肢乏力、肌肉酸痛等现象的发生。

旅途中经常出现的"上火"、"便秘"等生理疾病也需要讲究科学饮食,注意饮食卫生和营养,增加营养素的摄入量,饮用足够的水分,保证供给机体丰富的纤维素和维生素 C。旅游过程中乘车、船使旅客产生疲劳和肠胃不适以及环境变化产生"水土不服"等现象,都与旅途中的饮食食品选择、营养结构是否合理有关。

一、旅游中的饮食卫生

旅途中的饮食卫生,主要包括饮水卫生、食物卫生和食具卫生。这些问题直接关系到人的身体健康，因此，是每个出门在外的人都必须重视和注意的问题。

(一)饮水卫生

旅途中水的补充非常重要。人们在旅游乘车、坐船时往往自己带上一瓶茶水或白开水、饮料等应急，这些准备对于每一位旅行者都是十分必要的。但对于长途旅行的旅客来说，如何合理地解决旅途中的饮水问题却不是人尽皆知的事。有的人长途乘车，带上一大瓶茶叶水，满以为几天的饮水问题可以解决，却不知几天内都饮用这瓶水容易引起胃肠道感染。因瓶中的水和茶叶随着水温、时间、环境的变化，会滋生细菌，所以自备水不必大瓶大瓶地携带，应该每天换新鲜茶水，也可饮用天然矿泉水，其他饮料之类虽然也可以，但饮料均有糖分、色素和香料之类的物质，一方面不解渴，另一方面对于正常水的补充也不合适。

在旅游过程中遇到卖茶的摊点，要选择澄清、无异味的茶水，最好是白开水(热水)，以防用生水充开水卖。旅游到有天然矿泉水的地方，那是天赐生命之水，不仅可以沐浴，而且可以痛饮。根据矿泉水所含的不同成分还可以治疗一些疾病，含有碳酸盐的矿泉水能治慢性胃炎，含重碳酸钙镁的矿泉水可治糖尿病，含硫酸镁的矿泉水可治肝炎，含碳酸铁的矿泉水能治贫血。我国天然矿泉水分布甚广，赫赫有名的青岛崂山矿泉水、浙江莫干山芦荡矿泉水、江西庐山的温泉、北京的小汤山、内蒙古的阿尔山、辽宁的汤岗子、陕西的临潼、广东的从化、南京的汤山、黑龙江的五大连池、台湾的温泉等，如有幸到这些地方一游，不妨痛饮甘泉而一快。

旅游途中解决水的来源是饮食卫生的关键。而了解在不同的季节，不同的气温下，人每天要饮多少水也是确保饮食卫生的重要一环。一般来说，在炎热的夏季，人每天要饮6.5升左右的水，其他季节只要每天饮2.5～3.5升的水就可以满足人体需求。由于水的定量在旅游中很难准确，通常以止渴为宜，如果在外旅游发生便秘就应多饮水。在炎热的盛夏和登山过程中，由于天气热，汗水蒸发过多，登山体力消耗大，机体水分散失增多，同时也带走了一些盐分，因此除喝适量的水外，还要适当增加糖和盐的分量，以免出现缺盐、低血糖等一系列症状。

人体内的水分，一般靠直接饮水、食物中的结合水，以及体内生成的水供给。结合水多的食物有水果、蔬菜，体内生成的水由体内蛋白质、脂肪、糖的氧化产生，但生成的水量非常少。为了保证旅途中人体的供水量，人们可根据不同的条件，准备充足的水。

(二)食具卫生

随着科学技术的发展和社会的进步，人类文明程度的提高，袋装食品开始出现，人们外出用塑料袋盛装食物也很方便。我国目前规定食用塑料袋只能采用聚乙烯、聚丙烯、聚苯乙烯、三聚氰胺塑料制成。聚氯乙烯塑料袋不能作食用包装袋，因聚氯乙烯含氯乙烯单体，氯乙烯单体有毒，会引起肝血管肉瘤、肢端动脉痉挛、硬皮症，还有致癌性。

在旅游时购买一次性食用餐具盛装的食物是比较卫生的，但要注意食具是否干净。有时在外购买了许多食物需购塑料袋盛装，在购买塑料袋时一定要认准是否是食用品包装袋，以免误购工业品用袋，造成食具中毒。外出最好自己带够食品袋和盛装食物的用具。有的食品袋表面印有一些文字图案，如果用印有文字图案的一面装入食物，特别是熟

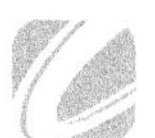

食，容易造成油墨和溶剂中含有的重金属和多氯联苯污染食品。

旅途中人们每到一地都喜欢买一点地方特色的食品，有的商店或摊点使用旧书、旧杂志、旧报纸包装，而这类旧书报杂志不知经过多少地方、穿过多少人的手，它们往往带有很多病毒细菌，印刷的铅字含有多氯联苯和重金属，这些有害的物质和上面附着的细菌均会污染食品，所以不能用这些纸张包装食物。

(三)食品卫生

旅游应注意的食品卫生，主要包括防止食品的腐败、变质。旅游中很容易出现食品腐败变质的情况。人们第一次外出旅游时，心情特别喜悦和紧张，准备也特别充分，很多人喜欢带上茶叶蛋、盐蛋、卤蛋、卤肉、卤鸡，有的带饭菜等，一路乘车一路吃，又是酒又是肉，一天 24 小时，除了睡眠，嘴中不停地嚼动。他们不知道自己的胃也在不停地蠕动而得不到休息，胆汁和胰腺要不停地分泌消化液，非常疲劳，如果暴饮暴食，很容易导致胰腺炎的发生，这在旅途中是非常危险的。车辆在行进中不可能具备很完善的医疗保健设备，患急性胰腺炎而得不到及时抢救，很可能危及生命。

有些携带的食品，像蛋、肉、鸡、鸭等，都是含蛋白质的食品，很容易腐败。若这些食品是在卤菜店买的，其加工过程及存放时间难以得知，而购回后一吃又是几天，表面上看上去颜色没有什么变化，味道也没有很大的差异，但吃后胃肠不舒服，会引起腹泻、呕吐。喜欢吃这类食品的人，最好是带上自家做好的卤食品，其量也不宜过多，带足一天的就可以。在旅游途中，携带的食品最好是清淡、油脂少的，例如，方便面、饼干、面包等。喜爱吃肉蛋类的游客，尽量吃餐车上的炒菜，不要自备太多的肉蛋食品，最好不要在沿途车站购买熟食卤品。火车上供应的饭菜一般是卫生的，最好按时在餐车上进餐。另外，途中最好自备一些水果，水果要挑选新鲜、色泽光亮、能够久留的，并用清水冲洗或用刀削去果皮后食用。在旅途中，休息不好，进食不规则，加上异地他乡环境的变化，一时难以适应，这些都很容易引起胃肠道疾病。因此，在外饮食要特别注意。

二、旅途中不同体质者饮食和风味小吃的选择

(一)瘦弱体质者

瘦弱体质有的是遗传的，有的是先天性营养不良或发育不全，有的是因为疾病引起的，其中瘦和弱还有区别。有的人虽然瘦但非常精干，这种瘦体型的人不仅和家族遗传因素有关，也和机体本身分解代谢强和本人的职业和好动有关。而弱是指身体的抵抗力差，食欲也差。凡属瘦弱体质的人应以高热量、高蛋白进食为原则。高热量的饮食主要是脂肪和糖类，高蛋白的食物有鱼肉、蛋类。病愈的朋友要注意多喝牛奶、豆浆、藕粉、枣汤，吃饼干、馒头、面包和蛋糕之类的食物。到不同的旅游区，可多喝些牛奶、羊奶、马奶，随身多带些奶粉、蛋糕食物。

瘦弱体质的人大部分比较挑食，胃纳差，有的消化功能也比较差，所以饮食既要以进补为主，又要注意食欲和胃消化功能的问题，尽量经常调节口味，吃一些易于消化的食物。高热量、高蛋白的进食是瘦弱体质人的进食原则，但高热量的脂肪进食要因人而异，有的

消化功能差，怕油腻食物的人应该稍加限制。旅游途中，各地的风味小吃很多，瘦弱体质的人可以根据以上原则自己选择，这里介绍一些风味小吃供瘦弱者选择食用。

如山西的"雪花麻片"、山东的"鸡肉糁"、"蓬莱小面"，浙江绍兴的"孟大茂香糕"，江南的"鸡粥"和"麦糊烧"，台东的"熟藕"和"糖粥"，四川的"炖鸡面"、"橘羹汤圆"、"萝卜饼"，广东的"打边炉"、"虾饺"，福建的"蚝煎"，云南的"汽锅鸡"和"过桥米线"、"沙锅鱼"、"乳扇"、"杨林肥酒"，云南纳西族的"油渣粑粑"，甘肃的"油茶面"等。这些都是具有进补性质、高热量、高蛋白、易消化的风味小吃。瘦弱体质的人对各地的风味小吃没有什么禁忌，各人视自己的身体状况可自由选择。此外，瘦弱体质的人还应注意补充多种维生素，多吃新鲜蔬菜和水果。

(二)肥胖体质者

肥胖是人体脂肪积聚过多，储存于人体组织和皮下，使体重超过正常水平。肥胖分为单纯性肥胖和继发性肥胖两种，前者是由于代谢障碍或遗传因素引起，后者是因神经和内分泌疾病引起。大部分肥胖者都属于单纯性肥胖。肥胖使机体负担加重，氧消耗量增加，因而特别怕热，多汗。肥胖的人因横膈肌抬高，影响呼吸和血液循环，容易出现疲劳、呼吸短促，平时还常有头晕、头痛、心悸、腹胀、下肢浮肿等症状，而且抵抗能力降低，容易患动脉硬化、心脏病、高血压、糖尿病、胰腺炎等。肥胖人的进食原则是限制高脂、高糖这些高热量的食物。食欲过旺的人应该适当限制饮食，同时要加强锻炼，增加运动量。肥胖者旅游是一个减轻体重的极好机会，每天步行到各旅游点观光、爬山，同时限制进食量，可以达到一定程度的减肥效果。由于旅游比较劳累，不提倡过于节制饮食，使肥胖的人饥饿难受，而是需通过限制脂肪、糖类的进食量，在确保人体脂肪、糖类、蛋白质三大基本营养的正常供应的条件下，再保证人体必需的维生素和矿物质的供应。即使肥胖者既能减肥，又能确保身体健康。

肥胖者一般食欲很好，吃得比较多，到各地旅游，各地的风味小吃对他们吸引力很大，但因为他们肥胖的身躯，不允许他们随心所欲地吃，而需选择一些脂肪少、含糖量少的食物。如果饥饿难忍，可以多吃一点硬壳果的零食，一来充饥，二来减少正餐的量。肥胖者在旅游中可选择的风味小吃有：安徽九华山僧尼仙人饭——"黄精蜜饯"，其含脂肪极少，吃一点就可消除饥饿，是减肥的好食物；广州的"白粥"，其原料只有黏米、豆腐皮、素油；云贵川的小吃"米凉粉"，配料有籼米、韭菜、食醋，食醋有去脂作用，韭菜可促进肠蠕动，增强机体排泄功能；桂林的"煎豆腐饼"，主料为水豆腐、牛肉、鱼肉、豆豉，其营养丰富，含脂量少。祖国各地的风味小吃很多，肥胖人可根据肥胖者饮食的一般标准选择小吃。

(三)消耗性体质者

消耗性体质的人多因甲亢、结核病、慢性腹泻等病引起机体的分解代谢增强，基础代谢率升高。由于消耗性体质的人会有发热、盗汗、腹泻、咳嗽等症状，引起机体总热量消耗很大，机体能量供应不足，体重明显降低，机体营养物质和维生素也被大量消耗，使人出现疲劳、无力、抵抗力差等状。这种体质的人饮食需补充足够的营养，增强抵抗力，补偿因疾病引起的消耗。

甲状腺肿大的人要补充碘，含碘量高的有碘盐，海产品如海藻、海带、海蜇、紫菜、海蜓

等。甲状腺肿大的人，机体氧化过程加速，肌肉组织也逐渐被消耗，要补充足量的蛋白质。由于大量的甲状腺素有利尿、排汗作用，机体因排尿、排汗过多而引起血钾过低，随之维生素B、维生素C也大量消耗。为了补充钾和维生素，可以多吃橘子之类的水果。甲状腺肿大的人要多吃一点，饮食不必多加限制，只要自身消化能力强，尽可能多吃各种营养物质。结核患者在活动期因其传染性很强，一般是限制外出旅游，病愈以后到各处走走，对疾病的恢复还是有利的。患过结核病的人，大多非常消瘦，机体热量、蛋白质、维生素都消耗比较大，所以要补充蛋白质、糖类、脂肪和维生素，特别是维生素D，这有利于结核病灶的钙化，所以要多吃蔬菜、豆类、牛奶、鸡蛋、动物内脏、肉类和水果，吃辛辣食物。

慢性腹泻的人主要是要制止腹泻，少吃一些含渣多的食物，多补充一些矿物质和维生素类物质，增加蛋白质、糖类和适量的脂质。消耗性体质的人可根据自己的不同情况选择以下风味小吃：山西芮城县的"泡泡油糕"，主料有白面粉、核桃仁、青梅，核桃仁可补肾固精、温肺定喘、润肠，青梅可强身健体、抗疲劳，很适合结核患者愈后食用，而慢性胃肠炎的人最好不用。"乐清牡蛎"是一种营养价值很高的海产品，其含钙量高，也是结核患者的最佳食品。桂林的"罗汉果"可润肺止咳，结核患者到桂林一定要去饱尝一顿"罗汉果"。甲状腺肿和结核患者的饮食还可选择：山东的"炸山药卷"、"翡翠面"；北方风味的"蜜汁山药"；江苏的"枣泥麻饼"；湖南的"四生片火锅"、"大边炉"；四川的"酥皮鸡饺"；江西的"双色蛋菇"、"沙锅什锦面"；广州的"牛奶凉糕"；福建的"油煎糯米大肠"等。慢性腹泻和甲亢等消耗性体质的人均可选食安徽太和县的"香椿"、四川的"醉八仙"、京津两地的"什锦火锅"、南方的"八宝饭"、浙江宁波的"紫桥金橘饼"。

(四)慢性胃肠病患者

慢性胃肠病一般指溃疡病、便秘和慢性腹泻者。溃疡患者的饮食需软、热，少吃多餐，避免酒、酸、辛辣的食物。饮食要有规律，不能过饱或过饥，少吃或不吃生冷食物。在旅行过程中，要自备饼干和奶粉，在进餐不能规律时，用饼干充饥，每天晚上用开水泡半杯奶粉喝。尽量选择营养丰富、含渣少、易于消化的食物，忌食肉汤、鸡汤、甜羹和油脂过重的食物，这些食物促进胃酸分泌，对胃溃疡不利。

便秘的人，特别是习惯性便秘的人应该多喝水，最好早晨起来喝半杯淡盐开水，选吃一些含纤维素比较多的食物、蔬菜，如青菜、芹菜。必要时吃一些产气食物洋葱、黄豆、萝卜等，以刺激肠道蠕动，加速排便。如果便秘者身体不肥胖，可以多吃点油脂食物。在旅行中，可选一些当地产的新鲜水果，如香蕉、苹果、梨等。自己还可以备带一点蜜，每天喝一点蜂蜜开水。

慢性腹泻的患者一般外出不太方便，可自备一些止泻药，吃清淡、含渣少的食物。一般采用少油腻、少渣、高蛋白、高热量、高维生素的饮食。忌食油炸、油爆、鸡、鸭、肉、牛奶等食物，多吃一些含维生素的食物，多吃苹果(苹果中的鞣酸有止泻作用)。

三、旅游中常见病的食疗

旅游活动场所大部分是在野外或是郊外，如果在一个远离医院的旅游地，出现像中暑、中毒、蛇咬伤、扭伤、烧伤、骨折等应急情况怎么办？这里介绍一些简便易行的食疗方，以便人们在旅游途中遇到对身体不利的情况时使用。中国饮食文化博大精深,“医食同源”,“食疗”备受推崇,食疗单方和验方也为广大群众所接受。唐代著名医药学家孙思邈云:“夫为医者,尚须先晓病源,知其所犯,以食治之,食后不愈,然后用药。”当然这些食疗方对一些病情危重的人,无根治的效果,但对一些小伤小病,一些外出的慢性病患者,有一定的疗效,对一些病情危急的人有延缓时间、减轻症状的益处。同时这些食疗方在日常生活中也是便于使用的。

(一)晕动病

晕动病是人乘车、乘船时,由于不规则的颠簸运动,刺激内耳前庭器官产生过量生物电,影响神经中枢而出现的出冷汗、恶心、呕吐、头晕等症状。初时感觉上腹不适,继有恶心、面色苍白、出冷汗,旋即有眩晕、精神抑郁、唾液分泌增多和呕吐。可有血压下降、呼吸深而慢、眼球震颤。严重呕吐引起失水和电解质紊乱。症状一般在停止运行或减速后数十分钟或几小时内消失或减轻。亦有持续数天后才逐渐恢复,并伴有精神萎靡、四肢无力。

预防晕动病的食疗方法:将生姜切成薄片,用胶布固定在肚脐和两小臂内侧、靠近手掌的内关穴位上,每次上车以前贴好,可防止晕动病的发生。将大块生姜以 0.3～0.5 厘米的间隔划开,形成一道道深沟,然后用油纸包好,在弱火上烤 3 分钟,再放在碗内捣碎,加两杯水熬成姜汁,置入冰箱冷冻,上车前服。上车时带上“九制陈皮”,随着车的颠簸和飞速前进,嘴中含陈皮,或带上咸鸭蛋,感到难受时,可吃点咸鸭蛋。

(二)发热

发热是医学术语,又称发烧。由于致热原的作用使体温调定点上移而引起的调节性体温过高(超过 0.5 ℃),称为发热。每个人的正常体温略有不同,而且受许多因素(时间、季节、环境、月经等)的影响。因此判定是否发热,最好是和自己平时同样条件下的体温相比较。如不知自己原来的体温,则腋窝体温(检测 10 分钟)超过 37.4 ℃可定为发热。发热是多种疾病在发生和发展过程中表现的一个征象。旅途中以感冒发热多见。

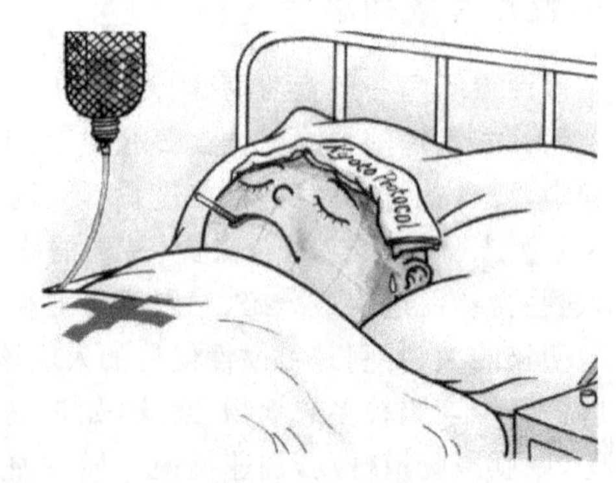

图 6-3-1　发热

发热应补充液体。发烧时,身体会流汗散热;但发高烧时,身体会因为流失太多水分而关闭汗腺,以阻止进一步的水分流失,这使身体无法散热。解决之道就是补充液体,喝大量的白开水及果菜汁,其中果菜汁含丰富的维生素及矿物质,尤其是甜菜汁及胡萝卜汁。如果想喝番茄汁,应选用低钠的产品。发烧期间应避免食固体食物,直到状况好转。

感冒发热时可将新鲜橙子榨成汁,每日服用,至发热退下为止;或茶叶 2 克,干金银花 1 克,用沸水冲泡 6 分钟,每日饭后饮 1 杯。

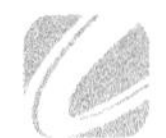

(三)中暑

中暑是指在暑热天气、湿度大以及无风的条件下，在高温和热辐射的长时间作用下，机体体温调节障碍，水、电解质代谢紊乱及神经系统功能损害的症状的总称。

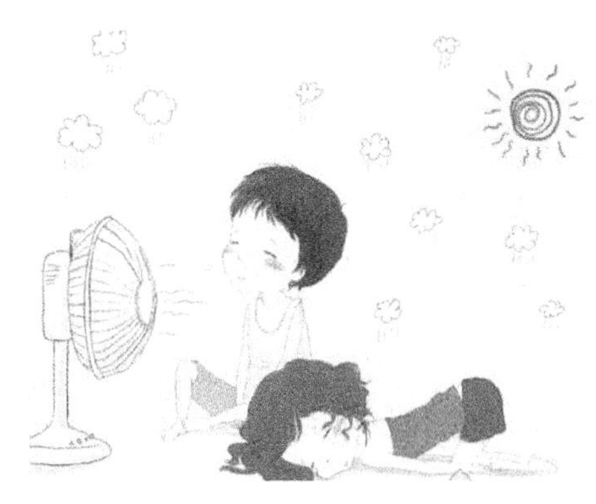

图 6-3-2　中暑

发现自己和其他人有先兆中暑和轻症中暑表现时，首先要做的是迅速撤离引起中暑的高温环境，选择阴凉通风的地方休息；并多饮用一些含盐分的清凉饮料。还可以在额部、颞部(太阳穴)涂抹清凉油、风油精等，或服用人丹、十滴水、藿香正气水等中药。如果出现血压降低、虚脱时应立即平卧，及时上医院静脉滴注盐水。对于重症中暑者除了立即把中暑者从高温环境中转移至阴凉通风处外，还应该迅速将其送至医院，同时采取综合措施进行救治。若远离医院，应将病人脱离高温环境，用湿床单或湿衣服包裹病人并给强力风扇，以增加蒸发散热。在等待转移期间，可将病人浸泡于湖泊或河流，或甚至用雪或冰冷却，也是一种好办法。若病人出现发抖，应减缓冷却过程，因为发抖可增加核心体温(警告:应每 10 分钟测 1 次体温，不允许体温降至 38.3 ℃，以免继续降温而导致低体温)。

盛夏时节，环境温度过高，空气湿度大，人体内热量不易散发，热量积存过多，这样会导致体温调节中枢失控而发生中暑，因此，防暑除了注意物理降温之外，还要注意在饮食方面的调理。(1)多喝汤，当人出汗比较多，体液损耗比较大的时候，多喝汤既能及时补充水分，又有利于消化吸收。简单易学的“防暑汤”有山楂汤、绿豆酸梅汤、金银花汤、西瓜翠衣汤等。(2)多饮茶，研究人员对炎热天喝温茶水和喝饮料的两组人员的测定表明，温茶能降低皮肤温度 1～2 ℃，而冷饮只能使口腔周围变冷；喝茶者感觉清凉舒适，渴感全消，而喝冷饮者，周身不畅，渴感未消。高温作业者，如能在温茶中适当加点盐，以弥补出汗过多而丢失的盐分，对预防中暑更有裨益。(3)多吃粥，在炎热的夏季，人的肠胃因受暑热刺激，功能会相对减弱，容易发生头重倦怠、食欲缺乏等不适，重者还会中暑。因此，夏季喝消暑保健粥则是饮食调理措施之一，如绿豆粥、金银花粥、薄荷粥、莲子粥、荷叶粥、莲藕粥等。(4)多吃青菜，天热湿气重，人们一般都喜欢吃清淡味鲜而不油腻的食物，而青菜既有这种特点，又含有丰富的维生素和矿物元素。所以，应尽量多吃青菜，如各种豆类、瓜类、小白菜、香菜等。既可以凉拌生吃，也可放少许瘦肉丝炒熟吃。(5)多吃瓜果。瓜果汁多味甜，不仅生津止渴，也能清热解暑。西瓜味甜多汁性凉，是清暑解渴的瓜类之首。另外，香瓜、黄瓜洗净之后生食，或榨汁之后饮用，都有很好的清热解暑作用。猕猴桃含有大量维生素 C，有非常好的清热解暑作用，是高温和野外作业人员经常选用的果品和饮料。

(四)腹泻

腹泻是一种常见症状，是指排便次数明显超过平日习惯的频率，粪质稀薄，水分增加，每日排便超过 200 克，或含未消化食物或脓血、黏液。腹泻常伴有排便急迫感、肛门不适、失禁等症状。腹泻分急性和慢性两类。急性腹泻发病急剧，病程在2～3周之内。慢性腹泻指病程在两个月以上或间歇期在2～4周内的复发性腹泻。

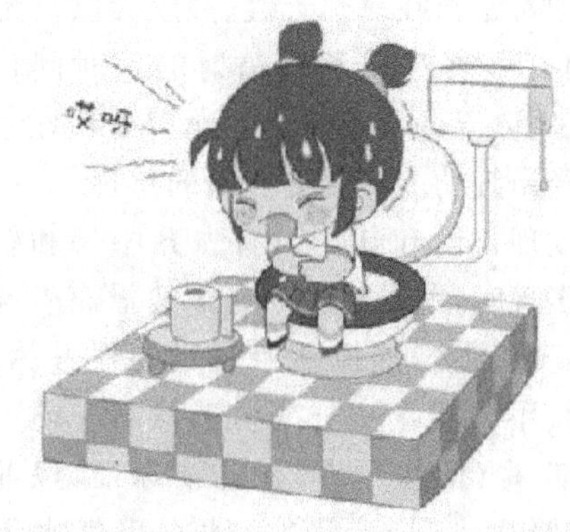

图 6-3-3　腹泻

急性腹泻期，脱水过多者应补充水分。病情缓解后，可给患者细软少油的米汤、稀粥、面以及淡茶水、果汁等。这些食物既易于消化吸，又可补充热量和维生素。一些粗质通便的蔬菜和易使肠胀气的豆类不宜吃。慢性腹泻由于拖的时间长，易造成体内多种营养素缺乏，而使肠道处于病变之中，因此补充营养要精心配制。腹泻患者饮食应是少油腻、少渣、高蛋白、高热能、高维生素的半流质食物。少吃多餐，可食蒸蛋、肉泥、鱼、面条、菜泥、苹果、香蕉等食物，隔夜食物要煮沸消毒后再吃。

腹泻以后不能禁食，而且要特别注意的是合理地补充水分，这样才能够有效地减轻腹泻症状。

(五)食物中毒

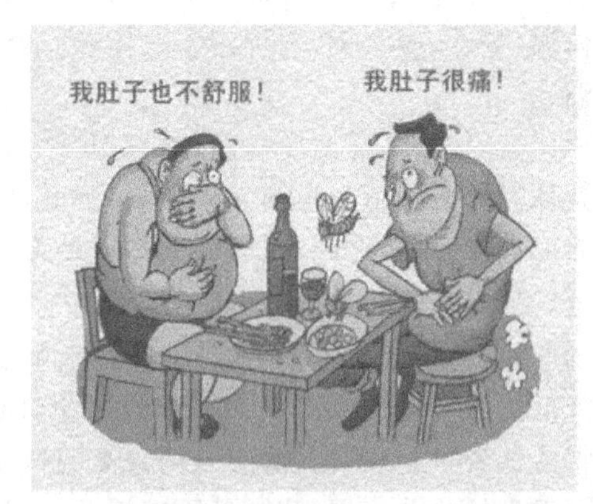

图 6-3-4　食物中毒

食物中毒是指人们食用了含有致病微生物及其毒素的食品或食用含有毒性物质的食物而引起的中毒。从致病因素看，常见的食物中毒有以下几类：一是细菌性食物中毒，是指人们食用被细菌或细菌毒素所污染的食物而引起的急性中毒性疾病。二是真菌毒素中毒，是指真菌在谷物或其他食品中生长繁殖产生有毒的代谢废物，人食用这种毒性物质发生的中毒。用一般的烧煮等加热处理不能破坏食品中的真菌毒素。三是动物性食物中毒，是指食入含有有毒成分的动物食品引起的中毒。如：河豚中毒、鱼肝中毒等。四是植物性食物中毒，是指因误食有毒植物引起的中毒。如毒蘑菇中毒等。五是化学性食物中毒，是指人们食用被有毒有害化学品污染的食品引起的中毒。

食物中毒的特点是潜伏期短、突然的和集体的爆发，多数变为肠胃炎的症状，并和食用某种食物有明显关系。据统计，食物中毒绝大多数发生在7—9月三个月份。临床上表现为以上吐、下泻、腹痛为主的急性肠胃炎症状，严重者可因脱水、休克、循环衰竭而危及生命。

因此一旦发生食物中毒，千万不能惊慌失措，应冷静地分析发病的原因，针对引起中毒的食物以及服用的时间长短，及时采取如下应急措施。一是催吐，如果服用时间在1～2小时内，可使用催吐的方法。立即取食盐20克加开水200毫升溶化，冷却后一次性喝下，

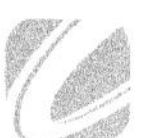

如果不吐，可多喝几次，迅速促进呕吐。亦可用鲜生姜100克捣碎取汁用200毫升温水冲服。如果吃下去的是变质的荤食品，则可服用十滴水来促使迅速呕吐。有的患者还可用筷子、手指或鹅毛等刺激咽喉，引发呕吐。二是导泻，如果病人服用时间较长，一般已超过2～3小时，而且精神较好，则可服用些泻药，促使中毒食物尽快排出体外。一般用大黄30克一次煎服，老年患者可选用元明粉20克，用开水冲服，即可缓泻。对老年体质较好者，也可采用番泻叶15克一次煎服，或用开水冲服，也能达到导泻的目的。三是解毒，如果是吃了变质的鱼、虾、蟹等引起的食物中毒，可取食醋100毫升加水200毫升，稀释后一次服下。此外，还可采用紫苏30克，生甘草10克一次煎服。若是误食了变质的饮料或防腐剂，最好的急救方法是用鲜牛奶或其他含蛋白质的饮料灌服。

如果经上述急救，症状未见好转，或中毒较重者，应尽快送医院治疗。在治疗过程中，要给病人以良好的护理，尽量使其安静，避免精神紧张，注意休息，防止受凉，同时补充足量的淡盐开水。

(六)鼻出血

鼻出血又称鼻衄 ，是临床常见症状之一，多因鼻腔病变引起，也可由全身疾病所引起，偶有因鼻腔邻近病变出血经鼻腔流出者。鼻出血多为单侧，亦可为双侧；可间歇反复出血，亦可持续出血；出血量多少不一，轻者仅鼻涕中带血，重者可引起失血性休克；反复出血则可导致贫血。多数出血可自止。病因可归纳为局部原因和全身原因。局部原因：鼻部受到外伤撞击或挖鼻过深或挖鼻过重；鼻中隔偏曲或有脊、距状突，因局部黏膜薄，受空气刺激后易于出血；患急性鼻炎、萎缩性鼻炎者易出血等。全身原因：动脉压过高；静脉压升高；患急性发热性传染病，如上呼吸道感染、流感等。

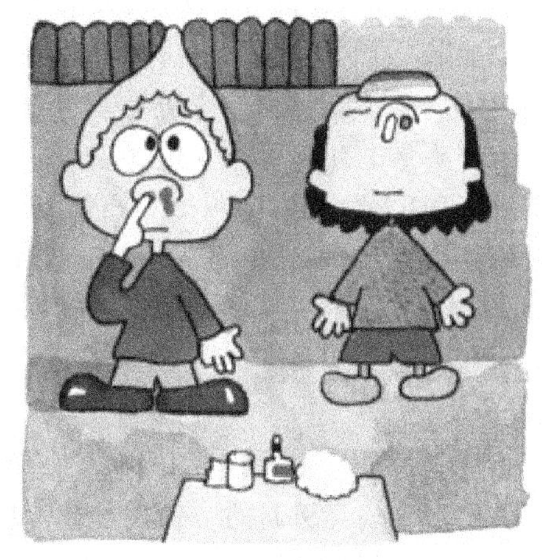

图6-3-5　鼻出血

鼻出血是儿童期最常见的病症之一，出血部位大多在鼻中隔前下方的黎氏区，此处有汇集成网状的血管，表面黏膜很薄，很容易因情绪波动、疲劳、挖鼻孔、发热、上呼吸道感染等诱因，使毛细血管充血扩张、损伤出血。此外，孩子大多有厌食、偏食等不良习惯，若维生素A、维生素C等摄入不足，可使毛细血管脆性和通透性增加易致出血。最近研究表明，微量元素锌缺乏也可成为鼻出血的重要原因之一。患有白血病、血友病、再生障碍性贫血等血液病的孩子，除全身性出血征象外，鼻出血也会经常发生。

孩子鼻出血时，家长可先让其坐起，头微向上仰，用拇指和食指按住其双侧耳翼，这刚好按在黎氏区，一般5～10分钟出血大多可止住，同时可用冷毛巾敷头部及鼻子周围。若此时出血仍未止，可将麻黄碱或1%肾上腺素溶液滴于棉球上送入鼻腔，有止血效果。或将新鲜莲藕洗净榨汁，一次服200毫升，血不止再饮，直到血止为止。也可将莲藕、甘蔗各100克，鸭梨、生地(中药)各500克，共榨汁，每日服20～30毫升。

(七)头痛

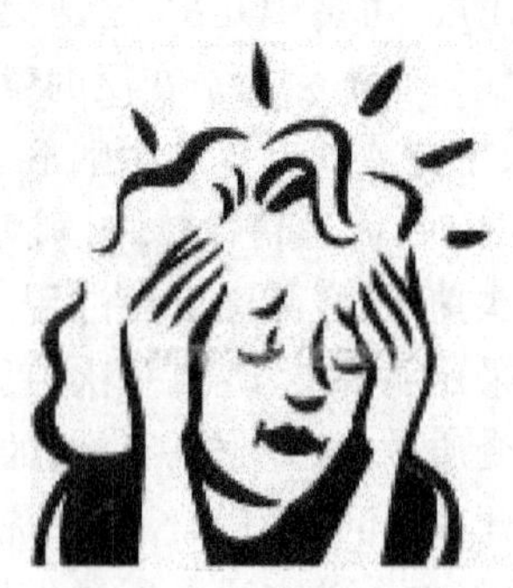

图 6-3-6　头痛

头痛是某些疾病的早期和主要症状。按国际头痛学会的分类,其功能性头痛分类如下:偏头痛,紧张型头痛,从急性头痛和慢性阵发性半边头痛,非器质性病变的头痛,头颅外伤引起的头痛,血管疾病性头痛,血管性颅内疾病引起的头痛,其他物品的应用和机械引起的头痛,非颅脑感染引起的头痛,代谢性疾病引起的头痛,颅、颈、眼、耳、鼻、鼻旁窦、牙齿、口腔、颜面或头颅其他结构疾患引起的头痛或面部痛,颅神经痛、神经干痛传入性头痛及颈源性头痛等。

急性起病并有发热者常为感染性疾病所致。急剧的头痛,持续不减,并有不同程度的意识障碍而无发热者,多为颅内血管性疾病(如蛛网膜下腔出血)。长期的反复发作头痛或搏动性头痛,多为血管性头痛(如偏头痛)或神经官能症。慢性进行性头痛并有颅内压增高的症状(如呕吐、缓脉、视神经盘水肿),应注意颅内占位性病变。青壮年慢性头痛,但无颅内压增高,常因焦急、情绪紧张而发生,多为肌收缩性头痛(或称肌紧张性头痛)。

治疗头痛的几种食疗方法:白萝卜洗净榨汁,每次服 50 毫升,每日 3 次;另取少许滴入鼻中,每日 3 次。白萝卜 200 克捣碎挤汁,取澄清液,再加冰片少许混匀滴耳,每日 2 次。取柚子 2 只,每天食 100～150 克,同时用柚子叶同葱白一起捣烂,敷在太阳穴处。冰片 3～4 克,研磨后用纸卷成烟卷,烧烟熏鼻。

(八)感冒

感冒是一种自愈性疾病,总体上分为普通感冒和流行感冒。普通感冒,中医称“伤风”,是由多种病毒引起的一种呼吸道常见病,其中 30%～50%是由某种血清型的鼻病毒引起。普通感冒虽多发于初冬,但任何季节,如春天、夏天也可发生,不同季节的感冒的致病病毒并非完全一样。流行性感冒,是由流感病毒引起的急性呼吸道传染病。病毒存在于病人的呼吸道中,在病人咳嗽、打喷嚏时经飞沫传染给别人。

感冒初期,当禁食生冷、油腻,如果是温热之邪,初期正在清解阶段,亦当忌食生冷,一旦热邪不去,继而口渴、烦躁、大便秘结,此时反需水果相助,可频服梨汁、橘汁、西瓜、粳米汤、绿豆汤等,切忌过食生冷、油腻之品。

咽喉肿痛适宜吃水果。出现鼻涕或痰液黄稠、发热高烧等炎症反应时,可以补充一些水果来“熄火”,如偏寒凉的橘子、梨、西瓜等。医生认为,感冒是否需要多吃水果,应视情况而定。有些人吃水果反而咳嗽,感冒更严重,就应该先暂时停止。

头痛鼻塞喝碗葱豉汤。传统中医古籍记载的葱豉汤,可缓解头痛鼻塞。葱豉汤做法为取青葱葱白部分,加上豆豉煮汤,能促进发汗,效果甚至比姜更快。但要注意本身发烧流汗多的人,不适用葱鼓汤。

咳嗽流涕选黑糖姜汤。吹风受寒后发冷、头痛、咳嗽、鼻水直流,一碗姜汤,是最快也最有效的预防感冒方法。尤其是水分较少的老姜,加上黑糖熬汤效果更好。

如果在旅游时得了轻度的伤风感冒,除了吃药,还可以在饮食中加胡椒、辣椒、芥末之

类的香味调料，并且多喝开水。这样可以促进血液循环，有利于解表及康复，不影响后续的游览活动。

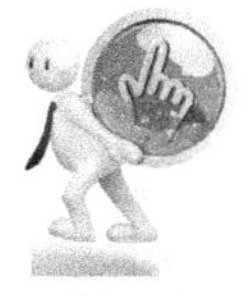

案例交流与讨论

案例：毒蕈中毒

2006年6月21日，湖南省某医院收治因误食毒蕈而致的爆发性肝坏死患者4名。患者为一家四口：爷爷、奶奶、儿媳及小孙女。18日全家食用自采野生蕈，爷爷进食最多，奶奶次之，儿媳和孙女进食较少。进食后约48小时，4人均出现急性肠胃炎症状。脐周和上腹部持续性疼痛伴恶心、非喷射性呕吐，呕吐物为胃内容物，水样腹泻，每日4～10次，每次约100毫升，头昏乏力，同时出现肝功能损害表现：尿黄、眼黄、食欲减退。奶奶于入院第3天出现谵妄，肝性脑病进行性加重，入院第4天放弃治疗，于次日死亡。爷爷入院后即予对症和支持治疗，用二巯基丙磺酸钠解毒，病情逐渐好转，于7月14日出院，7月29日门诊复查肝功能基本正常。儿媳和孙女病情较轻，经护肝及其他对症支持治疗后好转出院。

问题：

1. 该次中毒是何种类型的毒蕈中毒？
2. 哪些有毒成分可导致实质性脏器损害？其毒性作用机制如何？
3. 如何预防毒蕈中毒？

【热点知识链接】

1. http://www.cnta.com/
2. http://www.trends.com.cn/travel/
3. http://www.lvyou168.cn/
4. http://health.people.com.cn/GB/index.html

高职高专旅游大类十二五规划教材

简　介

本规划教材深化人才培养模式改革，在教育观念、课程体系、教学内容、教学方法和实践环节等方面进行探索和创新，是符合高职高专教育教学改革实际的教材，为推进高职人才培养模式和加快培养生产、建设、管理、服务一线需要的高技能人才提供坚实保障。

核心点——培养产业发展急需的高技能人才；

切入点——推行工学结合、校企结合；

内容点——体现新知识、新工艺、新技术的专业课程教材、实训教材和体现闽台职业教育资源共建共享的闽台合编教材。

书　目

专业课程教材			
旅游行业认知	中国旅游地理	旅行社经营与管理	旅游景区服务与管理
旅游市场营销	现代饭店管理	导游业务	前厅客房服务与管理
中国主要旅游客源国/目的地概况	餐饮服务与管理	旅游人力资源管理	
实训教材			
导游情境英语	中餐制作技术	模拟导游(英文)	旅游交通票务
旅游摄影	餐饮服务技能	客房服务技能	西餐制作技术
中西点制作技术	茶艺服务技巧	前厅服务技能	模拟导游实训教程
饭店情境英语	旅游景观鉴赏	礼仪与形体训练	旅行社组团与计调
酒水与酒吧服务	休闲运动营销实务		
闽台合编教材			
茶文化旅游设计	闽台旅游产业政策与法规	闽台旅游景观经济文化	温泉旅游服务与管理
休闲管理实务	旅游英语视听说	休闲运动心理学	饮食与健康
闽台旅游基础知识			

图书在版编目(CIP)数据

饮食与健康/郭朝霞主编，王乃茹、王庆博副主编. —厦门：厦门大学出版社，2012.11
(高职高专旅游大类十二五规划教材)
ISBN 978-7-5615-4471-6

Ⅰ. ①饮…　Ⅱ. ①郭…　②王…　③王…　Ⅲ. ①营养卫生-关系-健康-高等职业教育-教材　Ⅳ. ①R151.4

中国版本图书馆 CIP 数据核字(2012)第 274036 号

厦门大学出版社出版发行
(地址：厦门市软件园二期望海路 39 号　邮编：361008)
http://www.xmupress.com
xmup @ xmupress.com
厦门市明亮彩印有限公司印刷
2012 年 11 月第 1 版　2012 年 11 月第 1 次印刷
开本：787×1092　1/16　印张：15
字数：355 千字　印数：1～2 000 册
定价：25.00 元